全护理

好孕安产
百科

潘晓玉 / 著

北京联合出版公司
Beijing United Publishing Co.,Ltd.

图书在版编目（CIP）数据

全护理好孕安产百科／潘晓玉著．—北京：北京联合出版公司，2017.8

ISBN 978-7-5596-0449-1

I.①全… Ⅱ.①潘… Ⅲ.①妊娠期－护理②产褥期－护理③新生儿－护理 Ⅳ.①R473

中国版本图书馆 CIP 数据核字（2017）第 115776 号

全护理好孕安产百科

选题策划：日知图书（www.rzbook.com）　　　　责任编辑：李艳芬

特约编辑：王世琛　　　　　　　　　　　　　　　　　　　　　徐秀琴

封面设计：何　琳　　　　　　　　　　　　　美术统筹：吴金周

北京联合出版公司出版

（北京市西城区德外大街 83 号楼 9 层 100088）

北京天宇万达印刷有限公司印刷　新华书店经销

450千字　720毫米×960毫米　1/16　27.75印张

2017年8月第1版　2017年8月第1次印刷

ISBN 978-7-5596-0449-1

定价：69.90元

· 前 言 ·

　　"慈母的心灵早在怀孕的时候就同婴儿交织在一起了。"相信每一位女性在得知自己怀孕后，从生理到心理的各方面都会发生巨大的变化。宝宝在腹中一天天成长，身体的负担越来越重，心中虽然欣喜却又会夹杂着担忧：宝宝会健康成长吗？该补充什么营养好呢？自己可以顺产吗？肚子这么大了可以做运动吗？……

　　这本书的用意正是在此。我综合了平时经常被孕妈妈咨询的问题以及自己多年来的临床经验，编撰了这本《全护理好孕安产百科》。翻开这本书，你可以了解许多必备的孕育知识。从计划备孕到成功怀孕，从早孕不适时的难受到初为人母的喜悦，从迎来宝宝的喜悦到对分娩的恐惧，从看到宝宝出生的幸福到坐月子时的谨慎……在这里，每一位孕妈妈都能找到从备孕期到产后育儿时期一切疑惑的解答，经历一段幸福的孕期旅程。

　　衷心地希望这本书能够帮助女性朋友们顺利受孕、安心养胎、成功分娩、健康坐月子，成为准妈妈孕期的好帮手。

目录

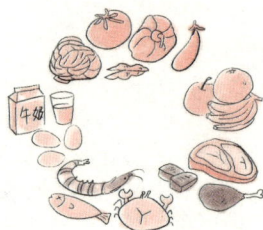
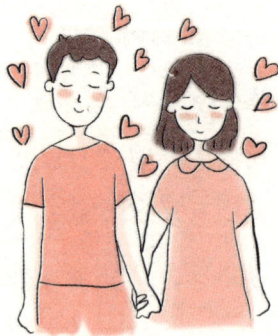

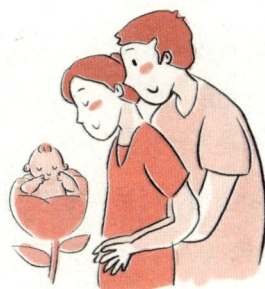

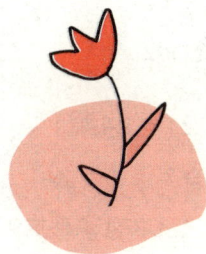

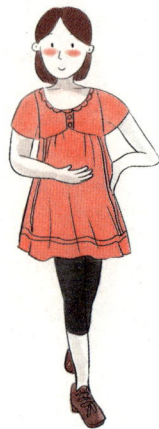

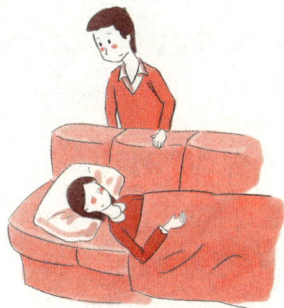

Chapter3
分娩，迎接新生命的到来

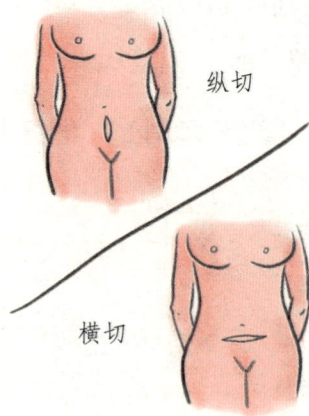

纵切

横切

| Chapter4
产后恢复：坐好月子不留病

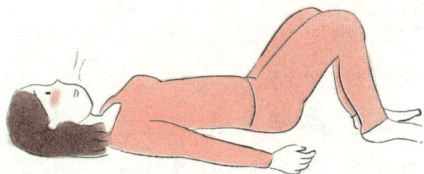

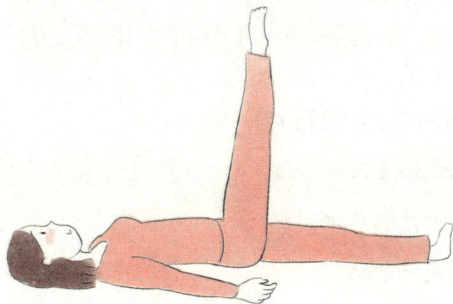

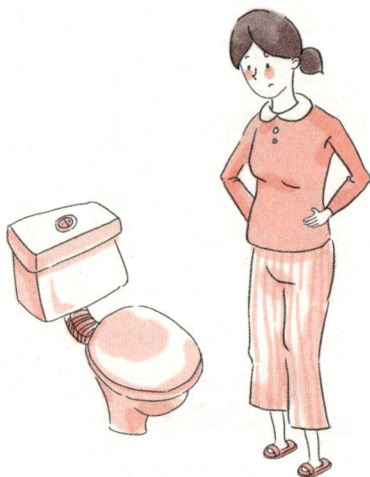

Chapter5
新生儿喂养与护理：陪宝宝走过第一个关键期

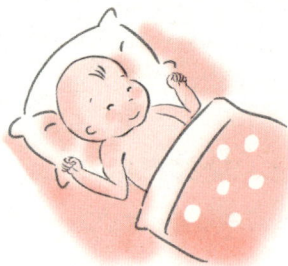

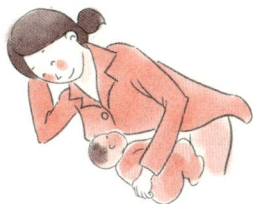

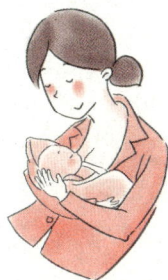

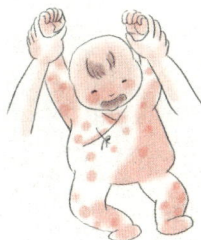

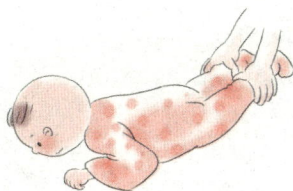

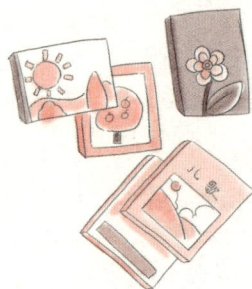

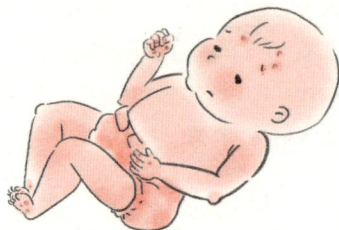

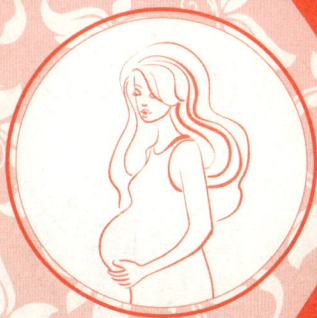

健康备孕90天：全心全意为优生

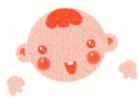

① 别偷懒，
老老实实做好孕前检查

做好孕前检查，走好备孕第一步

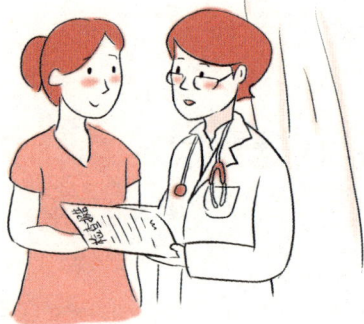

想要生一个健康的宝宝，孕前检查非常重要。孕前检查主要是针对生殖系统和遗传因素所做的检查。孕前检查最好在怀孕前3～6个月进行。备孕爸妈都要进行一次孕前检查，这样才可以了解自己身体的血液、尿液、肝功能、染色体等情况，及早发现问题并及早治疗，保证正常受孕、优生优育。

全身体格检查

对备孕爸妈进行全身检查及生育能力评估，包括测量血压、体重、身高，检查精神、语言、行为、智力有无异常，以及检查第二性征发育状况等。

血常规检查：主要检查血液中血红蛋白含量，血小板数值等

这项检查的目的是及早发现贫血、凝血功能障碍等血液系统疾病。

如果备孕妈妈贫血，不仅有可能使子宫缺氧缺血，导致胎宝宝生长受限，并发早产、死胎，增加低体重儿出生机会等，还可能出现产后出血、产褥感染等并发症，殃及宝宝，给宝宝带来一系列影响，例如易感染、抵抗力下降、生长发育迟缓等。此外，孕妈妈生产时或多或少会出血，所以正常的凝血功能十分重要。

对于备孕爸爸来说，通过静脉抽血，可进行病毒感染、白血病、急性细菌感染、组织坏死、败血症、营养不良、贫血等疾病的筛查。

尿常规检查：检查泌尿系统及肾功能，有助于肾脏疾患的早期诊断

十个月的孕期对于孕妈妈的肾脏系统是一个巨大的考验，身体的代谢增加，会使肾脏的负担加重。如果肾脏存在疾患，易发生胎死宫内的情况，加大怀孕风险；并且可能发生尿毒症等疾病，后果非常严重。

对于备孕爸爸来说，通过检查尿液，对泌尿系统以及肾功能进行检查，可以了解泌尿系统是否有感染，肾脏是否有受损，是否有急慢性肾炎、尿毒症等疾病。

"优生四项"：检查是否有巨细胞病毒、风疹病毒、单纯疱疹病毒和弓形虫感染

"优生四项"检查可以避免造成流产、胎宝宝畸形等严重后果。备孕妈妈一旦感染上风疹病毒，特别是妊娠头三个月，会引起流产和胎宝宝畸形；感染巨细胞病毒和单纯疱疹病毒，可能引起胎宝宝弱智或是视听和语言障碍；如果感染了弓形虫病，则可能会造成胎死宫内或是长期性损伤，如精神发育障碍、视力障碍等。

● 好"孕"叮咛：

必要时，备孕爸妈还要进行ABO溶血滴度的检查。如果备孕妈妈血型为O型，备孕爸爸为A型、B型或AB型，或者备孕妈妈有不明原因的流产史，则一定要进行Rh溶血的检查，避免发生新生儿溶血症。溶血症危害大，严重时可导致胎宝宝发生脑瘫、弱智、运动功能障碍、手足搐动、听力及视力障碍等。检测时间应在孕前3个月。

肝功能检查：诊断各型肝炎、肝脏损伤等

如果备孕妈妈是病毒性肝炎患者，怀孕后会造成胎宝宝早产等后果，甚至可能导致新生儿死亡；肝炎病毒还可直接传播给宝宝。

染色体检测：检查遗传性疾病

备孕爸妈染色体异常，会导致畸形儿或流产。染色体检测可及早发现克兰费尔特综合征（先天性睾丸发育不全）、特纳综合征（先天性卵巢发育不全）等遗传疾病。有遗传病家族史的备孕爸妈及反复流产的备孕妈妈必须做此项检查。

胸部透视：对结核病等肺部疾病进行检查

若患有结核病的备孕妈妈怀孕，会使治疗用药受到限制，治疗受到影响；而且有传染给宝宝的危险，因此不宜妊娠。

生殖系统检查：检查是否有性传播疾病

对备孕妈妈的阴道分泌物进行检查，通过白带常规筛查可查出是否有滴虫、霉菌、支原体、衣原体感染和阴道炎症，以及淋病、梅毒等性传播疾病。如患有性传播疾病，最好先彻底治疗，然后再怀孕，否则会有流产、早产等危险。

内分泌检查：对女性的月经不调等疾病进行诊断

女性内分泌检查包括尿促卵泡素、黄体生成素等项目的检查，要对月经不调的女性进行调整月经促排卵的治疗。例如患卵巢肿瘤的备孕妈妈，即使肿瘤为良性，怀孕后也常常会因为子宫的增大而影响对肿瘤的观察，甚至因卵巢肿瘤扭转破裂导致流产、早产等危险情况。

精液分析

检查备孕爸爸精液的量、颜色、黏稠度、pH值及精子的密度、活动率、形态等，判断精子是否有活力及是否存在少精、弱精问题，了解精液的受孕能力。

健康检查时间提醒

备孕妈妈各项孕前检查时间

	检查项目	检查时间
1	全身体格检查	孕前任何时间
2	血常规（血型）	孕前2~3个月（静脉抽血）
3	尿常规	孕前3个月
4	"优生四项"	孕前3个月（静脉抽血）
5	肝肾功能	孕前3个月（静脉抽血）
6	染色体	孕前3个月（静脉抽血）
7	胸部透视	孕前3个月
8	生殖系统	孕前任何时间
9	妇科内分泌全套	孕前任何时间

备孕爸爸各项孕前检查时间

	检查项目	检查时间
1	全身体格检查	孕前任何时间
2	血常规、血糖和血脂	孕前2~3个月（静脉抽血）
3	尿常规	孕前3个月
4	"优生四项"	孕前3个月（静脉抽血）
5	肝肾功能和乙肝表面抗原	孕前3个月（静脉抽血）
6	染色体	孕前3个月（静脉抽血）
7	胸部透视	孕前3个月
8	泌尿生殖系统	孕前任何时间
9	内分泌	孕前任何时间
10	精液分析	孕前任何时间

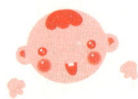

孕前应治疗的疾病

高血压

多数学者认为，高血压属于多基因遗传性疾病。通过调查发现，父母均患有高血压者，其子女今后患高血压的概率高达45%；父母一方患高血压者，子女患高血压的概率是28%；而双亲血压正常者，其子女患高血压的概率仅为3%。

孕前防治：患有高血压的备孕妈妈，在准备怀孕之前，首先需请心血管专家进行全面检查，以决定能否妊娠。妊娠前高血压的状况，心、肾是否受到影响，眼底有无异常，对妊娠能否成功很重要。

其次，备孕妈妈要坚持测量血压，饮食上限盐补钾。把每日摄入食盐的量控制在5g内，同时多吃富含钾的水果、蔬菜（如香蕉、芫荽、苋菜、菠菜等），防止超重和肥胖，并且戒烟限酒。

再次，备孕妈妈要在妇产科和心内科医生的共同指导下使用降压药，选用的药物应不影响心脏排血量、肾血流量及子宫-胎盘灌注量。

> ● 好"孕"叮咛：
>
> 患高血压的妈妈怀孕后，一定要做好孕期保健工作，积极进行产前检查。妊娠早期要测量一次血压，作为孕期的基础血压，以后定期测量血压；尤其是在妊娠36周以后，应每周观察血压及体重的变化、有无蛋白尿及头晕等症状；定期监测血液、胎宝宝发育状况和胎盘功能。

哮喘

目前大多数专家在对哮喘发病进行研究后认为，哮喘发病的遗传因素是要大于环境因素的。如果父母都患有哮喘的话，其子女患哮喘的概率可高达60%；如果父母中只有一人患有哮喘的话，那么其子女患哮喘的可能性为20%；如果父母都没有哮喘的话，则其子女患哮喘的可能性只有6%左右。

此外，如果家庭成员及其亲属患有过敏性疾病如过敏性鼻炎、皮肤过敏或食物、药物过敏等，也会增加后代患哮喘的可能性。

孕前防治：首先，哮喘患者备孕前最好先咨询医生，并在医生指导下健康怀孕。多数哮喘患者都能比较顺利地度过怀孕期及分娩期，一般孕期哮喘发作并不影响妊娠的进展，对胎宝宝影响也不大。但为了确保孕期安全，患有哮喘的备孕妈妈必须积极妥善地采取措施防治哮喘的发作。

其次，有哮喘家族史的备孕妈妈应避免会引发哮喘的环境因素，例如花粉、灰尘、煤烟味、香料和宠物等，避免被动吸烟及精神紧张，防止呼吸道感染。

再次，备孕妈妈平时要保持好居室、生活和工作环境的清洁卫生，每周用60℃的水洗涤床上用品，室内湿度保持低于50%，在使用吸尘器吸尘时应戴上口罩，积极预防潜在性疾病。

●好"孕"叮咛：

患哮喘的备孕妈妈需维持和调整哮喘治疗方案，要在医师指导下用药。一些长期吸入糖皮质激素的哮喘患者不应突然停药，因为至今尚未发现吸入糖皮质激素对准妈妈和胎宝宝有特殊影响。

抑郁症

许多研究都发现抑郁症的发生与遗传因素有较密切的关系，抑郁症患者的亲属患抑郁症的概率远高于一般人，为10～30倍，而且血缘关系越近，患病概率越高。

孕前防治：首先，抑郁症患者在治疗期间不主张怀孕，因为任何一种抗抑郁药物都会很快通过胎盘，可能对胎宝宝产生不利的影响。

其次，抑郁症患者经过治疗后，最好在停药半年或者更长时间以后再要孩子。此时，备孕妈妈一定要在心理上做好准备，调节好自己的心情，注意补充各种营养，确保有一个充分的孕前准备阶段。

再次，为了平安度过怀孕期，备孕妈妈最好考虑是否要请心理医生进行全程陪护和心理疏导。

肥胖症

研究发现，父母的体重也有可能会通过精子、卵子或是子宫环境影响到胎儿的体重，虽然这种影响并不会改变基因本身，但是会通过改变基因表达方式来起作用。如果爸爸妈妈中有一方患肥胖症，孩子超重的可能性是40%；如果爸爸妈妈双方都有肥胖症，那么孩子超重的可能性就会提高到70%。所以，肥胖也会遗传。

孕前防治：患有肥胖症的备孕妈妈，首先孕前要做好饮食控制，注意保持良好的饮食习惯，避免摄入过多营养而导致体重大幅增长。

其次，肥胖妈妈在备孕期间要保持适度运动，避免体重过度增加，防止妊娠期糖尿病。

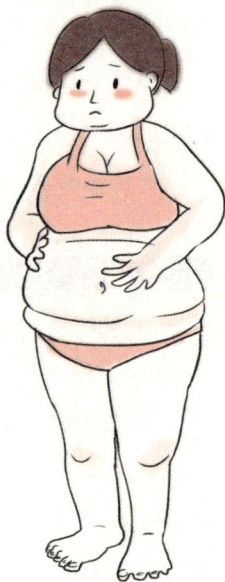

糖尿病

糖尿病具有明显的遗传易感性（尤其是临床上最常见的2型糖尿病）。研究发现，有糖尿病阳性家族史的人群，其糖尿病患病率显著高于家族史阴性人群。如果父母都是糖尿病患者，其子女患糖尿病的机会是普通人的15～20倍。研究表明，有20%～40%的子女是从母亲那儿遗传、患上糖尿病的。

孕前防治：患有糖尿病的备孕妈妈首先要调整好心态。很多患糖尿病的准妈妈最担心的问题是会不会把糖尿病遗传给宝宝，宝宝是否会出现畸形或某些并发症，所以心理压力一般都很大。

其实，相对于将糖尿病遗传给孩子的担心，备孕妈妈不良的精神和情绪，对胎宝宝的生长发育更会产生直接的不良影响。所以，备孕妈妈保持愉悦舒畅的心情，对宝宝的健康来说更加重要。

其次，孕前要做好血糖监测。备孕妈妈需要在医生指导下进行一天多次的血糖监测，必须在孕前控制好血糖，并且在血脂、血压等相关指标都达标的情况下再怀孕；与此同时，备孕妈妈还要针对并发症加以其他相应的治疗，如减少尿蛋白等，把遗传病对受孕的不利因素减少到最小。

再次，备孕妈妈在饮食方面要做到营养均衡搭配，注意摄入量与消耗量的平衡，把身体调整到最佳状态。

最后，备孕妈妈还不要忘了按时、适量补充叶酸，这也为宝宝的健康增加了重要的保障。

● 好"孕"叮咛：

多数医生建议，备孕妈妈至少在糖尿病得到良好控制的2～3个月之后才能妊娠，这样可使流产等危险降至最小。

高度近视

近视有两种类型，一种是单纯近视，另一种是高度近视，它们的发生与遗传因素有一定的关系。

单纯近视又称普通近视，指600度以下的低中度近视，极为常见，可从儿童期发病。主要症状为远视力减退，近视力仍正常。其发生与遗传因素和环境因素均有关系，一般认为系多基因遗传。

高度近视指需戴600度以上近视眼镜的近视，同时可伴有眼底明显变性。随着年龄的增长，患者的近视度数也会加深，而且戴眼镜后也难以使视力矫正到正常水平，甚至可能发生严重的视力障碍。夫妇双方如均为高度近视，其子女通常会发病。如双亲中一方为高度近视，另一方正常，其子女有10%～15%的概率发病；如一方为高度近视，另一方为近视基因携带者，其子女高度近视发生率约为50%；如双方均为近视基因携带者，但视力正常，则子女高度近视的发生率是25%。

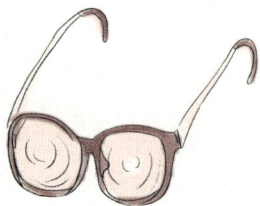

孕前防治：首先，高度近视患者在寻找恋爱对象时应避免同病相"恋"，以确保下一代的健康。

其次，如果备孕爸妈都是高度近视的话，那么备孕妈妈必须要有心理准备，因为高度近视是没什么办法能够缓解的，矫正也困难。备孕妈妈唯一能做的就是，备孕期间注意营养均衡，多补充各种维生素，以帮助胚胎早期发育。

再次，备孕妈妈如果成功怀孕，必须从妊娠早期开始就保护好胎宝宝。怀孕的前三个月是从受精卵到胚胎再发育成胎儿的重要时期，胎宝宝所有主要器官的雏形均可在12周内形成，这个时期准妈妈要多补充富含维生素A、维生素C等的食物，它们对于胎宝宝早期的细胞生长、眼睛发育起着重要的作用。

● 好"孕"叮咛：
如果宝宝不幸成为高度近视基因的携带者，妈妈仍然要在宝宝成长的过程中好好引导，让宝宝注意用眼卫生，养成好的用眼习惯，控制近视度数的增长，并要及时带宝宝到专业的眼科医院进行详细的眼科检查。

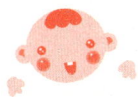

孕前应接种的疫苗

病毒时刻都有可能侵袭孕妇和胎宝宝，所以准妈妈要做好事前准备，即接种疫苗。目前，中国还没有为准妈妈设计的专门的防疫计划，但有一些疫苗是专家一般建议准妈妈要接种的。

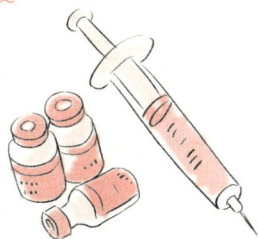

风疹疫苗

风疹病毒可以通过呼吸道传播，在孕早期患有风疹的孕妈妈中，约有25%会出现先兆流产、流产、胎死宫内等严重后果，有的甚至可能导致胎宝宝出现先天畸形、先天性耳聋等。

在妊娠初期感染风疹病毒，医生多半会建议孕妇终止妊娠。而预防孕期风疹的最好办法就是孕前接种风疹疫苗。

乙型肝炎疫苗

中国是乙型肝炎的高发地，目前被乙型肝炎感染的人群高达10%左右，而母婴垂直传播又是乙型肝炎病毒的重要传播途径之一。一旦传染给胎宝宝，他们中的85%~90%会发展成为慢性乙肝病毒携带者，其中有25%在成年后会转化成肝硬化或肝癌，所以一定要及早预防。

● 孕前接种需提醒

第一，一般来说，接种风疹疫苗后应间隔6个月再怀孕。因为注射后就相当于一次风疹感染，如果受孕，对胎宝宝不安全。

第二，备孕妈妈孕前还可选择注射破伤风疫苗，它对受孕后的胎宝宝没有什么不良影响，比较安全。

第三，曾有流产史的备孕妈妈，不宜进行任何接种。

② 调养身心，营养与健康不能少

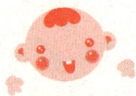

提前3个月开始营养储备

备孕爸妈可以提前3个月开始营养储备，在这个阶段不仅要保证各种营养的均衡摄入，保持良好的饮食习惯和科学的饮食结构，更要注意适当补充一些营养素，以最佳的身体状况迎接新生命的到来。

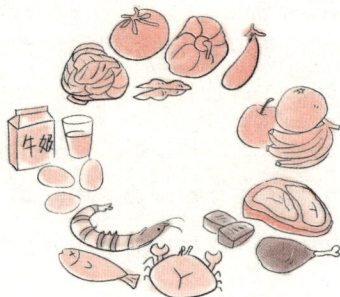

蛋白质

蛋白质是人类生命的基础，是脑、肌肉等身体组织器官最基本的营养素，占人体总热量的10%～20%，也是生成精子的重要原材料，备孕爸妈应合理补充富含优质蛋白质的食物。

食物来源：含蛋白质较多的食物有肉类、鱼类、蛋类、奶类、豆类、水果等，其中蛋类和奶类的蛋白质最易为人体消化吸收。

糖类

即碳水化合物，是人体热量的主要来源，对备孕妈妈的健康和孕宝宝的发育很重要。所以，备孕妈妈在每天的饮食中要保证摄入450～500g的主食，以使糖类不致匮乏。

食物来源：糖类广泛存在于面粉、大米、土豆和水果中。

脂肪

脂肪能供给能量，而且是细胞的重要组成部分。此外，性激素主要由脂肪中的胆固醇转化而来，脂肪中还含有生成精子所需的必需脂肪酸。肉类、鱼类、禽蛋中含有较多的胆固醇，适量摄入有利于性激素的合成，有益于胎宝宝的生殖健康。

食物来源：含脂肪丰富的食物主要有食用油、肥肉、果仁、奶等。

矿物质

矿物质主要指钙、铁、锌、锰、镁、铜、碘等元素，它们对备孕妈妈的健康和孕宝宝的发育都有重要作用。

钙是骨骼与牙齿的重要组成成分，准妈妈怀孕时对钙的需求量约为平时的2倍。备孕妈妈钙量充足，宝宝出生后，会较少出现夜惊、抽筋、出牙迟、烦躁及佝偻病等缺钙问题；充足的钙还能缓解准妈妈小腿抽筋、腰腿酸痛、骨关节痛、浮肿等孕期不适，预防骨质疏松。

铁是血红蛋白的重要成分，每天约吸收5mg铁质，准妈妈血量会增加30%。缺铁易导致准妈妈中晚期贫血，一般情况下，准妈妈的血清铁蛋白低于12µg/L或血红蛋白低于110g/L即为贫血。为避免准妈妈由于铁摄入量不足而造成缺铁性贫血，在孕前3个月时准妈妈就可以开始补铁。

锌是人体新陈代谢不可缺少的酶的重要组成部分。锌缺乏会影响生长发育，并影响生殖功能。锌对于男性生育功能起着重要的作用，因此备孕爸爸应在备孕前半年补充锌等营养物质。

碘堪称"智力营养素"，孕前补碘比怀孕期补碘对下一代脑发育的促进作用更为显著。备孕妈妈最好能检测一下尿碘水平，以判明身体是否缺碘。可食用含碘盐及富含碘的食物，以满足体内碘需求。

食物来源：含钙丰富的食物主要有乳类、排骨、虾皮等；含铁丰富的食物有动物肝脏、肉类、虾、蟹、豆类、海藻类等；含碘较丰富的食品有海带、紫菜及其他海产品；含镁、铜、锌、锰较多的食物有豆类、谷类、蔬菜、肉类等。

此外，食物中铁的营养价值与吸收率有关，动物性食物中的铁比植物性食物中的铁更容易被人体吸收。如动物肉类及肝脏中铁的吸收率为22%，鱼为11%，而蛋黄中的铁与磷、蛋白质的吸收率仅为3%，大豆为7%，大米则只有1%。如果将含铁丰富的食物与蛋白质及维生素B一起摄取，铁的吸收会更好。

维生素

维生素是人类生长的基本要素，它能保证其他营养充分发挥效能以维持身体的健康。维生素在参与性器官的生长发育、生精排卵、生殖怀孕以及各种营养素的代谢等方面都发挥着重要作用。维生素种类很多，有维生素A、维生素B_2、维生素B_6、维生素B_{12}、维生素C、维生素D、维生素E等，下面分别介绍各类维生素的重要性。

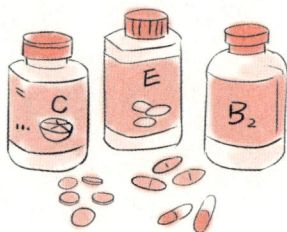

维生素A：维生素A缺乏可引起胎宝宝先天畸形。

维生素B_2：维生素B_2缺乏可引起口腔类炎症、角膜炎和皮肤病，准妈妈缺乏维生素B_2可造成妊娠高血压疾病和胎宝宝发育不全。

维生素B_6：与蛋白质和脂肪代谢的关系非常密切。

维生素B_{12}：对于遗传物质的合成有重要作用，对细胞特别是脑细胞的发育和成熟尤为重要。

维生素C：能促进细胞正常代谢，维持激素分泌的平衡，加强血液凝固及增强抵抗力。

维生素D：能促进身体对钙的吸收和钙质在骨骼中的沉积。

维生素E：与维持生殖系统的正常功能有很大关系，维生素E缺乏可导致生殖机能丧失、胎宝宝多发性先天畸形。

食物来源：维生素A存在于动物性食品如动物肝脏、蛋黄和乳类中，胡萝卜、菠菜中的类胡萝卜素最具有维生素A的活性；维生素B_2可从动物肝脏、蛋、牛奶、绿叶蔬菜等食物中摄取；维生素B_6的食物来源是豆类、谷类、肉类；维生素B_{12}主要来源于动物肝脏、肾脏和肉类；维生素C广泛存在于新鲜的蔬菜和水果之中；维生素D主要来源于动物肝脏、鱼肝油和蛋类；维生素E的食物来源是植物油、谷类、蛋类和新鲜蔬菜。

备孕期间膳食平衡表

谷类	主要提供碳水化合物、蛋白质、膳食纤维及B族维生素	备孕妈妈每天应该要吃250～400g
蔬菜和水果	主要提供膳食纤维、矿物质、维生素和胡萝卜素	每天应吃蔬菜300～500g，水果200～400g
鱼、虾、肉、蛋类（肉类包括畜肉、禽肉及动物内脏）	主要提供优质的蛋白质、脂肪、矿物质、维生素A和B族维生素	每天应吃150～250g
奶类和豆类食物	奶类食物含丰富的优质蛋白质和维生素，含钙量高；豆类食物含丰富的优质蛋白质、不饱和脂肪酸、钙及B族维生素等	每天应饮鲜奶250～500g，吃豆类及豆制品50～100g
油脂类	主要为备孕妈妈提供能量，还可提供维生素E和必需脂肪酸	每天应摄入约25g

● 好"孕"叮咛：

　　备孕期间在保证营养的同时，也要注意不能营养过剩。体重超重或肥胖是妊娠、分娩的不利因素，也是导致妊娠高血压疾病、妊娠期糖尿病的危险因素。另外，对微量营养素的补充也要适量，过量摄入易对母婴造成危害。

　　许多备孕妈妈为了生个健康、漂亮的宝宝而拼命吃水果，甚至还把水果当蔬菜来吃。其实，水果并不能代替蔬菜。水果中的纤维素成分并不高，但是蔬菜里的纤维素成分却很高。有些水果中糖分含量很高（如西瓜、葡萄等），摄入过多，可能会导致妊娠期糖尿病。由于很多备孕妈妈很难第一时间知道自己已经怀孕，因此这些含糖量高的水果要注意适量食用。

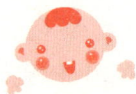

孕前不要喝含咖啡因的饮品

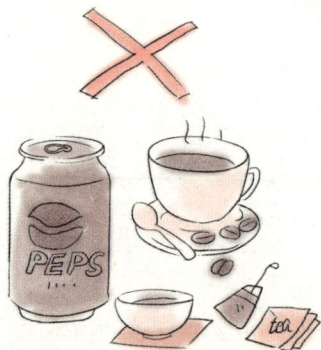

咖啡因是一种中枢神经兴奋剂。据测定，一瓶330ml的可乐中含咖啡因30～50mg。如果一次性饮用咖啡因含量达1g以上的咖啡因饮料，会导致中枢神经系统兴奋，表现为躁动不安、呼吸加快、肌肉震颤、心动过速、期外收缩及失眠、眼花、耳鸣等。即使服用量在1g以下，由于咖啡因对胃黏膜的刺激，也会出现恶心、呕吐、眩晕、心悸及心前区疼痛等症状。专家研究后认为，咖啡因作为一种能够影响女性生理变化的物质，可以在一定程度上改变女性体内雌、孕激素的比例，从而间接抑制受精卵在子宫内的着床和发育。

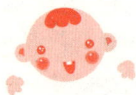

孕前一定要补钙

补钙应从准备怀孕时就开始。备孕妈妈从备孕时起，如果发现自己缺钙，最好能每天摄取600mg的钙量，并停止减肥。这是因为女性身体脂肪量的突然增加或减少，都是破坏激素平衡的重要原因。例如，女性脂肪量如果降到18%以下，雌性激素的分泌量就会减少。这不仅会导致月经不调，骨密度也会降低。骨密度低下的女性，在怀孕期或哺乳期容易头发脱落、牙齿变脆，也是女性闭经后易患骨质疏松症的原因。

除了从食物中摄取外，需要每天额外补充200～300mg的钙剂。准妈妈补钙最迟不要超过怀孕20周，因为这个阶段是胎儿骨骼形成、发育最旺盛的时期。应在饮食中适当选择一些富含钙的食物。

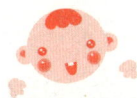

孕前要抵制油炸食品

油炸食品在人们的日常饮食中占有很大的比重，由于其色香味美，香脆可口，颇令人喜爱。但是，油炸食品经高温处理后，食物中的维生素和其他多种营养素均受到很大程度的破坏，营养价值明显下降，加之脂肪含量较多，食后很难消化吸收。因此，孕妈妈不宜过多食用油炸食品。

怀孕早期一般都有早孕反应，油炸食品不但影响食欲，而且会使早孕反应加重。怀孕中期以后，孕妈妈增大的子宫压迫肠道，使肠蠕动减弱，若过多摄入油炸食品更容易导致便秘。怀孕以后，由于体内激素水平的变化，孕妈妈的消化功能较以前下降，油炸食品更不应多吃。

食品专家研究发现，植物油经反复加热、煮沸后，会产生有致癌作用的物质，用这种油炸制或烹调食品也会带有有毒物质，经常食用会对人体产生危害。

3 算准排卵期，
选取最佳怀孕时机

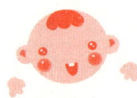

关于排卵期的基础知识

到了正常生育年龄的女性，卵巢一般每月只排出一个卵子。从原始卵泡发育到成熟卵泡并排卵，约需14天时间，其间会经历一系列复杂的生理、生化反应，在这个过程中，卵泡中的特殊细胞会分泌雄性激素和雌性激素，雌性激素调节子宫内膜的周期性变化，就形成了月经周期。

卵子排出后可存活1～2天，精子在女性生殖道里可存活1～3天，受精多在排卵后的24小时之内，超过3天精子即失去了与卵子结合的能力。因此，在排卵前2～3天和排卵后1～2天同房，就有可能受孕，这个时期叫易孕期。女性的排卵日期一般在下次月经来潮前的14天左右。为了保险起见，我们将排卵日的前5天和后4天，连同排卵日在内共10天称为排卵期，其余除月经期以外的时间称为安全期。

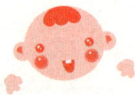

测算排卵期的主要方法

目前，测算女性排卵期的方法有许多种，一般来说，比较常见的有五种，分别是月经周期法、基础体温法、排卵试纸检测法、B超监测法、观察宫颈黏液法。这些方法各有优缺点，有的准确率高但是操作复杂，有的操作简单准确度也相对较高。

月经周期法

女性的生理会按照一定的规律周期性地发生变化。月经周期是指前次周期的第一天（也就是前次月经开始时出血的第一天）与下次月经周期的第一天之间的时间。首先要测一测自己的周期是多少天，这需要坚持测试几个月，掌握规律——如果自己的月经周期很有规律的话。当然，如果周期有点波动也是完全正常的，比如，6月份的周期是29天，7月份的周期是30天，8月份的周期是28天，平均算下来就是29天一个周期。一般来说，一个周期在21~35天之间都算正常。

虽然整个月经周期的时间长度不是固定的，但从排卵到下次月经的时间基本是一样的，大约为14天。假如测定了几个月发现月经周期基本稳定为29天，并且假定这个周期继续不变，那么就可推测大概是在周期的第15天排卵；如果周期是31天，则大概会在周期的第17天排卵。也就是平均周期数减去14天，就是大概的排卵日。

一般情况下，周期正常的女性从月经的第一天往前推14天即为排卵日，排卵日前5天，后4天，加上排卵日当天，共10天，为排卵期，排卵期和月经期以外的日子被称为安全期。安全期又分排卵前安全期和排卵后安全期，从月经结束那天到排卵期开始的前一天的那段日子为排卵前安全期，从排卵期结束后的第一天到下次月经来潮的前一天为排卵后安全期，排卵后安全期比排卵前安全期更安全。

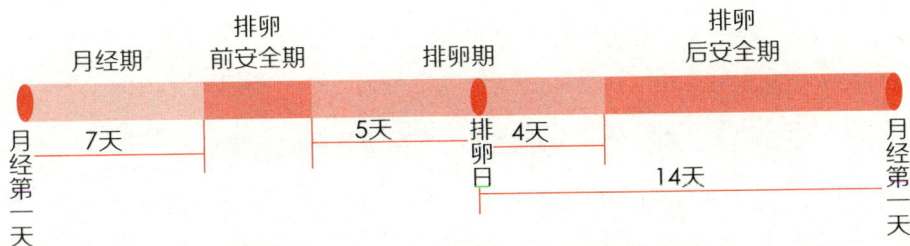

比如，以月经周期30天为例，这次月经来潮的第1天在4月15日，那么下次月经来潮是在5月15日（4月15日加30天），5月15日减去14天，则5月1日就是排卵日。排卵日及其前5天和后4天，也就是4月26日至5月5日这10天为排卵期。

用这种方法推算排卵期，首先要知道月经周期的长短，也就是说要根据有规律的月经周期才能算出排卵期，所以这种方法一般适用于月经周期规律的女性。

基础体温法

有些备孕妈妈的生理周期不是很有规律，月经有时候会提前有时候会推后，往往较难用月经周期来推算排卵期。那么对于月经周期不规律的备孕妈妈，应该怎么算自己的排卵期呢？

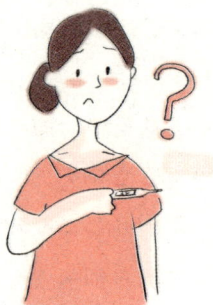

女性体温会随月经周期发生变化

对于月经周期不太规律的备孕妈妈，用基础体温曲线来找自己的排卵日是一种比较实用的方法。所谓基础体温是指清晨醒来，没有饮食、运动，心情也处于平静状态时的体温。

在月经周期中，基础体温以排卵日为界限呈周期性变化。在月经结束后及卵泡期基础体温较低，排卵后因卵巢有黄体形成，称为黄体期，此时分泌的黄体素作用于下丘脑的体温调节中枢，可使体温上升0.3~0.5℃，一直持续到月经前1~2天或月经第1天，体温又降至原来水平。从低温期过渡到高温期而成为分界点的那一天，基础体温会特别低，以这一天为中心的前后2~3天是排卵期范围，易受孕，即易孕期。基础体温上升4天后可肯定已排卵，此时至月经来潮前的这段时间是安全期。如果掌握了这个规律，就可以很好地指导避孕及受孕。

基础体温的测算方法

基础体温的测算方法是，每晚临睡前将水银温度计甩到刻度下，放在枕边随手可以拿到的地方，次日醒来，不活动不说话，拿起温度计，放在舌下，含测5分钟。应从月经的第一天开始测量，将逐日测量的体温记录下来做成一个基础体温表。也可以到医院购买一张专门的基础体温表格，按说明将体温一一标上。在一个月经周期内，可以将每日测得的基础体温连成线，若排卵则呈双相曲线；若无排卵，基础体温无上升改变而呈单相曲线。正常排卵的备孕妈妈，体温升高后会持续12～14日，然后迎来下一个月经周期。

由于人的体温会因为一些原因而变化，所以在测定时，必须有正常的生活规律，每天的测量时间要大致相同，而且至少应综合三个月的基础体温测量表才能准确得出自己的排卵期。可别小看这张表格，它可以用来指导避孕与受孕，协助诊断妊娠，协助诊断月经失调。

下面所列是反映几种不同情况的女性基础体温变化曲线图（以正常月经周期28天为例）。

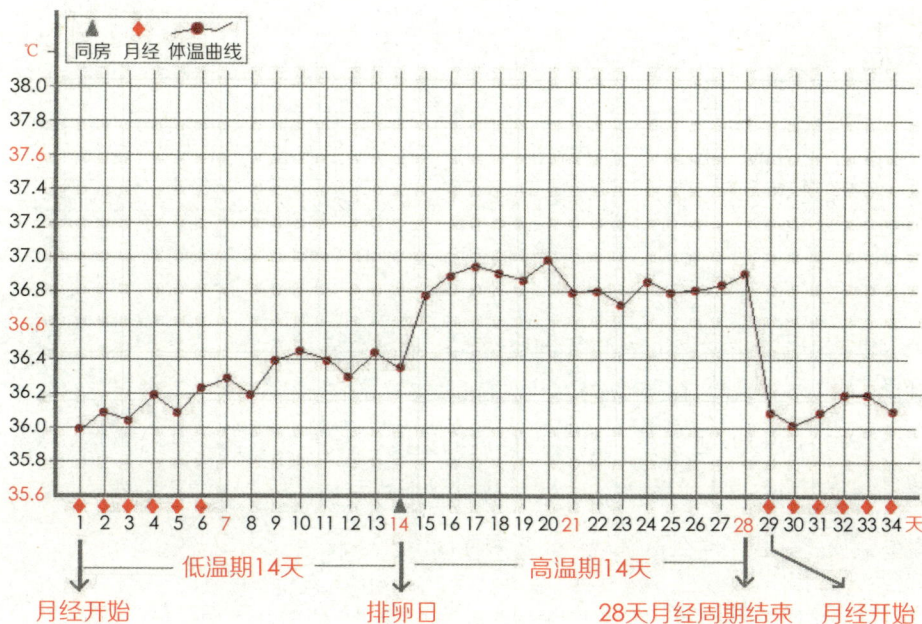

有正常排卵时的基础体温曲线图

前面的图表示的是正常月经周期28天，基础体温曲线呈现标准的高低温两相变化。从月经开始到排卵日，是14天的低温期；排卵后持续高温14天，直至下一个月经周期到来。

备孕妈妈们需要知道的是，在第14日及其前后2天同房会比较容易受孕。另外，每个备孕妈妈的月经周期可能都不相同，不一定是28天，所以观察到的基础体温曲线图会有差异，关键是要清楚自己的低温期、高温期，找准排卵期，合理安排同房日期，才能成功受孕。

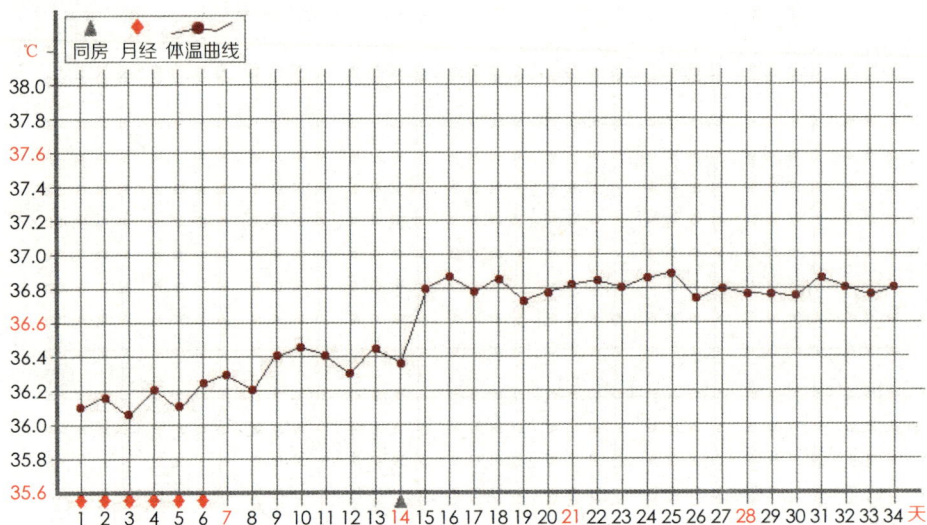

已经怀孕时的基础体温曲线图

上图为已经怀孕时的基础体温曲线图，高温从第15天持续到第34天，一共持续20天。一般来说，高温持续超过16天就是怀孕的征兆。

后图为疑似早期流产时的基础体温曲线图，高温从第15天开始到第34天结束，持续了20天之后开始降温，这一般是早期流产的征兆。如果发现有这样的基础体温变化，应及早到医院就诊，查明原因。

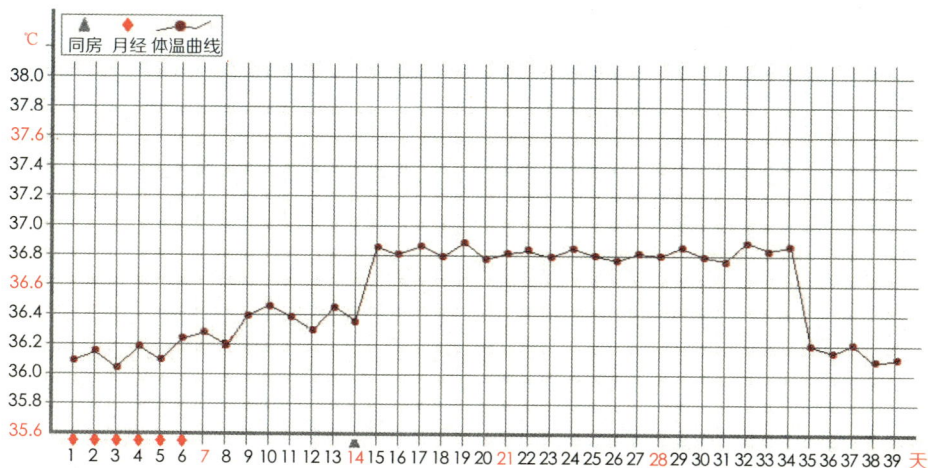

疑似早期流产时的基础体温曲线图

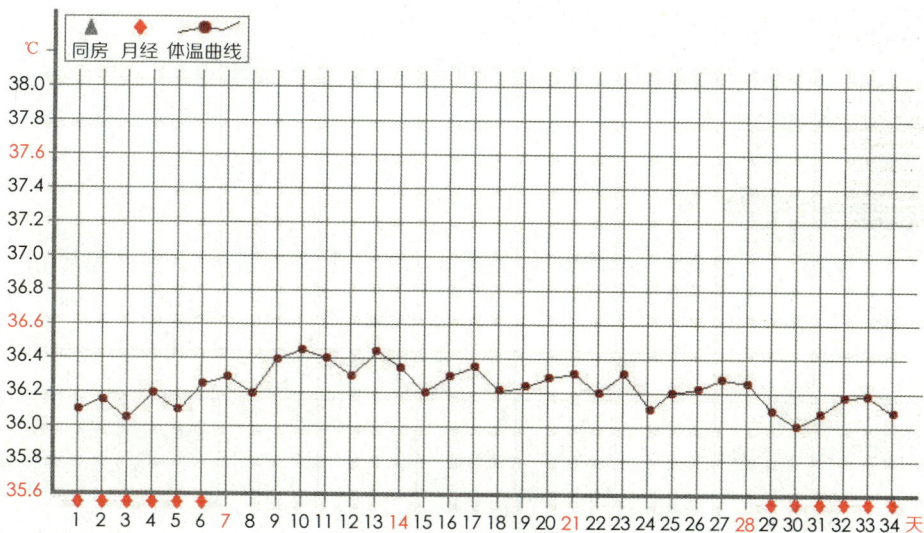

没有排卵的基础体温曲线图

上图为没有排卵时的基础体温曲线图，持续低温，没有高温期，没有形成高低温双相变化。如果测量体温发现如上图所示，需要到医院就诊，检查是什么原因造成没有排卵，以便对症下药，及早治愈。

测量基础体温时的注意事项

测量基础体温的原则，就是早晨醒来后尽可能不要活动身体，要避免立刻去上厕所、洗脸或刷牙，也要避免为了找寻体温计而挺起上半身。就算未做出这么大的动作，只是躺在被子中伸懒腰或打呵欠、翻身，或是与睡在旁边的丈夫说话等，都会使体温产生微妙的变化，影响测量的结果。

精神状态对体温也有影响。即使是静静地躺着，假如前一天和丈夫吵了架，清醒时仍然觉得焦躁，或为了工作而感到烦恼，体温也会上升。测量基础体温时，不只是身体，连心情都要保持平静，这一点非常重要。

日常生活的小变化也要记录在体温表上。虽然保持身心的平静很重要，可是在几个月内，想要每天都保持同样的状态还是不太可能。此外，出现急事或不可避免的疾病时，要在基础体温表的备注栏中详加记录，可以把日常生活的变化附记下来，比如夫妻性生活的日子、月经来的日子、每天起床的时间等。牙疼、头痛、感冒、睡眠不足或是睡眠较浅等都会使体温上升，所以最好也记录下来。也许你会忽视一些小事，然而正是这些小事有可能使你前段时间的努力化为泡影。

> ● 好"孕"叮咛：
>
> 基础体温必须要在经过6小时充足睡眠后，醒来尚未进行任何活动之前测量并记录，任何特殊情况都可能影响基础体温的变化。如果生活不规律，处于加夜班、出差、失眠、情绪变化、患病等情况下，就不能用这种方法判断排卵期了。

排卵试纸检测法

对大多数备孕妈妈来说，用排卵试纸测排卵是一种比较简便可行的方法。学会正确地使用排卵试纸，可以轻松得知"好孕"的消息。

排卵试纸测排卵的原理

女性排卵前24～48小时内，尿液中的黄体生成素会出现高峰值，排卵试纸就是通过检测尿液中的黄体生成素的峰值水平，来预知是否排卵的。女性如果即将排卵，用排卵试纸自测时，结果就会显示为阳性。

月经周期规律的女性，下次月经来潮时间前推14天为排卵日，一般从月经周期第11天开始测试，连续测定6天；月经不规律或者不正常的女性，则一般在月经干净后第三天开始测。如果试纸上两条杠一样深或第二条杠比第一条杠还深，就说明将在24～48小时内排卵。应每天定时检测。

● 好"孕"叮咛：

并不是每个备孕妈妈都会在月经中期排卵，测试6天期间可能都没有出现阳性结果。部分备孕妈妈有时受环境、情绪及劳累的影响，可能会提前排卵。

使用排卵试纸

1 用洁净、干燥的容器收集尿液，一定不可使用晨尿。

2 收集尿液的最佳时间是早10时至晚8时。

3 尽量采用每一天同一时刻的尿样。

4 收集尿液前2小时内应减少水分摄入，因为稀释了的尿液样本会妨碍黄体生成素高峰值的检测。

5 持测试纸，将有箭头标志线的一端浸入尿液中，约3秒钟后取出平放，10～20分钟后观察结果，测试结果以在30分钟内阅读的为准。液面不可超过MAX线。

6 最好是在月经干净后的第三天开始测。一直到测到两条杠一样深或第二条杠比第一条杠还深，说明你将在24～48小时内排卵，在排卵前3天（精子等卵子时）至排卵后3天（卵子等精子时）内同房都有怀孕的可能。

7 如果发现试纸颜色在逐渐转强，就要增加测的频率，最好每隔4小时测一次，尽量测到强阳，抓住强阳转弱的瞬间。排卵一般发生在强阳转弱的时候，如果发现快速地转弱，说明卵子要破壳而出了，那就要抓紧时间了！

排卵试纸怎么看

1 出现两条紫红色线，下端线（检测线）比上端线（对照线）明显浅，表示尿液中黄体生成素尚未出现高峰值，必须持续天天测试。

2 出现两条紫红色线，上、下端线（对照线、检测线）颜色基本相同，或下端线（检测线）比上端线（对照线）颜色深，表示你将在24～48小时内排卵。

3 只出现一条紫红色线（对照线）于试条上端，表示无排卵。

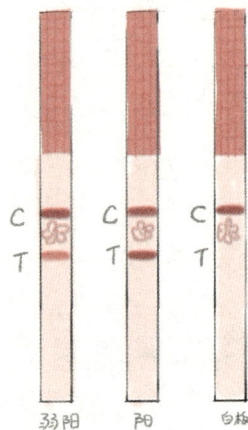

排卵试纸使用注意事项

1 女性在使用排卵试纸前，首先需要确定自己的月经周期。多数女性的月经周期在28天左右，一般误差不超过5天。若你的月经周期天数少于27天或多于40天，应询问医生的意见，以确定能否使用排卵试纸。

2 口服避孕药的女性需停药两个月后，才能使用排卵试纸。因为避孕药会抑制促黄体生成激素分泌，使试纸不显色或显色偏淡，导致测定结果不准确。

3 正患内分泌系统疾病如卵巢囊肿的女性，或正在服用激素、类固醇药物的女性都不宜使用排卵试纸。

B超监测法

在所有测排卵的方法中，B超监测法是最为准确的一种。用B超监测排卵时可以做阴道B超，也可以做腹部B超，阴道B超测排卵更为准确。

准确率高

目前国内各大医院使用阴道B超观察卵巢，测定卵泡的大小，推定排卵期。卵泡一般情况下约2～3mm，接近排卵日时会逐渐增大，在排卵日的前2天可达到18mm，排卵当天会增大至20mm以上。如果观察日正好是排卵日，有时甚至可以在超声波上看到卵泡破裂。由此可见，利用阴道B超检测排卵是最直接、最准确的方法。

B超监测的具体方法

首先，可以利用月经周期法预测一个大致的排卵日期，在接近排卵日的某一天进行B超监测，观察卵泡大小，并向医生咨询。如果卵泡刚形成或还很小，可以每隔2天进行一次B超检查，监测卵泡增大的速度。当卵泡接近成熟、大约有16mm左右时，可以每天都检测，甚至一天检查2次，直至卵泡成熟。待卵泡破裂排出卵子后，超声波可以在盆腔内发现少量积液，证实排卵成功。如果能配合基础体温法等方法，基本可以非常准确地判定排卵日，这样受孕概率会大大提高。

● 好"孕"叮咛：

B超监测法可以非常准确地测出排卵日，不过大多数情况下，生理周期正常的备孕妈妈并没有特别的必要去做这项检查，因为B超监测卵子并不是做一次就行了，一个月需要连续做好几次，程序比较烦琐，还可能因此影响心情，导致正常排卵受到干扰。

需用B超监测排卵的特殊情况

1 内分泌失调。内分泌失调的备孕妈妈中最常见的是多囊卵巢综合征患者，如果想怀孕的话，最好用B超监测排卵情况。

2 免疫性不孕。比如抗精子抗体很高的备孕妈妈，这种情况通过药物治疗后，最好用B超监测排卵，准确掌握排卵日，提高受孕概率。

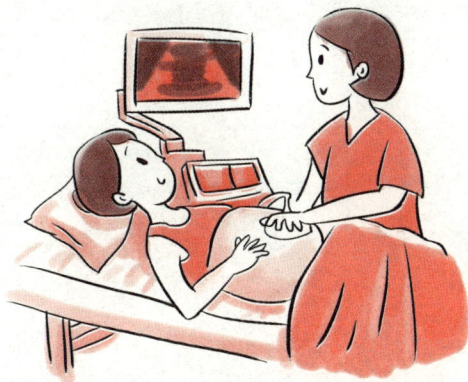

3 月经不调、月经紊乱。排卵不规律的备孕妈妈也可以通过B超监测了解卵子的发育情况，一般从月经开始后的第8天至第10天起，通过B超监测卵泡的发育。

● 好"孕"叮咛：

怀孕本来是一个很自然的过程，刻意进行人为干预是不科学的，往往越着急越可能怀不上。想做B超监测排卵的备孕妈妈一定要去正规医院，最好找固定的医生监测。当医生从某个角度观察到一个优势卵泡时，下次再从同一个角度去监测这个卵泡的发育情况会更好。不过，不同的医疗机构、不同的医生得出的判断都可能出现差异。

观察宫颈黏液法

宫颈黏液是宫颈黏膜腺细胞的分泌物，它是一种屏障，可阻止细菌由阴道进入子宫，从而防止感染。通过观察宫颈黏液测定排卵期的依据是，宫颈黏液和女性月经周期的变化是同步的，不到排卵期时，宫颈黏液较黏稠，精子难以穿越它进入宫腔，从而减少了受孕机会；排卵前，宫颈黏液发生急剧改变，变得稀薄、水分增加，精子很容易就能穿越宫颈进入子宫，随即游向即将排出的卵子，实现受精。

区分两种不同的黏液状态方法很简单：先把手洗干净，找个舒服的姿势以便能将小指和中指缓缓地伸入阴道，触摸宫颈。然后把手指抽出来，将粘在指尖的黏液缓缓地拉开观察。通常情况下，黏液呈黏稠状，就表明接近排卵的日子了；

● 好"孕"叮咛：

日常生活中，推算排卵期最简单的方法是公式推算法，可以根据以往12个月以上的月经周期记录，大致推算出排卵期，推算公式如下：

以往最短周期天数－18＝排卵期的第一天

以往最长周期天数－10＝排卵期的末一天

如果黏液变得很有韧性、可拉出很长的丝，就表明要排卵了，此时是同房的最佳时机。

测算排卵期方法优缺点对照表

测算排卵期的主要方法	优点	缺点	适用人群
月经周期法	①计算方便 ②准确率高 ③实用性强	①需要知道月经周期长短 ②要求月经规律	月经周期规律的女性
基础体温法	①操作简便 ②不需要知道月经周期 ③实用性强	①要测量的天数多，需要每天坚持 ②只能测出已经排卵	生活作息有规律的女性
排卵试纸检测法	①操作非常简便 ②可预测即将排卵 ③实用性强	①需要连续测试一周左右 ②测试结果不是简单的"有"或"无"	大部分女性
B超监测法	①准确率最高 ②可监测排卵的详细情况	①得上医院，操作麻烦 ②不能一次测出结果，要测好几次	部分患病女性
观察宫颈黏液法	①操作简便 ②不需要准备别的东西 ③实用性强	①一般需要观察3个月才能掌握自身规律 ②可能会引起卫生问题	大部分女性

出现特殊变化，可能是排卵期到了

在女性的生理周期中，不仅仅在月经期会有身体变化，到了排卵期，同样也会产生情绪和身体上的种种变化。

食欲下降

研究表明，女性的食欲在排卵期时最低，专家指出这是人类的自然本能保留至今的结果——排卵期的雌性动物会将更多的注意力放在寻找异性繁衍生息而不是放在寻找食物上。

精力旺盛

这也是遗传自人类的自然本能，为了能够成功地吸引异性，排卵期的女性会变得神采奕奕，爱表现自己。

性欲高涨

女性在排卵期的性欲会比较旺盛，这是希望怀孕的身体信号达到最高值的体现。

肛门坠胀或一侧下腹疼痛

成熟的卵子从卵巢表面排出要冲破包裹卵子表面的一层薄膜的滤泡，冲破后滤泡内的少量液体就会流入盆腔的最低部位，女性会感到肛门有轻度下坠感，同时一侧下腹可能会轻微疼痛。

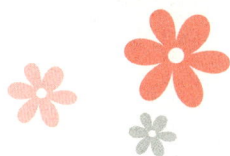

阴道分泌物增多

女性排卵前阴道分泌物少、黏稠且不透明；随着排卵期的临近，阴道分泌物逐渐增多，呈稀薄乳白色；至排卵期，分泌物的量明显增多，并呈水样透明清亮，阴部会变得潮湿润滑，用卫生纸擦时会有鸡蛋清样的条状黏液。这种阴道分泌物增多一般持续2～3天，是女性最易受孕的时间。

排卵期出血及体温上升

卵巢兼顾着女性内分泌激素的分泌，因此排卵前后由于体内雌激素分泌量的波动，可能会引起少量子宫出血，称为排卵期出血。排卵后孕激素的分泌可使体温略有升高，如能坚持每天清晨测量基础体温，就能根据体温的变化，算出排卵日期。

行为和情感也会出现微妙的不同

在排卵期内，除了身体会发生一些变化外，女性在行为、情感上也会出现与平时微妙的不同。比如，这段时期女性最有创造性，大脑也最活跃，这是因为随着体内雌激素水平的升高，认知能力也随着升高。职场女性可以把重要的会议和谈判都安排在这段时间进行，反应会比平时更快、工作效率更高。排卵期这几天女性对男性也更有吸引力，因为此时女性会散发出更加迷人的气息。备孕妈妈应该掌握这些变化，才能处理好自己的身体和情感，更好地安排备孕计划。

掌握受孕技巧，
提高精子与卵子结合率

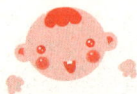

最佳受孕体位

在现实生活中，每一对夫妻都有自己的性生活习惯，也有自认为最舒适的性交体位以及最佳的性交姿势。其中，有些体位有利于精子通过阴道，是有助于受孕的体位。备孕爸妈要懂得并掌握好这几种体位，以便尽快怀上宝宝。

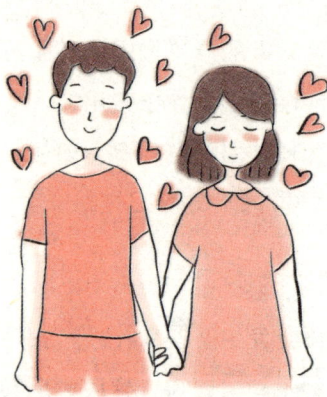

让地球重力来帮忙

怀孕的原理是精子和卵子结合，所以要给精子创造最有利的条件，使它能顺利地游至输卵管。备孕妈妈在性生活后采取正常平躺姿势时，一般都会有液体从身体中流出，这是正常现象，并不用担心会影响受孕。不过，可以利用地球重力来延长精液在阴道内的存留时间。如果体力允许，备孕妈妈在性生活后可将双腿朝空中举起，如果体力不支，也可将双腿举起靠在墙上，这样可以利用地球重力，延长精液在阴道内的存留时间，从而让精子有更多的机会更快地到达子宫。

传统方式更容易受孕

性生活时总保持男上女下的体位似乎是件很乏味的事，但这却是受孕的最佳体位。采取这种体位时，位于上方的男性一次次的冲刺能更深地触到宫颈，帮助精子更快、更易地找到卵子并与之结合。对备孕妈妈而言，平躺仰卧的姿势方便精液射在宫颈口周围，当宫颈外口浸泡在精液中时，精子就更容易进入子宫。

● 好"孕"叮咛：

为了强健骨盆肌肉，备孕妈妈可以适当做一些自由体操运动。灵活有力的骨盆肌肉不仅能使夫妻在性爱过程中更加享受，而且也更易受孕。

有助于受孕的体位

有助于受孕的体位一般有两种，分别是男上位式和后进入式。

男上位式：备孕爸妈可以面对面，女方在下，平躺仰卧，双腿分开，双膝微弯，有利于男方将精液排到阴道深部——阴道穹隆部，使整个子宫颈外口都能接触到精液。当宫颈外口浸泡在"精液池"中时，精子就会主动进入宫颈口，为迅速进入宫腔、到达输卵管并与卵子结合创造了最佳条件。同时，为了增加受孕机会，女方可以用枕头适当垫高臀部，形成一个"人工槽"，防止精液外流，并使精子更顺利地通过阴道进入子宫。

后进入式：后进入式也就是女方头面朝下俯卧，用双膝支撑或用枕头支撑，男方从女方的后面进入。对于子宫后位的女性来讲，后进入式是更合适的受孕体位。由于男方进入更深，精液可以更好地沉积在宫颈附近，为精子进入子宫内创造了条件，提高了精卵结合概率。

● 好"孕"叮咛：

无论采取哪种姿势，都建议射精后尽可能地将阴茎停留在阴道中一段时间，以使更多的精子到达宫腔。女方则保持姿势不要大动，以帮助精子通过宫颈。此外，还可以轻轻将阴唇闭合，以防精子流失。

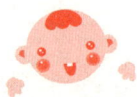

备孕爸妈要有规律的性生活

备孕爸妈要想有一个健康的宝宝，一定要有健康、规律的性生活，应避免性生活过频或不当。

性生活过频反而不易受孕

有些备孕爸妈想要宝宝时，会有意识地增加性生活的次数，认为这样可以尽快怀孕，但结果往往适得其反。实际上，男性在一次射精之后，一般需要5～7天才能使具有生育能力的精子数量恢复正常，而夫妻性生活频率过高，就会导致精液量减少、精子密度降低，使精子的活动率和生存率显著下降，受孕的机会自然就降低了。

同时，过频的夫妻生活还可能导致备孕妈妈免疫性不孕。这是因为，对于能够产生特异性免疫反应的备孕妈妈，如果频繁地接触丈夫的精液，容易激发体内产生抗精子抗体，使精子黏附堆积或行动受阻，甚至不能和卵子结合，引起女方免疫性不孕。所以，备孕爸妈的性生活以每周1～2次为好，在排卵期前后可以适当增多。性生活过频且没有怀孕的备孕爸妈，最好暂时停止一段时间，或使用避孕套3～6个月。

性生活不规律不利于优孕

如果性生活不规律，如性交中断、手淫，或长期分居等，也不利于优孕。不规律的性生活会导致男性慢性前列腺充血，发生无菌性前列腺炎，造成前列腺分泌异常，直接影响到精液的成分、精子数量、精液黏稠度等，可能会诱发不育或精子异常。

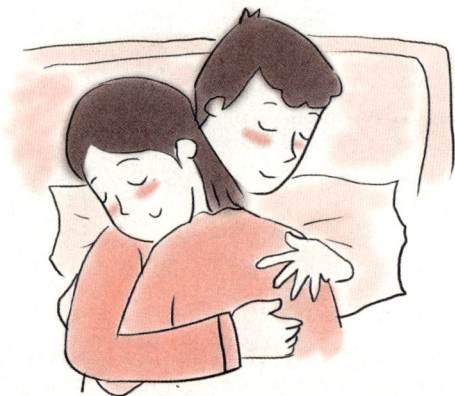

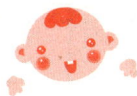

别让同房变成"例行公事"

如果备孕爸妈已经决定要制造一个新生命了，那么当你们带着一种憧憬和制造生命的热望时，心理上一定感到备受鼓舞。多感受这种激动的意识吧，以这样的意识来进行亲密的接触，以亲密的接触来创造一个生命，一定会带来莫大的幸福感，而在这种莫大的幸福感中孕育出来的生命，一定会是一个健康的宝宝。请谨记，千万别让同房变成"例行公事"。

在准备怀孕期间的夫妻生活中，备孕爸妈很容易丧失性生活的乐趣，特别是当备孕爸妈总是根据基础体温图表或排卵试纸的结果来安排性生活，这样一来，就算双方当时都没有激情，只要那天容易怀孕，就不得不进行性生活。

更糟糕的是，如果没有马上怀孕，这种性生活就会变成月复一月都要进行的传宗接代的活动。怀孕这件事会把备孕爸妈折腾得根本就享受不到任何性生活的乐趣，性生活可能会因此变成索然无味的负担。这样也会导致备孕爸妈性生活时情绪紧张，而任何紧张情绪又会对性生活造成各种负面影响，包括性冲动降低等，这些都对怀孕不利。

建议备孕爸妈在非排卵期也进行正常的性生活，这段时间内备孕爸妈脑子里想的不会只是怀孕生宝宝，容易找回性生活的乐趣。

好"孕"叮咛：

如果积极准备怀孕，而且性生活有规律，大多数备孕爸妈都能够在一年之内成功怀孕。关键之处就在于性生活要有规律。同时记住一点，不要只想着怀孕这一件事，就能让性生活的乐趣更多。

用爱抚增加受孕机会

性生活中丈夫的爱抚，不仅可以增强夫妻感情，点燃夫妇双方的性欲，还可以通过爱抚让妻子尽快兴奋起来，让备孕妈妈在性生活的愉悦和高潮中增加受孕的机会。

妻子阴道的湿滑有利于受孕。湿滑的阴道有利于精子的进入，使它游动得更快，自然也有助于受孕。在性生活中，丈夫要帮助妻子很快进入性冲动，最好使其阴道产生大量的液体。所以，让妻子尽快达到性兴奋是每个丈夫都要去努力做的事情。

妻子在高潮中易受孕。女性达到性高潮时，比较容易受孕。这是因为，妻子性高潮时子宫内出现正压，性高潮之后急剧下降呈负压，精子易向内游入宫腔；妻子由于性兴奋，子宫位置升起，使宫颈口与精液池的距离更近，有利于精子向内游入；女性阴道正常呈酸性，pH值为4～5，不利于精子生存活动。性兴奋时，阴道液增多，pH值升高，更适合精子活动。有研究还发现，性高潮时子宫颈稍张开，这种状态可保持30分钟之久，为精子大开方便之门，此时的子宫位置几乎与阴道形成直线，可避免精子走"弯路"。

女性不能达到性高潮的影响因素包括种种精神因素、夫妻性生活的协调性与技术问题。正常性爱过程中出现性高潮时，子宫和阴道括约肌强烈收缩，将有助于精子的上行，有人形容这种收缩像一种强烈的"吸吮"，会协助精子进入宫腔之内并移行至输卵管受精。而性欲减退、达不到性高潮的女性，则缺乏这种协助精子运动的收缩活动，从而会影响受孕过程。让妻子达到性高潮不是一蹴而就的，我们建议，丈夫在准备开始性生活的当天就应该有所"设计"，比如，安排一顿浪漫的晚餐、送妻子一束鲜花、耳边的蜜语、含情脉脉地邀约……进入正式环节，在对妻子爱抚时要有良好的交流，主动吻她或让她主动引导，做最能激发她情绪的行为，使她在双方性器官接触前得到最大的满足，接下来，就等待她的性高潮来临吧。

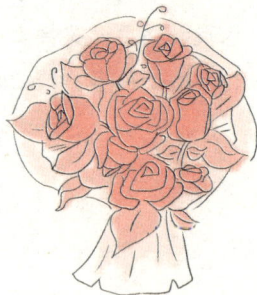

5 久备不孕，
查查这些项目

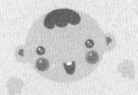

女性不孕的常见生理原因

排卵障碍

女性排卵障碍主要是由卵巢功能紊乱引起的。下丘脑-垂体-卵巢间内分泌平衡失调会导致不孕。精神紧张或过度焦虑、严重的营养不良、缺乏维生素A、缺乏B族维生素和维生素E、体内脂肪含量过高、患有某些慢性疾病如先天性卵巢发育不良、患有卵巢功能早衰和多囊卵巢等都会影响卵巢激素分泌及排卵。

输卵管因素

输卵管炎症引起输卵管堵塞，以及子宫内膜异位症引起输卵管粘连扭曲或挛缩等均会影响精卵结合。

子宫因素

子宫发育不良、子宫内膜结核、子宫腔粘连、子宫内膜息肉、卵巢黄体功能不良等，都会影响受精卵着床。

子宫颈因素

正常情况下，排卵期子宫颈黏液会增多，而且会变得清亮透明以利于精子通过。而慢性子宫颈炎、子宫颈息肉、子宫肌瘤会阻塞子宫颈管，影响精子穿过而导致不孕。

外阴、阴道因素

处女膜闭锁、阴道横隔、先天性无阴道等先天畸形会影响性生活，也会影响受孕。严重的阴道炎症会减低精子活动力，并缩短其生存时间，从而影响受孕。

人工流产导致不孕

一些女性不孕是由于不当的人工流产手术导致的。虽然人工流产只是一种小手术，但频繁无度、操作不当就可能会导致一系列并发症或后遗症，如子宫穿孔、不孕症等。

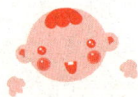

男性不育的常见生理原因

生殖器官感染

男性生殖器官感染致病菌后，炎症的存在会影响性腺的正常分泌，导致生精功能下降，并使精子的形态改变、活力及存活期下降，从而失去让卵子受精的能力，导致不育。绝大多数患者会出现急性睾丸炎、附睾炎、前列腺炎、尿道炎及生殖器官结构异常等症状。

精索静脉曲张

精索的蔓状静脉丛扩张，睾丸的血液回流受阻，温度上升，代谢紊乱，且有害物质不能及时排出，导致睾丸生精障碍，造成少精、精子畸形及活力下降。

内分泌功能障碍

内分泌功能障碍有下丘脑、垂体功能异常及甲状腺功能减退等，均可引起促性腺激素分泌异常，影响睾丸功能而导致不育。

性功能障碍

包括勃起功能障碍、早泄、性欲减退及射精障碍等，这是导致不育的重要原因。勃起功能障碍是指阴茎不举或不坚，不能插入阴道完成性交。而不射精或逆行射精，是指纵使性交完成也没有足够的精液进入阴道，不能实现精卵相遇并结合。

生殖器官发育异常

可造成阴茎插入阴道困难，精液不能正常射入阴道内，从而导致不育。常见的有阴茎缺损、小阴茎、大阴茎、尿道严重下裂等。另外，睾丸的发育异常也会导致精子生成障碍。

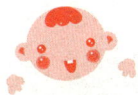

夫妻共同进行必要检查，积极治疗

询问病史

首先，必须要了解夫妻双方的结婚年龄、现年龄、健康状况、性生活情况、避孕方法及年限、孕产史等情况，以及过去生殖器官及其他器官的病史。女方有无结核病特别是腹腔结核、有无内分泌疾病等；男方是否有长期发烧的症状，是否有腮腺炎、睾丸炎、精索静脉曲张、睾丸外伤、隐睾等可能影响生育的疾病。

了解月经史

了解女方的初潮年龄、周期、月经量、经血颜色、有无痛经，过去的流产及分娩情况。

体格检查

体格检查应注意发育状况和营养情况，尤其是第二性征发育情况。常规进行胸部透视，必要时进行甲状腺、肾上腺功能检查。

妇科检查

妇科检查要了解女方有无生殖系统发育异常、炎症或肿瘤，子宫大小、位置，必要时再做其他的检查。

男科检查

检查男方有无发育不良，小阴茎，包皮过长，包茎，尿道上、下裂，尿道开口异常；检查有无精索静脉曲张、精索鞘膜积液、精索囊肿等；检查睾丸大小、弹性、硬度，有无睾丸鞘膜积液等；检查附睾是否质软、表面光滑、边界清楚。若附睾体积小则为发育不良。

特殊检查

如以上检查未发现异常，还可进行各种特殊检查。特殊检查主要包括以下内容：

基础体温测定：对女方的基础体温进行测定，若基础体温呈双相型，则表明该月经周期有排卵并且有黄体形成；若基础体温呈单相型，则表明该月经周期无排卵。

宫颈黏液检查：接近排卵期时，宫颈黏液涂片经显微镜检查，若见典型羊齿状结晶体，表明体内雌激素达到一定水平。若排卵后宫颈黏液变稠、结晶不典型且逐渐消失，并可见黄体颗粒，表明卵巢有黄体形成，推断卵巢有排卵功能；如果经前期羊齿状结晶体继续存在，则表明只有雌激素作用而无黄体酮作用，推断不排卵。

阴道脱落细胞检查：阴道上皮细胞可在卵巢激素的影响下，发生周期变化，其细胞增生的程度与雌激素水平成正比。因此，通过检查可推断雌激素水平的高低。

激素的测定：对某些引起不孕症的妇科内分泌疾病进行检查时，如闭经、闭经泌乳综合征、多囊卵巢综合征、功能性子宫出血等，以及判断有无排卵时，临床常需做一些有关的激素测定以明确诊断。

输卵管畅通试验：可做输卵管通液术、通气术及输卵管造影等，不仅可以达到检查输卵管是否畅通的目的，还有一定的治疗作用。

性交后试验：如以上检查皆正常而仍未怀孕者，可进行性交后试验。此试验要在预测的排卵期内进行，事前2天内阴道勿用药或灌洗，禁欲5~7天。性交后平卧20分钟，在2小时内做检查。主要了解精子对宫颈黏液的穿透性能、宫颈黏液的性状、精液的状况等。

宫颈黏液、精液相合试验：如精子能穿透宫颈黏液，表明精子活动能力及黏液黏性状态正常，黏液中无抗精子抗体。

内窥镜检查：如3年以上不孕，盆腔检查有异常，必要时可以行腹腔镜或宫腔镜检查，直接观察子宫、输卵管、卵巢有无病变，有无宫腔黏膜下肌瘤、息肉，有无子宫畸形等，以便进一步明确不孕的原因。

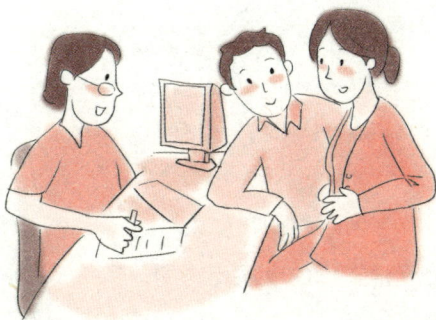

● 好"孕"叮咛：

治疗无效的不孕症，须去医院进一步检查，明确诊断以便治疗。如果不孕的原因纯粹是男方的因素，可以使用人工授精的方法；如果女性因输卵管结扎引起不孕，可做输卵管复通手术。总之，一定不能丧失信心、轻易放弃治疗。

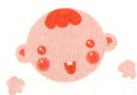

试管婴儿

试管婴儿技术是体外受精-胚胎移植技术的俗称，是指采用人工方法让卵细胞和精子在体外受精，并进行早期胚胎发育，然后移植到母体子宫内发育而诞生的婴儿。

试管婴儿技术最初是由英国产科医生帕特里克·斯特普托和著名生理学家罗伯特·爱德华兹合作研究成功。1978年7月25日，全球首位试管婴儿在英国诞生。

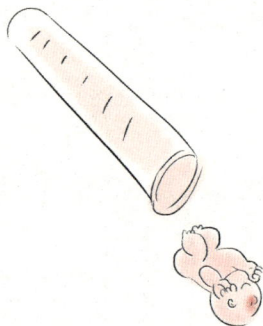

试管婴儿从何而来

试管婴儿是伴随体外受精技术的发展而来的，第一个试管婴儿一诞生就引起了世界科学界的轰动，甚至被称为人类生殖技术的一大创举，也为治疗不孕不育症开辟了新的途径。

试管婴儿并不是真正在试管里长大的婴儿，而是从卵巢内取出几个卵子，在实验室里让卵子与精子结合，形成胚胎，然后转移胚胎到子宫内，使之在妈妈的子宫内着床、妊娠。

试管婴儿技术的过程

促排卵治疗： 由于不是每个卵子都能受精，也不是每个受精卵都能发育成有活力的胚胎，因此要从女方体内获得多个卵子，才能保证有可以移植的胚胎，这就需要进行促排卵治疗。

取卵：医生在B超引导下应用特殊的取卵针经阴道穿刺成熟的卵泡，吸出卵子。取卵通常是在静脉麻醉下进行的，因此并不会感到穿刺过程的痛苦。

体外受精：当女方取卵时，男方进行取精。在精液经过特殊的洗涤过程后，将精子和卵子放在特殊的培养基中，以期自然结合。这就是常规受精方式。

胚胎移植：受精后数日，用一个很细的胚胎移植管，通过子宫颈将最好的胚胎移入母体子宫，根据年龄、胚胎质量和既往的结局，决定移植胚胎的个数，通常移植2～3个胚胎。近年来，为了降低多胎妊娠率，一些机构会选择单胚胎移植，或最多移植2个胚胎。

由于胚胎移植管很细，医生动作轻柔，所以患者通常不会有任何痛苦。

黄体支持：由于应用了促性腺素释放激素激动剂、拮抗剂和促排卵药物，以及取卵导致的卵泡颗粒细胞的丢失，女方在取卵周期通常存在黄体功能不足，需要应用黄体酮或绒毛膜促性腺激素进行黄体补充和支持。如果没有妊娠，则停用黄体酮，等待月经来潮。如果妊娠了，则继续应用黄体酮，通常要用至B超看到胎心后3周。

妊娠的确定：在胚胎移植后14天测定血清绒毛膜促性腺激素，确定是否妊娠。在胚胎移植后21天再次测定血清绒毛膜促性腺激素，以了解胚胎发育的情况。在胚胎移植后30天经阴道超声检查，确定是否宫内妊娠，有无胎心搏动。

试管婴儿技术适用人群

患有严重输卵管疾病，如盆腔炎导致输卵管堵塞、积水，或输卵管结核而子宫内膜正常，或异位妊娠术后输卵管堵塞；子宫内膜异位症；免疫性不孕症的备孕妈妈及患有少精症、弱精症、畸精症的备孕爸爸。

试管婴儿技术不宜人群

● 提供卵子及精子的任何一方患有生殖、泌尿系统急性感染或性传播疾病。

● 提供卵子及精子的任何一方有酗酒、吸毒等不良嗜好。

● 提供卵子及精子的任何一方接触过致畸量的射线、毒物、药品并处于作用期。

● 女方患有不宜生育的严重遗传性疾病、严重躯体疾病、精神心理障碍等，或是子宫不具备妊娠功能。

● 接受胚胎赠送或卵子赠送的夫妇双方患生殖、泌尿系统急性感染和性传播疾病，或有酗酒、吸毒等不良嗜好。

试管婴儿技术的弊端

使精子失去了优胜劣汰的竞争机会：由于试管婴儿是人为选取精子，因此可能会将带有微缺失的Y染色体遗传下去，容易造成流产、死胎、先天畸形等缺陷。

可能造成流产：如果备孕妈妈的身体不具备孕育条件，比如内分泌紊乱、黄体功能不全、有过流产史等，即使施行试管婴儿手术成功，也可能会造成流产。

对备孕妈妈生理的干扰较大：刺激排卵会导致卵巢反应低下，易出现卵巢功能早衰，年轻女性会于40岁以前闭经或患上卵巢不敏感综合征等。

● 好"孕"叮咛：

虽然试管婴儿技术是助孕技术的里程碑，但成功率低、费用高，而且不能治疗原发病，还有一些弊端。所以，试管婴儿并不是治疗多数不孕症的首选技术。

逐月养胎：从怀孕到分娩步步跟进

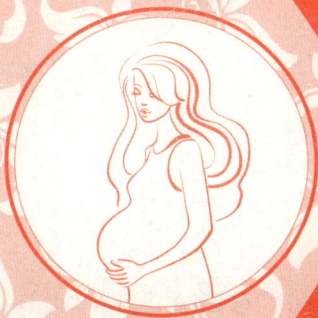

妊娠第1个月(0~4周)

胎宝宝发育：胎宝宝还是受精卵，胎芽长约0.2mm，重约1.505µg。

体重：跟怀孕前差不多，基本上没有特别的变化。

子宫变化：子宫壁变得柔软、增厚，大小、形态还看不出有什么变化，约有鸡蛋那么大。

本月症状：

乳房稍变硬，乳头颜色变深并且变得很敏感，稍微的触碰就会引起痛感；

基础体温稍高，持续3周以上；

比较敏感的孕妈妈会出现恶心、呕吐的症状。

妊娠第2个月(5~8周)

胎宝宝发育：胎长约为0.4~1.2cm，胎重约2.5~6g。

体重：变化不大，由于孕吐，有些孕妈妈甚至还有可能体重降低。

子宫变化：子宫开始增大，但没有明显变化。

本月症状：

乳房变大，感觉乳房肿胀、酸痛，有刺麻感；

出现头晕乏力、嗜睡、恶心、呕吐等早孕反应；

小便次数增多。

妊娠第3个月(9~12周)

胎宝宝发育：胎长为2~9cm，胎重9~23g。

体重：在早孕反应作用下，体重通常不增长或增长很少。

子宫变化：子宫如拳头般大小，但从外表看肚子隆起仍然不明显。

本月症状：

增大的子宫压迫膀胱底部，排尿更加频繁；

子宫超出盆腔进入腹腔；

乳头和乳晕颜色加深；

小便次数增多。

妊娠第4个月(13~16周)

胎宝宝发育：身长可能会从10cm长到16cm，体重大约110g。

体重：孕妈妈的食欲开始增加，下降的体重逐渐回升。

子宫变化：增大的子宫开始上升，逐渐高出骨盆，大约到耻骨和肚脐之间的中间位置。

本月症状：

阴道的分泌物比平时略增多；

尿频，总有排不净尿的感觉；

子宫压迫直肠，易便秘；

乳房胀痛外，开始进一步长大，乳晕和乳头色素沉着更明显，颜色变黑。

妊娠第5个月(17~20周)

胎宝宝发育：身长为18~25cm，大约重160~300g。

体重：孕妈妈最少增加了2kg体重，有些也许会达到5kg。

子宫变化：子宫在腹腔内逐渐长大，子宫顶部差不多达到了肚脐的位置。子宫底高厚度在耻骨联合上缘的大约15~18cm处。

本月症状：

双腿容易肿胀、干燥，甚至疼痛；

因激素变化可能出现湿疹；

乳房继续胀大，臀部也因为脂肪的增多而显得更圆了。

妊娠第6个月（21~24周）

胎宝宝发育：身长约为25~28cm，胎重约为300~800g。

体重：身体越来越重，大约以每周增加250g的速度在迅速增长。

子宫变化：子宫底高18~21cm，已高达肚部。

本月症状：

可能会受便秘困扰；

乳房越发变大，乳腺功能发达，挤压乳房时会流出一些黏性很强的黄色稀薄乳汁；

腰背酸痛。

妊娠第7个月（25~28周）

胎宝宝发育：身长已经达到了28~38cm，胎重约为1kg。

体重：由于胎盘增大、胎儿的成长和羊水的增多，使孕妈妈的体重迅速增加，每周约增加500g。

子宫变化：宫底已经上升到脐上1~2横指，现在子宫高度大约为24~26cm。

本月症状：

肚子上、乳房上开始出现一些暗红色的妊娠纹，从肚脐到下腹部的竖向条纹也越来越明显了；

新陈代谢时消耗氧气的量增多，呼吸变得急促；

腿部抽筋。

妊娠第8个月（29~32周）

胎宝宝发育：身长大约为40cm，体重约为1.5~1.8kg。

体重：体重增加了1.3~1.8kg，每周约增加500g。

子宫变化：子宫底高达到25~27cm。

本月症状：

由于胃部不适，食欲有所下降；

阴道分泌物增多；

经常出现便秘和烧心感；

骨盆、关节、韧带均出现松弛，耻骨联合可呈轻度分离。

妊娠第9个月（33~36周）

胎宝宝发育：身长约为46~50cm，体重大约是2~2.5kg。

体重：体重继续增加，最好保持每周增加小于500g。

子宫变化：子宫宫底高达30cm左右，子宫壁和腹壁已经变得很薄。

本月症状：

脚、脸、手肿得更厉害了，脚踝部更是肿得老高；

腹坠腰酸，骨盆后部肌肉和韧带变得麻木。

出现假性宫缩；

产前焦虑。

妊娠第10个月（37~40周）

胎宝宝发育：身长大约51cm，体重大约为2.5~3.5kg。

体重：体重达到高峰期。

子宫变化：宫高增加到30~31cm。

本月症状：

下腹部的压力越来越大，突出的肚子逐渐下坠；

不规则的宫缩频率会增加；

阴道分泌物会更多；

便秘变得明显。

孕1月（0～4周）：新生命诞生的秘密

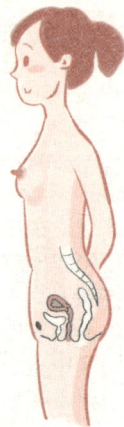

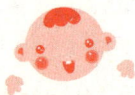

排卵、受精、妊娠的原理

精子克服重重险阻与存活期极短的卵子奇迹般地相遇，新的生命就此诞生。接下来让我们了解一下这一过程。

奇迹般的相遇孕育出唯一的生命

医学常识告诉我们，一次射精能够释放出数千万个精子。这些精子为了找到那颗唯一的卵子，冲向可受精的输卵管壶腹部。但是只有千分之一左右的精子能够从阴道成功地通过宫颈管、子宫，最终安全地到达输卵管壶腹部。

另一方面，卵子在月经开始12～20天后离开卵巢，被卵巢旁边的输卵管伞拾取后进入输卵管壶腹部。这时经子宫口来到输卵管壶腹部的精子会将卵子包围。所有精子都努力地想要破坏掉包裹着卵子的透明膜进入卵子内部，但最终只有一个精子能与卵子结合。从残酷的生存竞争中胜出的精子进入卵子的瞬间，受精便开始了。

之后，受精卵便会立即开始细胞分裂。卵子的存活时间为排卵后12～24小时，精子进入阴道后能存活48～72小时。至于可受精时间就更短了，卵子为几小时，精子为24小时以内。费尽周折到达输卵管壶腹部的精子与等待在那里的卵子相遇，一瞬间便结合到一起。经过这一系列奇迹般的过程，最终受精得以完成。

在受精完成之后，受精卵就会在不断进行细胞分裂的同时奔向子宫。不过，受精卵自身携带的营养只够其存活8天，所以受精卵必须赶在营养耗尽之前到达子宫。大约1周后，终于抵达子宫的受精卵会钻进子宫内膜，在子宫内扎根，这

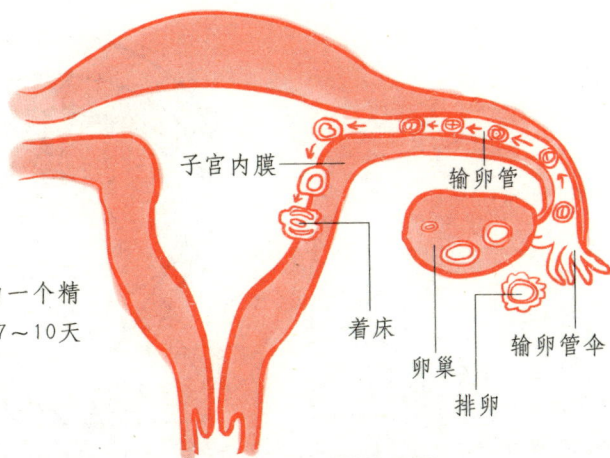

⊙ 受精的原理

子宫内膜
输卵管
着床
卵巢
排卵
输卵管伞

从数千万个精子中脱颖而出的一个精子与卵子结合，形成受精卵，7～10天后在子宫内膜上着床。

就是着床。受精卵着床时的子宫内膜充满了孕育生命所必需的血液和分泌物，像一个蓬松柔软的床铺。受精卵表面有许多被称为绒毛的凸起部分，可以刺入子宫内膜。这样，受精卵就可以从子宫内膜的血管吸收母体内的营养和氧气并逐渐发育为胎儿。

受精卵在神奇的身体系统中成长为小宝宝

受精卵先变成胎芽（妊娠7周前小生命的状态），然后逐渐成长为胎宝宝。孕妈妈对于自己体内的很多地方可能都不太了解，接下来先介绍一下羊水、胎盘和脐带的结构。

羊水（胎宝宝的生命之泉）

胎宝宝在子宫中被薄薄的羊膜包裹着，羊膜中充满了温度始终保持在38℃的羊水。羊水可以缓解来自外部的冲击，所以孕妈妈即便继续工作或者从事家务也不会对胎宝宝造成危害。反之，即便胎宝宝用脚踢了孕妈妈的肚子，孕妈妈也几乎感觉不到疼痛。

分娩开始后，羊膜破裂，羊水流出体外（破水），还能起到润滑产道、让宝宝顺利降生的作用。

胎盘

脐带

羊水

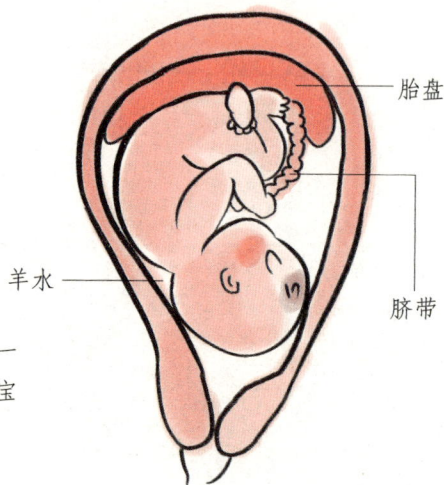

胎盘、羊水、脐带构成了一套精妙的系统来保证小宝宝的发育。

⊙ 小宝宝在妈妈腹中的样子

胎盘（胎宝宝的营养源）

在受精卵着床于子宫内膜后的妊娠3周左右，形成胎盘的绒毛组织开始出现，妊娠16周时胎盘便基本成形了。胎盘为胎宝宝提供发育所必需的营养和氧气，并吸收胎宝宝体内产生的代谢物、二氧化碳，支持胎宝宝体内尚未发育成熟的肺、消化器官、肝脏、肾脏工作。还可将孕妈妈体内的免疫能力传给宝宝，过滤血液中的有害细菌和毒素，在整个妊娠过程中都对胎宝宝的发育起到极为重要的作用。虽说胎盘如此重要，但在宝宝降生后就会被排出体外，结束其使命。

脐带（胎宝宝的生命线）

脐带是连接胎盘与胎宝宝的一条生命线，粗细约为直径2~3cm。随着妊娠周数的增加，会被胎宝宝拉长，在妊娠后期能达到约50cm长。

脐带中有一条为胎宝宝运送营养、氧气的静脉和两条可将代谢物、二氧化碳带走的动脉，其中静脉较粗。三根血管外侧都有琼脂状物质包裹。由于宝宝的运动，血管会扭曲在一起并绕成环状。宝宝降生后，脐带的作用也就结束了，产科医生会在宝宝腹部一端留出2cm左右，将脐带剪断。

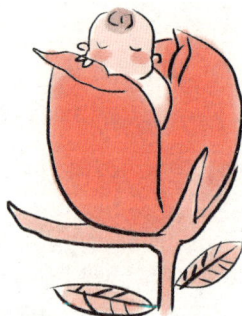

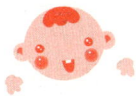

从妊娠前就应该注意的事情

怀孕后，有的孕妈妈会对妊娠前以及妊娠检查期间的生活状态开始抱有疑虑，突然变得紧张起来。为了能够健康地度过妊娠期，孕妈妈应该了解一下什么样的生活习惯可能会对腹中的宝宝造成影响。

药物

药店销售的药物（感冒药、便秘药、止痛药）

经过检查得知已经妊娠时，很多近期服用过药物的孕妈妈会感到紧张不安。科学研究表明，即便妊娠前服用了药物，也基本上不会对胎儿造成影响，确认妊娠后，不要擅自决定停止服用药物，首先要听取医生的意见。

服用药物需注意的是妊娠4~9周。这是宝宝的中枢神经、四肢及器官开始发育的重要时期，如果所服药物中含有会对宝宝身体产生影响的成分，可能会导致宝宝发育异常。妊娠4周之前服用过的药物，不会影响胎宝宝发育。

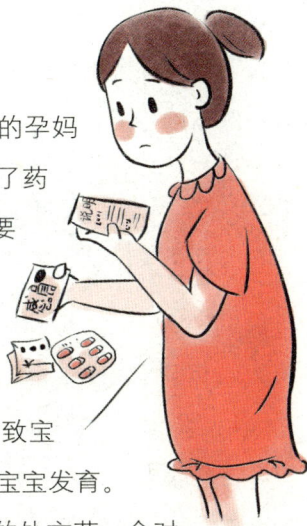

总而言之，无论是药店销售的药物还是医院开出的处方药，会对胎宝宝的健康产生不良影响的药物种类其实极为有限。对任何药物都无法断言百分之百安全，但是像感冒药、头痛药、止痛药等药店有售的普通药物，只要按照规定的次数和药量在短期内服用，孕妈妈都不用过多担心。

处方药（妇产科或其他科医生开出的药物）

妊娠前就因疾病长期服药的孕妈妈，应该尽快与开具处方的医生及妇产科医生取得联系，看看是否可以暂时停药，或者改换成对孕妈妈及胎宝宝没有影响的药物。妊娠期间的药物使用，一定要与医生沟通，做到心中有数。不能擅自做主把药停掉，那样反而可能会给自己以及宝宝带来危险。

妊娠期间，根据孕妇的身体状况，并且在充分考虑是否会影响胎宝宝健康的基础上，如果医生做出了有必要服药的判断，可以由妇产科开具处方。很多孕妈妈不敢在妊娠期间服药，可是如果该服药的时候不服，反而有可能会引起不良的后果，所以一定要认真听取医生的意见，在完全理解医嘱的基础上正确服用药物。

另外，在接受妇产科以外的医生诊疗时，一定要将自己已经妊娠的情况告知医生。如果已经在服用妇产科医生开具的处方药，也要明确提出自己正在服药。

维生素及含有类固醇成分的外用药膏

虽然孕妈妈在妊娠前可以较随意地服用维生素，但在确认已经妊娠后需谨慎服用。维生素A、维生素D属于脂溶性的维生素，如果过量摄取就会在胎宝宝体内蓄积，有可能引起胎宝宝发育异常。药店销售的混合型维生素中也可能含有维生素A、维生素D成分，所以保险起见，在妊娠4～7周期间应该避免服用，其他阶段也一定要严格按照规定用量服用。

另外，像外敷药贴、含类固醇成分的外用药膏以及眼药等药物属于用量少且只对病状区域产生作用的局部药，不会对胎宝宝产生影响。

● 服用药物时的注意事项

服用前要听取主治医生的意见

妊娠期间如果患病，首先要与妇产科主治医生取得联系，因为其对孕妈妈的身体状况已经有了深入的了解，会给孕妈妈很多有益的意见。

医生开具的处方药要认真服用

医生开具的处方药都是为了保证孕妇和胎儿的健康而必须服用的药物。不能擅自决定不服用这些药物。

严格遵守用量及服药次数

孕妈妈一定要按照医嘱服药，在用量和次数上严格遵守，否则，会导致药效降低，甚至还可能带来意想不到的副作用。

妊娠后尽量不服用药店的药物

虽然基本上不会产生危险的副作用，但是在确认已经妊娠以后还是应该尽量避免服用药店销售的药物。

不同时期药物对腹中胎儿的影响

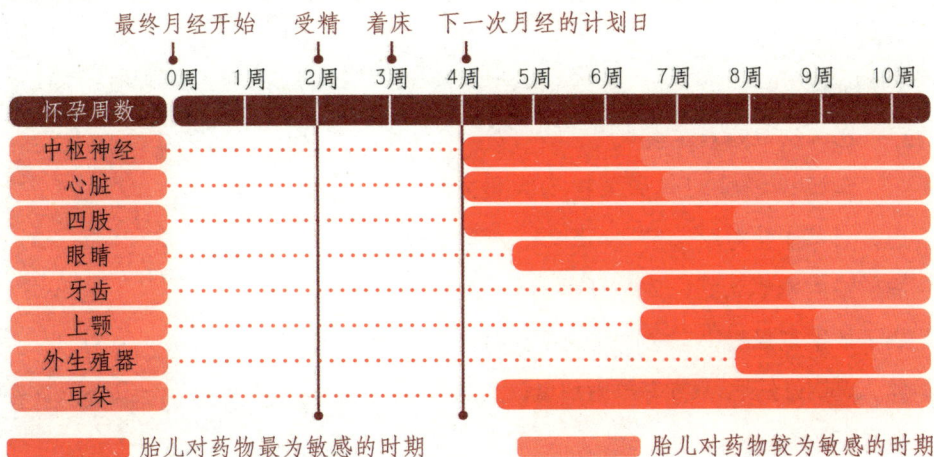

最终月经开始　　受精　着床　下一次月经的计划日

怀孕周数	0周	1周	2周	3周	4周	5周	6周	7周	8周	9周	10周
中枢神经											
心脏											
四肢											
眼睛											
牙齿											
上颚											
外生殖器											
耳朵											

胎儿对药物最为敏感的时期　　　　胎儿对药物较为敏感的时期

当妊娠进入第4周后，腹中宝宝的中枢神经系统、心脏、四肢、眼睛等重要器官便开始形成。妊娠10周以后，基本上不会发生因药物而导致的胎儿畸形。

香烟（孕妈妈以及所有家庭成员都应戒烟）

孕妈妈吸烟时，香烟中的尼古丁会引起血管收缩，进而导致流入胎盘的血液量减少，胎宝宝便不能得到充足的氧气和营养。而且，香烟中的一氧化碳与血液中的血红蛋白结合，会影响氧与血红蛋白的结合，导致母子都处于低氧状态。如果孕妈妈有吸烟的习惯，应该在妊娠时戒烟，如果孕妈妈不吸烟，但丈夫或其他家庭成员吸烟，也应该向他们说明吸烟的害处并劝导他们戒烟。

咖啡因（不能过多地饮用咖啡和茶）

咖啡中含有的咖啡因是一种成瘾性药物，它会通过胎盘进入胎宝宝的体内，影响宝宝的健康。而胎宝宝要将咖啡因分解掉，需要的时间大约是大人所用时间的20倍。另外，红茶、绿茶等茶类中也含有咖啡因，孕妈妈要注意不能多喝。

酒精（妊娠期间，任何度数的酒都不能喝）

如果孕妈妈在妊娠期间持续大量饮酒，会导致胎儿发育障碍。有的孕妈妈会觉得偶尔喝一杯酒没有问题，但在妊娠期间还是要一切以宝宝为主，不饮酒。

这些东西会有影响吗?

X光检查

已确认妊娠后不要做

孕妈妈妊娠期间如果接受大量X光照射,有可能会对胎宝宝产生影响。不过在妊娠前或刚刚确认妊娠时做牙科的X光检查,由于放射剂量极小,所以完全不会有什么问题。确认妊娠后,CT等放射剂量较大的检查还是不做为好。

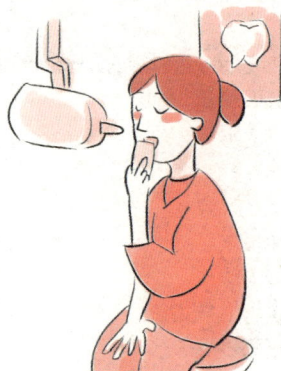

宠物

妊娠后不要饲养刚出生的小猫

弓形虫是一种寄生在猫、狗身体里的原虫,尤其是在出生后不满两个月的小猫粪便中大量存在,极容易引起传染。

不过,那些原来一直饲养的猫、狗,因为早已长大,所以很少会引起传染。

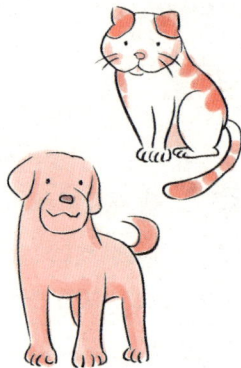

电磁波

应该不会对胎儿产生影响

曾经有研究认为电脑显示器发出的电磁波会对孕妇的妊娠过程以及腹中的胎儿产生影响,但之后的研究表明这种影响并不存在。手机的电磁波也同样没有问题,孕妈妈不必对此过于敏感。

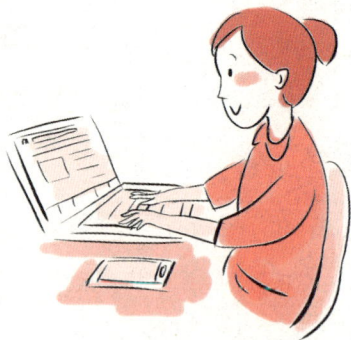

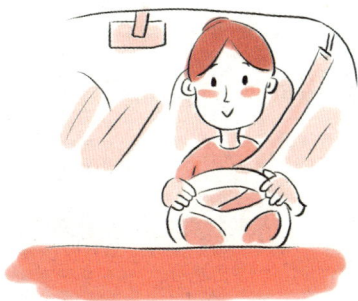

驾车

身体状况不佳的时候最好不要驾车

亲自驾车或者乘坐震动较为剧烈的汽车都不会对胎儿产生影响。但是，孕妈妈在妊娠期间容易疲劳，也容易出现困倦、注意力不集中等症状，所以当身体状况不佳时最好不要驾车。

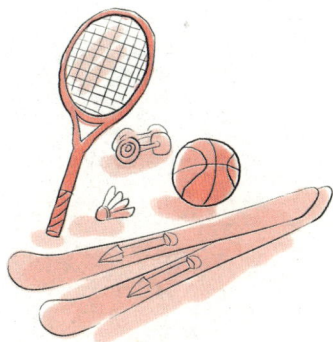

旅行、运动

如果有顾虑可以先咨询主治医生

在能够确认胎儿心跳后，如果得到主治医生的许可，便可以旅行。行程安排上要有充足的时间。只要妊娠过程比较顺利，孕妈妈还可以参加像是游泳和散步等较平缓的运动，但不能参加滑雪等较激烈的运动。

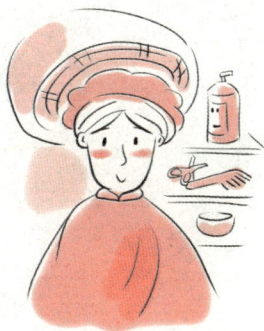

烫发剂、染发剂

即便皮肤接触了药水也没关系

烫发剂、染发剂中所含成分，即使被皮肤吸收也只是微量而已，对腹中胎儿不会产生什么影响。孕妈妈去美容院做一做头发也可以让心情变得更加愉悦，只要避开早孕反应等身体不适的时候即可。

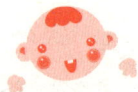

当妊娠期间患上疾病时

　　如果在妊娠期间患上疾病，或者在妊娠前就患有疾病，孕妈妈一定很想知道这会给妊娠生活以及腹中的胎宝宝带来什么样的影响。接下来就介绍一下该如何应对这些疾病。

子宫肌瘤（对妊娠、分娩没有什么影响）

　　如果孕妈妈妊娠前患有子宫肌瘤，可能会引起不易受孕、早期流产等问题。但是，如果已经受孕，就基本上不用担心子宫肌瘤会对妊娠造成什么影响。妊娠后即便发现有子宫肌瘤，除去个别特殊情况，都不需要在妊娠期间进行手术。

　　尽管妊娠期间子宫肌瘤会随着子宫的增大而增大，但这本身不会引发什么问题。由肌瘤导致的胎儿发育迟缓、孕妇出血等问题几乎不会出现。不过，根据肌瘤的大小以及位置不同，有的孕妈妈可能会稍感腹胀，也可能会出现先兆流产、先兆早产等情况。

　　即使有肌瘤，绝大多数情况都不影响阴道分娩。但是有时也会出现需要使用催产药物的情况，根据肌瘤的位置，有时还可能需要进行剖宫产。分娩后，肌瘤可能会影响子宫收缩，如果出现这种情况则需要使用帮助子宫收缩的药物。

当肌瘤位置阻塞产道时（如左图）一般会采取剖宫产。而肌瘤在子宫外部向外突出时（如右图）则对生产没有影响。

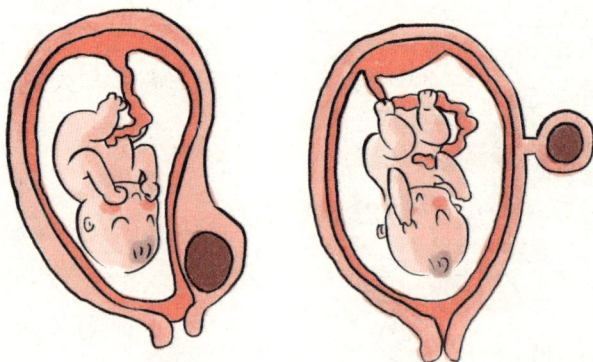

⊙ 容易形成子宫肌瘤的位置

卵巢囊肿（妊娠期间的手术要在妊娠15～17周时进行）

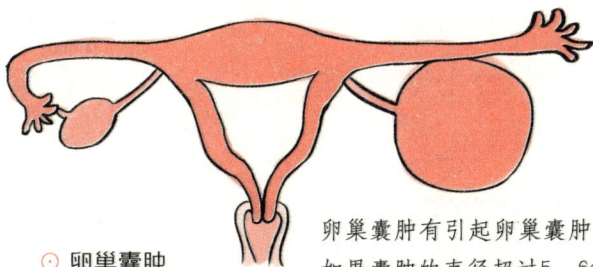

⊙ 卵巢囊肿

卵巢囊肿有引起卵巢囊肿蒂扭转的可能，并会伴有剧痛。如果囊肿的直径超过5～6cm，要进行手术。

卵巢囊肿是子宫两侧的两个卵巢中有水或黏液积存、出现肿块的一种疾病，基本上都为良性。

妊娠初期，在做B超检查时，有时会发现卵巢中有积水且卵巢增大，这是妊娠后在激素刺激下，卵巢出现肿块所致，被称为"卵巢黄体囊肿"，妊娠12周以后会逐渐变小。因此，即使妊娠期间卵巢出现肿大，也无须立即施以手术，多数情况只要继续观察即可。

但是，也有不像黄体囊肿那样会自然萎缩的卵巢囊肿，当囊肿直径超过5～6cm时，需要进行手术的概率就会大大增加。如果放任不管的话，有可能出现卵巢囊肿蒂扭转（囊肿的根蒂处扭转），会伴有剧痛。如果经诊断认为其会在分娩的时候压迫产道，就应该进行手术。

手术在胎盘已经成形的妊娠15～17周进行，不易引发流产或早产，对胎宝宝的发育也不会产生不良影响。孕妈妈手术后定期接受检查，如未发现异常，则仍可采用阴道分娩。

性传染病（STD）（为防止传染给胎儿，分娩前需一直治疗）

性传染病（STD）包括梅毒、淋病、衣原体感染、生殖器疱疹等。其中衣原体感染和生殖器疱疹的感染者的数量最近急剧增加。

衣原体感染没有明显的自觉症状，所以有很多孕妈妈是在尚未察觉自己已经感染此病的情况下妊娠，最终去医院做产检时才知道。如果在分娩之前不加以治疗的话，宝宝有可能会因产道感染而患上结膜炎或肺炎。性传染病检查结果为阳性时，夫妻双方都要服用抗生素来进行治疗。

感染上生殖器疱疹则外阴部会出现溃疡以及小的水疱，并伴有强烈的疼痛。如不在分娩前完全治愈，宝宝就有可能在产道中受到感染，进而引起新生儿疱疹。发现外阴部出现上述症状时，要立即去医院就诊。

念珠菌性阴道炎（妊娠期间易染此病，存在产道感染的可能）

念珠菌性阴道炎是由真菌引起的一种性传染病。症状表现为阴部奇痒无比，出现豆腐渣状的分泌物并逐渐增多。妊娠期间，阴道的内部环境会发生变化，容易感染念珠菌性阴道炎。如不能在分娩前治愈，则新生儿可能会因产道感染而患上口腔中出现白色斑膜的鹅口疮，或者尿疹加重。治疗需使用抗真菌药物的阴道栓剂以及外用药膏。

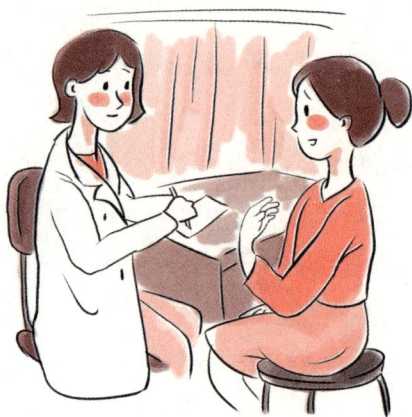

B族链球菌（GBS）

（可在阴道中正常寄居的一种细菌，通过阴道分泌物细菌培养来检查）

B族链球菌（GBS）是可正常寄居于女性阴道中的一种细菌。使用阴道分泌物细菌培养的方法检查，有15%~20%的孕妈妈会被查出携带有该菌。查出有GBS（阳性反应）的情况下，虽然非常少见，但新生儿有可能会因产道感染而出现新生儿败血症、脑膜炎（遭受产道感染的新生儿的发病率也仅为1%）。检查结果呈阳性的孕妈妈需使用抗菌药（内服药、阴道栓剂）治疗，而且分娩时要打点滴，输入抗菌药，预防新生儿感染。

成人T细胞白血病（ATL）

（不同地区感染率会有差异，如打算母乳喂养需咨询妇产科医生）

成人T细胞白血病（ATL）是因感染了HTLV-I病毒而患病。在不同的地区，这种疾病的感染率会有差异。可以通过检查血液中抗体的办法来诊断是否被感染。

母婴传染的主要途径是母乳喂养，母子传染率为10%～20%，可以用喂食人工营养、短期喂食母乳、喂食经过冷冻的母乳等方法降低传染率。孕妈妈应该在认真咨询妇产科医生后再决定是否采用母乳喂养。

糖尿病、妊娠糖尿病（定期检测血糖值和尿糖）

妊娠期间的糖尿病分为孕妈妈原本就患有的糖尿病和妊娠引起的糖尿病。糖尿病是胰岛素分泌不足所致，患者血液中的葡萄糖（血糖）浓度会上升。患有糖尿病的孕妈妈容易出现妊娠高血压、羊水过多、传染病等并发症，也有可能对胎宝宝产生影响，例如新生儿低体重、低血糖以及呼吸障碍等。如果孕妈妈是妊娠前就患有糖尿病，需要在内科医生和妇产科医生的指导下，严格控制病情。

有的孕妈妈可能会在妊娠尿液检查中被查出"尿糖＋"，不过如果检查前大量摄取糖分也会被查出尿糖＋，所以出现一次这种情况也不必担心。但是，如果出现两次以上，就应该进行血糖值和尿糖的详细检查（糖负荷试验）以诊断是否患上糖尿病。过于肥胖、35岁以上或有糖尿病家族病史的孕妈妈，即便未查出尿糖有时也需要做糖负荷试验。

妊娠糖尿病的基本治疗方法就是饮食疗法和运动疗法。在保证食物营养均衡的前提下，孕妈妈将每天摄取的热量控制在1600～1800kcal。如果能够通过饮食疗法和运动疗法以及必要时注射胰岛素将血糖值控制在正常的范围内，则妊娠糖尿病对孕妈妈和胎宝宝基本上不会造成什么不良影响，而且也完全可以采用阴道分娩。妊娠期间患上的糖尿病，一般来说在孕妈妈生完孩子后就能恢复健康。

过敏体质（并非百分之百会遗传给小宝宝）

在妊娠期间出现过敏症状时，应向妇产科医生或者之前一直在为自己治疗过敏的主治医生说明已经妊娠的情况并接受诊疗。对于孕妇，医生开具处方时会选择外用药膏、鼻滴剂等药物，所以孕妈妈不用担心会对胎儿产生影响。易过敏体质有可能会遗传给小宝宝，但是否发病还受饮食习惯、居住环境等因素的影响，所以即便小宝宝是过敏体质也未必会出现过敏症状。

哮喘（症状越重越可能在妊娠期间恶化，需积极地进行药物治疗）

妊娠前就患有较严重哮喘的孕妈妈，妊娠期间很容易恶化，因此妊娠期间也需要按照医嘱继续使用吸入剂和内服药。这些药物都不会对小宝宝造成影响，而且也不用担心哮喘会引起胎儿发育迟缓、早产、难产。但需要注意的一点是，用于催产的前列腺素有收缩支气管的作用，患有哮喘的孕妈妈不能使用。

乙型肝炎（对妊娠过程不会产生影响，但存在产道感染的风险）

是否感染乙型肝炎，可以通过妊娠初期的HBs抗原检查知道答案。体内有HBs抗原但未发病的人被称为乙肝病毒携带者，但即便是这样的孕妈妈也几乎不会通过胎盘把病毒传染给胎宝宝，妊娠过程也不会受到什么影响。

不过，分娩时胎宝宝通过产道的过程中，有可能会发生感染。因此，小宝宝出生后如果确认未受感染，则需注射免疫球蛋白和乙肝疫苗。

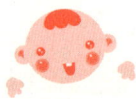

遗传的奥秘

宝宝出生后，爸爸妈妈一定会饶有兴趣地观察宝宝长得像不像自己。那么从遗传学的角度讲，爸爸妈妈会把自己的哪些生理特征遗传给宝宝呢？

基因会把各种信息传递给宝宝

人体由3万亿个细胞组成，每个细胞里都有细胞膜。细胞膜中有5~10万个基因，这些基因汇集在一起便形成了被叫作染色体的长DNA片段。精子与卵子各有

23条染色体，这些染色体中充满了能够决定人的全部性质的各种遗传信息。

身高

宝宝的身高受爸爸妈妈的影响很大，只有30%靠后天努力。如果爸爸妈妈的身高都很高，宝宝的身高通常也会很高。

肤色

如果爸爸妈妈的皮肤比较黑，那么宝宝的皮肤也会较黑。如果一方比较白，另一方偏黑，那么宝宝的皮肤会"中和"爸爸妈妈的肤色，不过有时也会出现更偏向一方的情况。

双眼皮

双眼皮是显性遗传的，如果爸爸妈妈一个是单眼皮一个是双眼皮，宝宝很有可能是双眼皮，但如果爸爸妈妈都是单眼皮，宝宝通常也是单眼皮。

鼻子

通常来说，鼻子大、高而鼻孔宽呈显性遗传。爸爸妈妈中有一方是挺直的鼻梁，遗传给孩子的可能性就非常大。鼻子的遗传基因会一直持续到成年，有的宝宝小时候鼻梁矮，长大后有可能会变成高鼻梁。

声音

声音的遗传"男女有别"，一般来说，男孩的声音大小、高低像爸爸，女孩像妈妈。

智力

人的智力取决于遗传、环境两方面的因素。一般认为，遗传发挥着很大的作用，环境则决定了另外的40%。

天赋

无论是爸爸还是妈妈，都有可能将自己某方面的天赋遗传给孩子，让孩子在某些方面的潜力很高。

是否会出现遗传疾病

说到遗传，往往会联想起头发、眼睛、皮肤的颜色以及体型特征，但基因能传递的信息并不只限于这些。整个人体的形成都离不开基本的遗传信息，例如每只手上有5根手指、脏器的发育和功能、骨骼的成长等信息都早已被写入基因。

先天异常是广为人知的与遗传有关的疾病，但即使是先天疾病，绝大多数情况也并非是由父母遗传给孩子的基因所造成的。像唐氏综合征这种染色体异常的疾病，基本上都不是遗传导致，而是染色体突变的结果。真正起因于遗传的疾病其实并不常见。虽说如此，但是如果与胎宝宝有血缘关系的亲属中有患遗传性疾病者时，应该尽快跟妇产科主治医生沟通。

妊娠初期，如果胎宝宝的神经管因为某种原因不能正常发育，就会导致脑和脊椎的先天性缺损。有发达国家的卫生部门指出，妊娠前到妊娠12周每天摄取440μg的叶酸，就能降低神经管闭锁障碍发生的风险。叶酸属于维生素B族物质中的一种，西蓝花、菠菜、小松菜以及柑橘类水果中都富含叶酸。妊娠期间的叶酸摄取量大概应为平时的1.8倍。从食物中摄取这么大量的叶酸，有时会比较困难，因此可以服用叶酸的膳食补充剂来增加摄取量。

有些遗传病，只要父母一方患有，就会遗传给宝宝，如原发性青光眼等。有些遗传病，父母双方都携带致病基因，本身没有什么表现，却会遗传给宝宝，比如先天性聋哑病。还有一些遗传病与宝宝的性别有关，如色盲，如果父母患病、母亲正常，那么，生下的宝宝是男孩则正常，女孩则为色盲基因携带者。

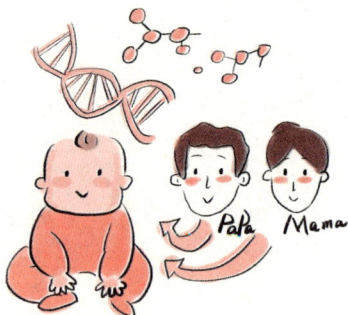

●此月爸爸须知

爸爸的爱是对妊娠生活最大的支持

距能够确认妊娠还需要一点时间，此后孕妈妈就要经过40周的时间来体验妊娠、分娩的过程。最初腹部与平时并无大异，随着妊娠时间增加，腹部也会变大，腹中的宝宝会一天天长大。身体上如此之大的变化需要孕妈妈体内分泌大量的激素才能完成。女性在每个月月经临近时是不是会感到有些烦躁？这就是由激素分泌水平的变化而引起的。妊娠后女性体内的激素环境会发生巨大的变化，其程度远远超过月经期间。

孕妈妈会因一些小事而变得心情烦躁，对今后将要面对的育儿生活也会抱有许多不安。随着肚子一天天变大，行动时会感到很不方便，这也会影响孕妈妈的心情。对于身体和心理都在发生巨大变化的孕妈妈，爸爸应该给予体贴入微的关爱，这能给孕妈妈来带莫大的安慰。爸爸的爱是对孕妈妈妊娠生活最大的支持。

当被告知妻子已经妊娠时，有的准爸爸会感到非常高兴，觉得"太好了，我终于要当爸爸了"，但也有很多准爸爸会感到比较茫然，对妻子妊娠的现实还不能很快适应。但是不管怎样都不要忘记此时应该用自己的关爱来温暖孕妈妈。准爸爸的一句话、一个行动就可能让孕妈妈的紧张得到极大的缓解。而且准爸爸还应该有意识地做好为人父的心理准备。

孕2月（5～8周）：
初次检查，确诊怀孕

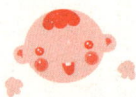

②

有可能是怀孕了

月经迟迟没有到来，感到烧心，出现便秘，因一些小事而烦躁。妊娠后，除了不来月经以外，孕妈妈在身体、心理上还会出现许多相应的变化。

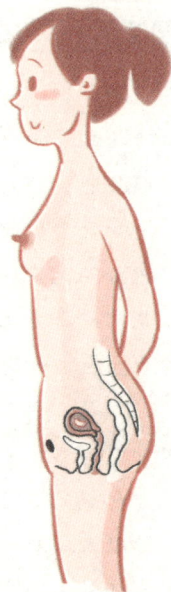

因月经未能按时而至才意识到已经妊娠的情况较为普遍

在影视作品中经常能看到这样的镜头，剧中女性由于突然出现了早孕反应才意识到"是不是怀孕了"。可实际上，绝大多数情况都是在月经迟到10天、妊娠5～7周的时候就已经觉察到妊娠了。

妊娠周数的计算方法是以28天为标准月经周期，把妊娠前最后一次月经的第一天作为起始，即妊娠0周0天，然后依次计算。换言之，妊娠0周其实就是妊娠前最后一次经期。我们一般会假定，从最后一次月经的第一天开始大约两周后会出现排卵，这一时期即已经进入妊娠2周，7～10天后受精卵顺利在子宫内膜着床，妊娠便正式开始。也就是说，到了妊娠3周时真正的妊娠才刚刚开始，而且这之前孕妈妈也不会出现什么明显的妊娠反应。月经周期比较规律的女性，如果月经迟到已超过1个星期，首先就要考虑有妊娠的可能。

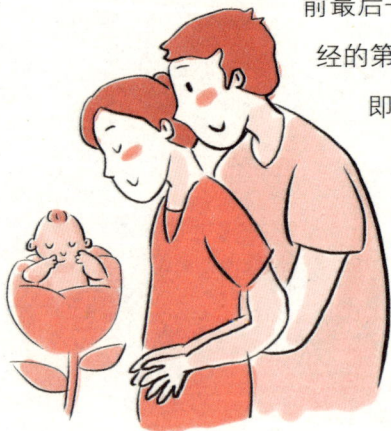

Chapter2.

尽管如此，月经周期容易受环境变化以及精神压力的影响，所以月经迟来也并非少见的现象。只依靠月经是否准时到来无法准确判断是否妊娠，还要注意身体其他方面的变化，有所察觉时要尽快到妇产科接受检查。

妊娠的各种征兆

感觉发烧了

孕妈妈有时候会感到自己的基础体温持续偏高，就像是发烧一样，会误以为自己感冒了。

乳头胀痛、比较敏感

孕妈妈可能会由于内衣过紧或者穿衣服时碰了一下乳头而感觉到疼痛。但因为个体差异的存在，也有些孕妈妈是没有该反应的。

反胃

反应比较早的孕妈妈可能在月经推迟期间就开始有反胃的症状，时而恶心呕吐，时而对某种味道比较敏感，可能还伴随有胸闷等症状。

精神疲惫、犯困

即便是平日里精神十足的孕妈妈，在妊娠期间也可能也会感到精神疲惫，甚至犯困。

阴道分泌物增多

受体内荷尔蒙变化的影响，孕妈妈的阴道分泌物会增加。分泌物大多为乳白色黏稠状的物体，没有特别刺鼻的气味。

容易便秘

受体内荷尔蒙变化的影响，孕妈妈的肠蠕动会变得比较迟缓，所以容易便秘。另外，子宫压迫肠道也会导致便秘。

情绪容易激动

孕妈妈会出现莫名其妙的不安情绪，有时会突然大哭，或是易怒、易悲痛。

皮肤变化

受体内荷尔蒙变化的影响，孕妈妈的皮肤可能会变得比较干燥、容易长一些雀斑、皱纹等，而且化妆的时候也不容易上妆了。

腹胀腰酸

由于妊娠后子宫急速变大，会压迫到膀胱和肠胃，所以孕妈妈会感到腹胀腰酸。

使用验孕棒检测呈阳性反应时妊娠的可能性较大

当月经迟迟没有来时，可以在家中使用市面上普遍有售的验孕棒先自行检查。只需要在特定的位置滴上尿液，便可轻松检测是否怀孕。其原理是，妊娠时作为胎盘基础组织的绒毛组织会将一种叫作HCG（人绒毛膜促性腺激素）的荷尔蒙大量分泌于尿液中。如果尿检的结果呈阳性，说明具有已经妊娠的可能性。

不过，虽然验孕棒的结果显示为妊娠，也有可能是宫外孕或者是葡萄胎等异常妊娠的情况。所以，当其结果呈阳性的时候，就应该去医院进行检查。

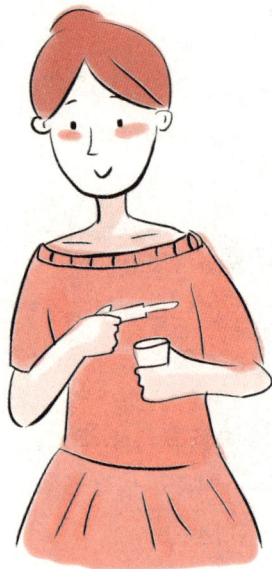

妊娠后也会出血

妊娠前后可能会有少量的出血，被称作"月经样出血（着床出血）"。这是由于绒毛进入子宫壁的过程引发了出血，对胎宝宝是没有任何影响的。

另外，还有一种被称为"绒毛膜下血肿"的出血也会偶尔发生。成因是由于包裹子宫的绒毛膜外壁形成了血块而引发出血。如果血肿很大会诱发流产，如果很小则可以被自然吸收。需要注意的是，妊娠初期有些出血是先兆流产的前兆。如果发现出血与平时月经的颜色和量不同，并伴有腹痛等症状应尽快到医院就诊。

如果感觉月经不调，应该去医院就诊

月经周期过长或是月经不调的女性，特别容易错过去医院检查的最佳时机。但是，如果出现了疑似怀孕的症状，或是有身体发热等身体上的变化，应该到妇产科做检查。现在的医学水平提高了，妊娠4周半左右就可以通过B超看到胎囊。而且，妊娠初期的一些问题在怀孕5周半后就可以检测出来，如果本月月经没有来一定不要固执或者犹豫，轻松地去医院接受检查是个不错的选择。

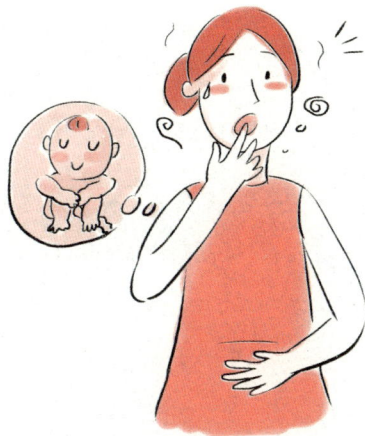

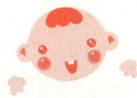

计算预产期的方法

预产期，指的是孕妈妈预计生产的日期。预产期并不是精确的分娩日期，统计数据表明，只有5%左右的孕妈妈会在预产期那一天分娩。

因为受孕的时间很难准确判断，因此，医学上通常是从末次月经的第一天起计算预产期，整个孕期总共为280天，10个妊娠月（每个妊娠月为28天）。

接下来就介绍几种计算预产期的方法。

根据末次月经计算

从末次月经时间的第一天算起，月份加9或减3，为预产期月份数。天数加7，为预产期日。比如，如果孕妈妈的最后一次月经是2017年2月1日，月份2加9为11，日期1加7为8，推算出她的预产期是2017年11月8日。如果孕妈妈的末次月经为2017年4月15日，则月份4减3为1，日期15加7为22，她的预产期是2018年1月22日。

根据胎动日期计算

如果孕妈妈记不清自己的末次月经日期，可以依据胎动日期来进行推算。一般胎动开始于怀孕后的18～20周。

计算方法为：初产妇是胎动日加20周；经产妇是胎动日加22周。

根据基础体温曲线计算

把基础体温曲线的低温段的最后一天作为排卵日，从排卵日向后推算264～268天，或加38周。

根据超声波检查推算

医生做超声波的时候会测得胎宝宝的胎头双顶间径、头臀长度及股骨长度，通过这些数据就可以估算出胎龄，并推算出预产期。这个方法大多作为医生超声波检查诊断应用。

根据子宫底高度大致估计

按子宫底高度也可以大概估计预产期。妊娠四月末，子宫高度在肚脐与耻骨上缘当中（耻骨联合上10cm）；妊娠五月末，子宫底在脐下2横指（耻骨上16～17cm）处；妊娠六月末，子宫底平肚脐（耻骨上19～20cm）；妊娠七月末，子宫底在脐上三横指（耻骨上22～23cm）处；妊娠八个月末，子宫底在剑突与脐的正中（耻骨上24～25cm）；妊娠九月末，子宫底在剑突下2横指（耻骨上28～30cm）处；妊娠十个月末，子宫底高度又恢复到八个月时的高度，但腹围比八个月时大。

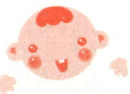

初次妇科检查

通过验孕棒检测到已经怀孕后，就应该去妇产科做检查了，多数的孕妈妈会有些紧张和不安。孕妈妈需要了解一下初次做妇科检查的时间、检查内容以及去检查时的着装等问题。

孕5周半以后卵黄囊便可确认，这个时期应该去医院做检查

即便是确认已经有妊娠的可能性，对于没有接受过妇科检查的孕妈妈来说可能会觉得"妇科内诊很尴尬，很害羞"或是"对去做检查很犹豫"。虽说这些都可以理解，但是妊娠初期还是存在很多风险的，需要排除宫外孕等多种异常妊娠的可能性。所以，如果认为自己已经怀孕的话，应该尽早去妇产科接受相关检查。

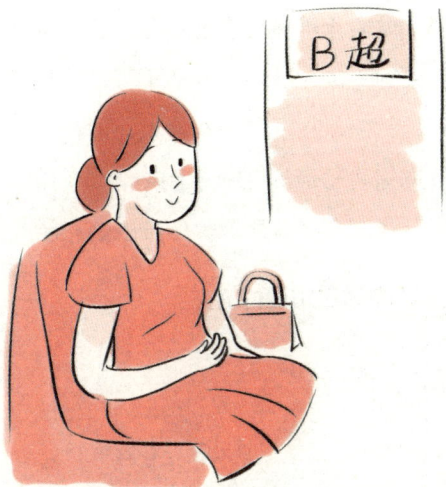

近年来多数人会选择使用市面上销售的验孕棒，这类产品在妊娠的较早阶段（孕3~4周）便可以做出检测。如果检测结果呈阳性则证明已经怀孕，但验孕棒并不能区分流产、宫外孕等异常妊娠与正常妊娠的区别，还需要通过B超检查才能确认。而B超检查在孕5周半以后（因为这个时期以后便可以确认卵黄囊）再去医院检查也不晚。第一次产检会有妇科内诊，最好穿着比较简单、容易脱穿的衣服。还会测量血压，建议穿袖子宽松、容易挽上去的上衣。

在做产检的时候，孕妈妈需要带上身份证、医保卡等。如果有自己记录的基础体温表也需要带去给医生参考一下。近年来由于妇产科床位紧张，很多医院都实行了预约制，可以提前预定好下次的就诊时间，十分方便。

初次检查内容包含问诊、尿检、妇科内诊等

办理完挂号手续后，需要填写问诊表格，这是为了方便医生更多地了解孕妈妈的身体状况。不同的医院填写的内容也会有些差异，主要内容是最后一次月经日期、既往病史、家族病史等。可能还会有是否做过堕胎手术等比较难以回答的问题，但是医生都有对病患资料保密的义务，不会告诉患者以外的人，所以孕妈妈对此不必有顾虑，如实作答即可。

填写完问诊表格，需要进行尿检和妇科内诊。内诊是指医生用窥器打开阴道，检查子宫大小和柔软程度等，也会检查是否有妊娠的征兆等症状。

做内诊难免会有些紧张，但是为了宝宝和自身的健康，孕妈妈放松心情是最重要的。作为妊娠分娩必不可少的检查，今后的日子还要慢慢习惯接受内诊。

另外，在子宫尚未增大之前初诊时还有可能做阴道B超的检查。所谓阴道B超就是指将柱形探头放入阴道内进行检测，可以检查子宫内部的情况。这种B超不会造成流产和宫外孕，但可以确认胎儿的心跳和孕妇是否患有卵巢囊肿等。

接受内诊的正确方法

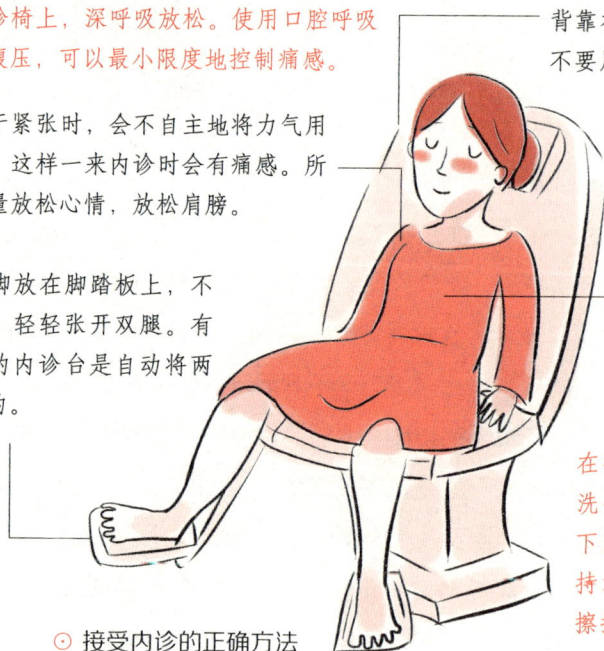

坐在内诊椅上，深呼吸放松。使用口腔呼吸不会有腹压，可以最小限度地控制痛感。

背靠在椅子上，放松肩膀，不要用力。

身体过于紧张时，会不自主地将力气用到臀部，这样一来内诊时会有痛感。所以，尽量放松心情，放松肩膀。

将左右脚放在脚踏板上，不要用力，轻轻张开双腿。有些医院的内诊台是自动将两腿分开的。

心跳加快时，放松心情多做深呼吸。

在接受内诊的当天早上洗个澡或是简单冲洗一下阴部比较好。尽量保持清洁，排便后一定要擦拭干净。

⊙ 接受内诊的正确方法

在上述一系列检查结束后，医生会针对孕妈妈目前的状况、胚胎的情况以及今后妊娠生活上的注意点等进行解释说明。如果有任何不放心的地方一定要当场提问。

初诊检查也有可能检测不到胎儿

在妊娠较早期（孕3~4周）接受检查，通过B超可能检测不到腹中的胎儿和胎囊（包裹胎儿的组织）。如果遇到这种情况，需要等上1~3周以后再来复查，较早的情况下可以在妊娠4周半左右发现胎囊。妊娠6周半以后就可以确认胎心和胎芽了。

初诊检查后确认妊娠医生会告知预产期，但预产期只是参考数值。后期还会在妊娠8~11周左右测量胎儿从头到臀部的长度，通过这个结果来修正预产期。最近，有许多医院都是在测定完头臀长以后才会告知预产期的。

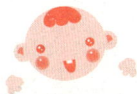

畸形儿检查

从宝宝在肚子里生根发芽开始，孕妈妈就无时无刻不担心着他的健康，更担心他是不是发育良好、会不会出现畸形？为此，孕妈妈在怀孕过程中一定要按时产检，及时做畸形儿排查，防患于未然。

目前最常用的畸形儿检查方法有以下几种：

孕早期唐筛及NT筛查

唐筛指的是唐氏综合征筛查，是通过检测孕妈妈血液中血浆蛋白A值及人类绒毛膜促性腺激素的浓度，来判断胎儿是否存在染色体方面的异常。孕早期唐筛的检查时间为11~14周，最佳时间为11~13周。早期唐筛必须结合NT检查（胎儿颈项透明层简称NT），通过测量NT可以预测染色体异常的风险。通常来说，NT在2.5mm以下属于正常。

孕中期唐筛

孕中期唐氏筛查的时间为14周＋6天～20周＋6天，16～18周之间为最佳检查时间。通过对孕妈妈的血液进行化验，来筛查胎儿18三体综合征及神经管畸形，从而判断胎宝宝是否存在先天性智力缺陷以及患有唐氏综合征的危险程度。如果化验结果显示危险性低于0.37%，就表示危险性比较低，胎儿出现唐氏综合征的机会不到1%。但如果危险性高于0.37%，就表示胎儿患病的危险性较高，应进一步做羊膜腔穿刺检查或绒毛膜采样检查。

无创DNA检查

如果孕妈妈在进行唐氏筛查时得到的结果为高风险，就需要做无创DNA或羊水穿刺检查。无创DNA是监测胎儿染色体代谢产物数量的实验，它的检出率可以达到90%。不过，这个检测只是针对染色体数目是否异常。

羊水穿刺检查

羊水穿刺检查是医生在超声波探头的引导下，用一根细长的穿刺针穿过腹壁、子宫肌层及羊膜进入羊膜腔，抽取20～30ml羊水，以检查其中胎儿细胞的染色体、DNA、生化成分等，是目前最常用的一种产前诊断技术。

对有不良的孕育史或其他高危孕产妇来说，做羊水穿刺是最确切的。因为它直接抽取羊水里面胎宝宝的脱落细胞来检测宝宝的染色体。不过，它的风险较大，约有2%～3%的孕妈妈在穿刺后会出现轻微的子宫收缩及阴道流血，通常在休息或安胎治疗后得到缓解。有0.5%的孕妈妈会出现羊膜炎、胎膜破裂及流产。

超声波排畸检查

超声波排畸检查的时间为20～24周，这个时段胎宝宝的肢体及各主要脏器已经发育，而且羊水较适合做胎儿畸形筛查。检查项目主要是观察胎儿鼻唇部、心脏，可发现大部分解剖异常和出生缺陷，如无脑儿、脑积水、脊柱裂、肢体畸形、严重唇腭裂、先天性心脏病等。不过，要注意的是，并不是所有的畸形胎儿都能用超声波测出，因染色体异常而导致的先天愚型儿或小的畸形儿，超声波是检测不出来的。

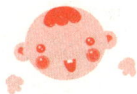

正确接受产检的方法

产检是从开始确认妊娠到分娩期间需要做的定期检查。即便是妊娠过程很顺利，产检也是必不可少的环节。为了孕妈妈和宝宝的健康，一定要定期产检。

为了保证母子平安健康一定要定期接受产检

通过定期做产检，可以有效地了解孕妈妈的健康状况以及宝宝的发育情况。另外，还可以通过产检发现流产、早产、妊娠高血压等妊娠期易发症状的征兆，起到早期发现早期治疗的效果。即便是身体感觉良好没有什么大碍，也一定要记得定期去做下一次的检查。特别是如果母体患有高血压、心脏病、糖尿病等病症的时候，需要定期检查确认是否可以继续妊娠、身体是否可以承受分娩等，需要比平时做的检查更加详细。

尿检、量体重、测血压等是每次的例行检查

产检分为每次都需要进行的例行检查、根据妊娠周数来做的相关检查和针对个别情况必须要做的检查。

例行检查有问诊、尿检、测血压、量体重和检测胎儿胎心的多普勒胎心检测仪检查等。

根据需要做的相关检查有医生将手放于孕妈妈腹部检查子宫的硬度等外诊（触诊）、弓形虫（容易从猫、生肉等处受到感染的病症）抗体检查、ATL（成人T细胞白血病）抗体检查、衣原体感染（性病的一种）抗原检查等。另外根据需求还可以做胎儿染色体异常的检查，通常为羊水穿刺。

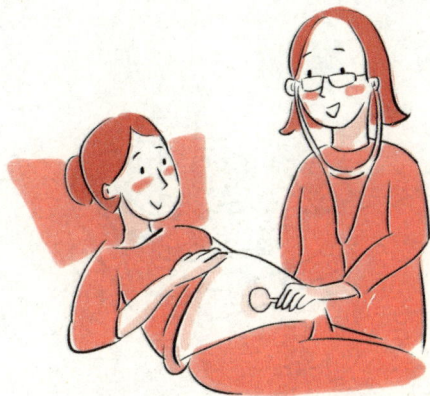

尿检（*每次*）

　　检查尿液中是否有尿蛋白和糖。当孕妈妈血压偏高并且检查出有尿蛋白时可能会是妊娠高血压疾病，如果尿检中出现糖高则可能患有妊娠糖尿病。如果两次检查都出现＋号，就需要做进一步的详细检查了。

量体重（*每次*）

　　主要检查孕妇是否因早孕反应而体重骤减，或是否由于妊娠而体重剧增。体重剧增时可能会伴有妊娠糖尿病或是妊娠高血压等病症。

测血压（*每次*）

　　如果高压在140mmHg以上、低压在90mmHg以上时，可能患有妊娠高血压。血压偏高时应严格遵守医生提出的要求，恪守生活上的注意事项。

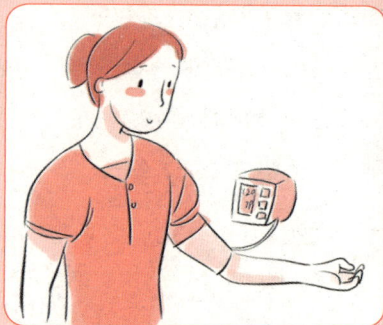

测量腹围（*妊娠中期以后每次*）

　　当腹部逐渐增大时医生会使用米尺来测量腹围，确认子宫的大小和容量。

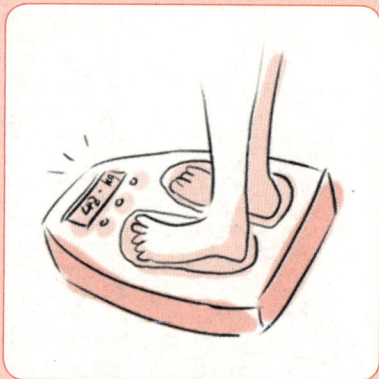

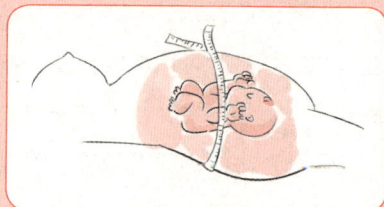

测量子宫底高（妊娠中期以后每次）

测量从耻骨上方一直到子宫底的位置。随着月份的增加，子宫底会越来越靠近胸部的下方。

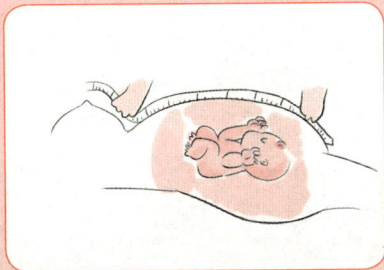

妇科内诊（根据需要）

妊娠初期时需要确认子宫的大小和位置，当临近预产期时需要确认子宫颈的柔软程度和宫口的开合程度。检查的次数根据孕妈妈自身的身体情况和医院的检查内容各有不同。

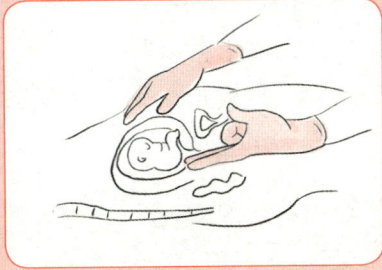

浮肿检查（妊娠4个月以后每次）

通过用手按压小腿和脚背，观察皮肤的回弹反应来判断是否存在浮肿。

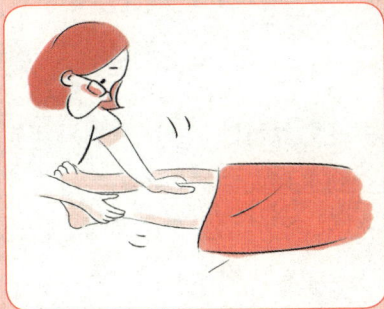

多普勒胎心检测仪检查（每次）

将多普勒胎心检测装置放于腹部上方靠近胎儿心脏的位置，以达到测量胎宝宝心跳数的变化和心率，以及心跳强度等目的，主要是为了检查胎宝宝的健康程度。

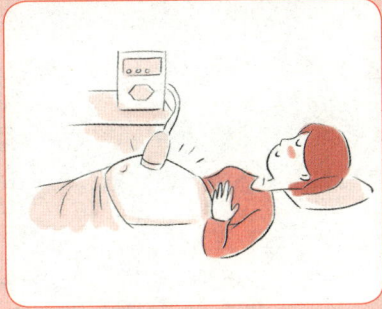

外诊（根据需要）

　　医生直接用手触摸孕妈妈的腹部，确认子宫的硬度和胎儿的姿势、位置与大小。另外还有乳房的触诊，主要是为了确认乳头的状态，医生也会提出一些如何准备授乳的指导建议。

B超检查（每次）

　　妊娠初期的B超检查主要是检查是否存在异常妊娠和确认预产期，中期至后期主要检查胎盘的位置、胎儿的发育情况、羊水量、子宫颈管的长度以及子宫口的状态等。

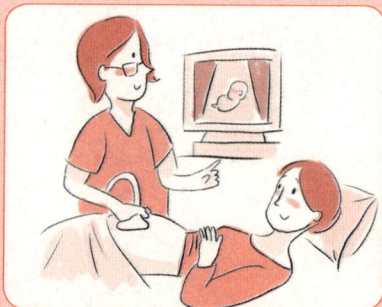

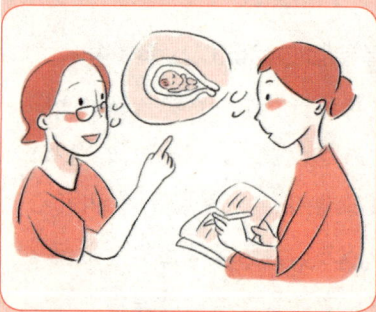

问诊（每次）

　　当上述一系列检查结束后，主治医生会告诉孕妈妈到目前为止妊娠的近况，并且可以解答孕妈妈提出的疑问和提示一些注意事项。为了不遗漏问题，请事先做好笔记，当场咨询医生。

通过血液检查可以了解孕妈妈的身体体质与病症

　　血液检查可以了解母体中是否存在影响胎儿身体发育的病症或是患病体质。检查后如果母体中存在病症和患病体质，医生会研究妊娠中的处置方法以及分娩方法等问题。

　　根据医院不同检查的项目也会有所不同，主要是血型、血色素、风疹病毒抗体值、HBs抗原（乙肝病毒表面抗原体）、梅毒、HIV（艾滋病病毒抗体）等检查。上述检查应在妊娠初期做。例如，如果在胎盘成型之前查出有梅毒，可以进行药物治疗，预防病毒传染给胎宝宝。

另外，如果孕妈妈严重贫血的话不仅对妊娠过程乃至分娩以及产后都会有影响。所以在孕中会有2~3次贫血检查。

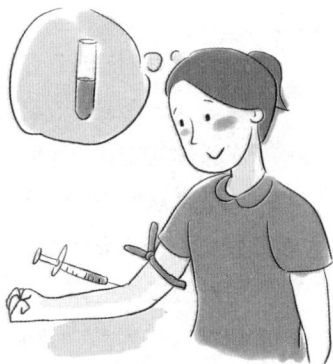

● 妇科内诊时的检查内容与血液检查

血型检查、不规则抗体检查（血液）

提前做好检查，以备在紧急情况时可以迅速地做出相应对策。还可以顺便检查母体与胎儿是否存在血型不合的情况。

血色素检查（血液）

妊娠过程中有2~3次检查。如果贫血严重需要在饮食上做出调整和服用补铁药物。

风疹病毒抗体值检查（血液）

如果在妊娠初期感染风疹，容易造成流产或是对胎儿发育产生影响，所以需要检查体内是否存在对风疹的免疫（抗体值）。

HBs抗原体检查（血液）

这项检查是为了确认母体内是否存在乙肝病毒。如果抗原体呈阳性，为了预防感染到胎儿，需要注射免疫蛋白与疫苗。

梅毒血清反应检查（血液）

如果母体感染了梅毒病菌会通过胎盘传染给胎儿，造成胎儿流产、早产或是先天性梅毒等可能性。早期发现的话可以进行治疗，防止病菌传染给胎儿。

HIV抗体检查（血液）

检查母体内是否存在艾滋病病毒。如果母体感染艾滋病病毒，在分娩时容易经产道造成胎儿感染。

HCV抗体检查（血液）

检查母体内是否存在丙肝病毒。丙肝病毒可能会通过血液造成胎儿感染。

衣原体检查（子宫颈管黏液）

属于性病的一种，如果感染上了衣原体会导致流产、早产等，发生产道感染的可能性也会增大。

弓形虫抗体检查（血液）

可以通过猫的幼崽粪便，或是食用了加热不彻底的肉类（牛肉、猪肉等）等受到感染。如果在妊娠初期受到感染可能会传染给胎儿，但是通常感染率非常低。

阴道分泌物培养检查（阴道分泌物）

检查母体内是否存在一般细菌和B族链球菌GBS等。通过治疗可以预防先兆早产、早期破水以及对胎儿的产道感染。

HTLV-I（ATL）检查（血液）

ATL（成人T细胞白血病）是由病毒感染引起的白血病的一种。通过母乳会传染给婴儿。为了降低传染率可以采取人工喂养、短期母乳、冻结母乳等方法。

● 何为血型不合?

根据母体与胎儿血型组合的不同，有可能会对胎儿产生各种影响。ABO血型不合是指母体血型为O型，腹中胎儿的血型为A型或者B型时，分娩后宝宝可能会出现严重的新生儿黄疸。但是出现的概率很低，不用过分担心。在Rh血型不合的情况下，特别是在第二次妊娠以后妈妈是Rh（-）、爸爸为Rh（+）、腹中胎儿是Rh（+）的情况时，产后会出现严重的新生儿黄疸。不过，如果在第一次分娩后进行了预防抗体的治疗措施，第二次分娩以后几乎不会形成很大的问题。如果因血型不合出现黄疸，只需要进行交换输血等治疗，基本上绝大多数的宝宝是可以恢复健康的。

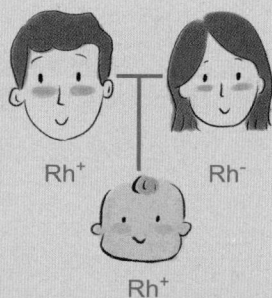

通过超声波检查可以掌握腹中胎儿的成长发育状况

超声波检查是通过探测器进行的检查。妊娠11~12周时，可以检测出妊娠初期微小的身体变化。妊娠12~13周以后会使用腹部B超进行检查，通过探测器在腹部外侧进行扫描，可以更大范围地确认胎儿在腹中的情况。图像中＋号（或者×号）是测量胎儿的头臀长、股骨长度、头部大小等时使用的符号。在需要测量的部位两端输入＋号（或者×号）就可以测量它们之间的长度。

正常头位超声检查报告单

超声号 10102183　　**产科超声检查报告单**　　序号 20110111-A190

姓　名	性别 女　年龄 29 岁　科别 产科门诊		门诊号
住院号	床位　　　临床诊断		
检查项目 晚孕超声检查	孕周[LMP]　　31W0D		申请医师

超声测量：默认[cm]

名称	测值[cm]	名称	算值	名称	测值
双顶径 BPD	8.18	FL/BPD	0.73	脐动脉　S/D	2.68
头围　HC	29.22	HC/AC	1.06	胎盘厚度	2.63
腹围　AC	27.52	FL/AC	0.22	胎儿心率	148
股骨长 FL	6.01	体重[克]EFW	1810±	羊水指数	14.21

超声所见：
　　经腹壁扫查：
　　胎头耻上，颅骨呈环形强回声，脑中线居中，双侧脑室对称；
　　胎儿脊柱连续性好排列整齐；四肢、双手、双足部分可见；
　　胎心胎动可见，四腔心切面显示清晰，未见明显重大异常；
　　胎儿腹部内脏：肝、胆、胃、双肾、膀胱可见；
　　胎儿颈部皮肤未见压迹；
　　胎盘位于前壁，Ⅰ级。
　　宫颈显示不清。

超声提示：超声孕周31周3天，单活胎，头位

> 超声波显示的英文缩写表示胎儿身体各个部位的长度。

超声波图像（英文缩写与符号的解读方法）

GS（胎囊大小）

表示妊娠初期包裹胎儿的胎囊的大小。胎囊在子宫内就不存在宫外孕的危险。

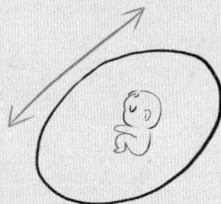

CRL（头臀长）

胎儿从头部到臀部的长度。妊娠8~11周左右，这个长度基本没有很大的个体差异，可以辅助确认准确的预产期。

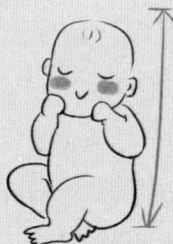

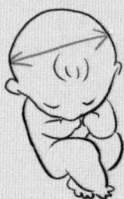

BPD（胎头双顶径）

胎头双顶径是指胎儿头部左右两侧之间最宽部位的长度，又称为"头部大横径"。可以推算出妊娠周数和预产期，还可以帮助确认胎儿的发育状况。

FL（股骨长度）

是人体中最长的骨头——大腿骨的长度。是与BPD一起确认胎儿成长发育的数据指标。

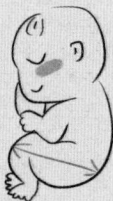

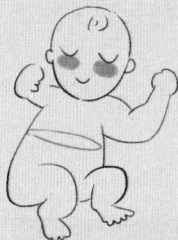

FTA（躯干横断面积）

胎儿身体中肚脐位置的横断面的切面面积。通过这个数值可以推定胎儿的体重。

APTD（腹部前后径）

胎儿腹部前后间的厚度。与BPD（胎头双顶径）、FL（股骨长度）、TTD（躯干横径）一起用来推定胎儿的体重。

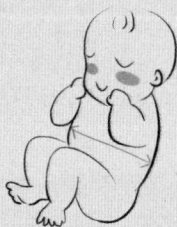

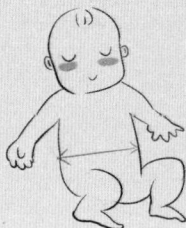

TTD（躯干横径）

胎儿腹部的宽度。妊娠20周以后与APTD（腹部前后径）一起用来确认胎儿腹部的发育情况时使用的数据。

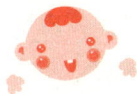

什么是异常妊娠

妊娠初期孕妇发生出血时，说明存在包括异位妊娠在内的异常妊娠的可能。如果发现出血以及其他细小的身体变化，孕妈妈要及时就医。

B超检查有时可以发现异常妊娠

所谓正常妊娠是指在B超检查中能够确认胎囊位于子宫里，能够确认胎芽和胎心，具备这些条件，医生就可以做出正常妊娠的诊断。但是，如果明明已经出现妊娠反应却观察不到胎盘，或者下腹部有痛感、发现有出血的话，说明受精卵有可能已在子宫内膜外着床，这种情况也就是通常所说的异位妊娠或宫外孕。

包括子宫外妊娠在内，当出现继续妊娠变得较为困难的情况时，即为异常妊娠，此时孕妈妈应尽快到医院就诊。如果使用验孕药物时已经出现阳性反应，却没有立即去医院就诊，就可能错过发现异常妊娠的时机，导致可能危及生命的严重后果，所以孕妈妈要切记，一察觉到妊娠就要立即去医院接受检查。

异位妊娠

受精卵在子宫内膜外着床的妊娠

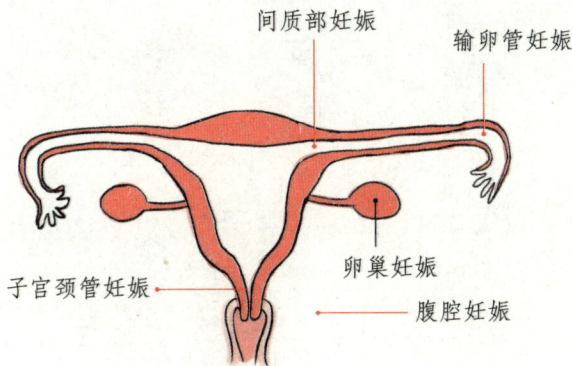

⊙ 异位妊娠发生的位置

受精卵在输卵管、卵巢或宫颈等子宫内膜以外的地方着床的妊娠被称为异位妊娠。异位妊娠也会伴有妊娠反应，因此凭自己的感受无法判断。

大多数异位妊娠是受精卵在输卵管着床，但那里没有可供宝宝发育的空间，所以在受精卵从胎芽状态进一步发育时，会出现因输卵管压迫而导致的流产或者输卵管破裂等情况。如果在输卵管内流产，会出现下腹部疼痛、持续出血等症状。如果输卵管破裂，会伴随有大量出血，还可能出现剧烈疼痛、血压下降等休克症状。有的孕妈妈没有察觉自己已经妊娠，在出现上述症状后才发现是异位妊娠，为了避免发生这种情况，当出现不同于平时的腹痛和出血时，应及时去医院就诊。

切除单侧输卵管后仍可以正常妊娠

出现异位妊娠中最常见的输卵管妊娠时，要进行手术，切除破裂部分并设法保留剩余的输卵管。手术如何进行，要根据异位妊娠的具体情况来决定，如果只切除了单侧输卵管且另一侧输卵管未出现异常，孕妈妈今后还可以再次妊娠。

虽然再次妊娠时发生异位妊娠的概率比第一次妊娠时高，但即便再次妊娠，只要受精卵能正常着床，对整个妊娠过程以及宝宝都不会有什么影响。

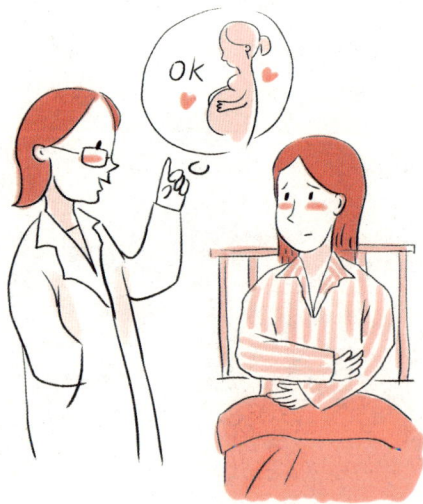

葡萄胎

子宫内充满胎盘绒毛

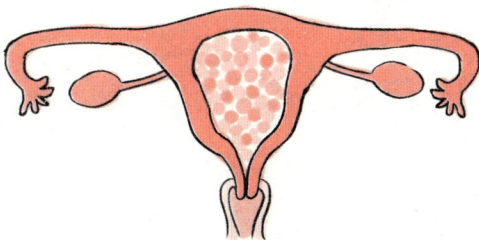

⊙ 葡萄胎

本应形成胎盘的绒毛出现增生，充满子宫。需要分几次将这些物质从子宫中清除。之后也要进行定期检查。

葡萄胎是形成胎盘的绒毛组织异常增生引起的病症。大量增生的颗粒状物质充满子宫，看起来像是一串串葡萄，所以被称为"葡萄胎"。妊娠初期会出现早孕反应，但没有明显的症状。这种异常妊娠的原因是受精卵染色体异常。

现在的B超检查已经能够正确诊断出葡萄胎。在还无法看到胎囊和胎囊中小宝宝的妊娠初期，需要更加细心地关注妊娠过程。可以通过B超观察内部影像是否正常，或者通过检测尿液中HCG（人绒毛膜促性腺激素）的含量来做出诊断。

但是，在刚刚妊娠的阶段，很难辨别出葡萄胎与正常妊娠。形成葡萄胎的孕妈妈也可能出现自己可以感知的症状，例如恶心、呕吐等早孕反应较强烈，完全不想进食等。不过，子宫的大小超过相应的妊娠周数应有的大小也可作为判断时的一个参考。总之，如果出现褐色分泌物或者持续出血就应立即就医。

被诊断为葡萄胎后，应尽快进行手术把子宫内的非正常物质清除干净。要将葡萄胎彻底清除，大概需要两次手术。虽然概率很小，但存在发生绒毛癌的可能，所以术后1年内要定期检测血液中的HCG以及测量基础体温，在医生表示可以再次妊娠之前要采取避孕措施。

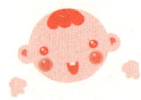

帮你顺利度过早孕反应期

妊娠初期多数的孕妈妈都会出现早孕反应。下面介绍一下早孕反应的原因，针对不适反应的应对方法以及出现早孕反应后饮食上注意事项等。还会介绍一些前辈孕妈妈顺利度过早孕反应期的方法。

为什么会发生早孕反应

究竟为什么会发生早孕反应，针对这个问题的成因还没有具体的医学解释。最有力的说法是，由于妊娠子宫内的绒毛组织会大量分泌出一种叫作**HCG**（人绒毛膜促性腺激素）的荷尔蒙，而这种荷尔蒙会刺激呕吐中枢神经等系统，从而产生早孕反应。

另外一种说法是，伴随着妊娠的开始，体内荷尔蒙的平衡会发生激烈的变化，从而使自律神经变得不安定，母体会判断胎儿为异物产生过敏反应，从而导致早孕反应。

早孕反应

孕妈妈一般从月经周期推迟，刚刚意识到怀孕时开始就会出现早孕反应。主要表现为胃胀、恶心、呕吐、身体疲倦等，还会伴有头痛、微热、肩膀酸痛、对气味变得敏感、产生大量痰、对食物的喜好发生变化、容易晕车等症状。很多孕妈妈如果不常吃点东西，就会觉得很难受。

妊娠4～15周左右感觉到以上症状的孕妈妈占大多数，其中8～9周是最难熬的时期。但是，早孕反应的时期与程度存在着很大的个体差异，有些孕妈妈在第10周左右就开始逐渐脱离早孕反应，也有些可能会一直持续到分娩时，还有些甚至完全没有早孕反应。

早孕反应的主要症状及缓解方法

身体疲倦、容易犯困

做什么事情都没力气、不管睡多久还会觉得困是早孕反应中比较常见的一种症状。孕妈妈应该尽量放松自己，在可以休息的时候一定要注意休息。

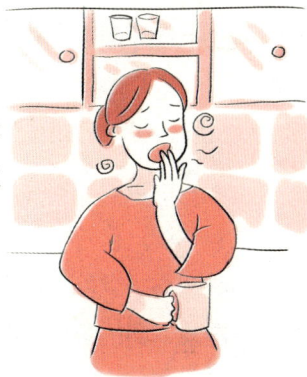

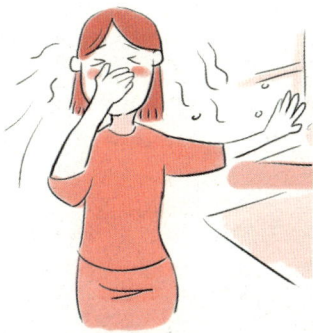

对气味比较敏感

由于自律神经的平衡产生了变化，从而使嗅觉神经变得过于敏感。这个时候对室内进行小范围的换气，呼吸一些新鲜的空气可以得到缓解。

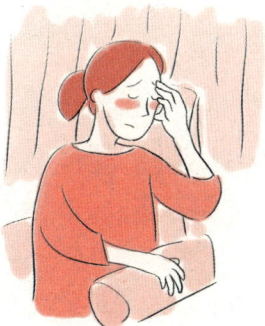

头痛、情绪激动

当有头痛症状出现时，切记不要擅自服用止痛药，一定要咨询产科医生。当孕妈妈产生激动情绪时，尽量做一些自己喜欢的事情来分散注意力。

恶心、呕吐

恶心、呕吐是早孕反应中最具代表性的症状。起床后空腹状态时症状最为明显，因此，孕妈妈应该多准备一些马上就可以食用的饼干等食物。另外，还要积极地进行水分补给。

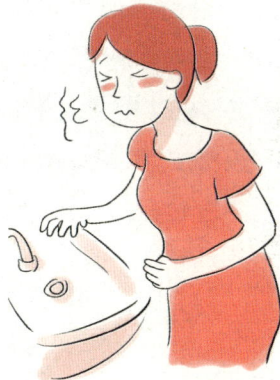

吃自己想吃的东西，尽量多补充水分

由于早孕反应严重而导致无法正常进食，这是否会影响给胎宝宝输送营养呢？存有这种疑问的孕妈妈为数不少。其实妊娠早期的胎宝宝个体十分微小，还不需要担心营养的问题。孕妈妈的身体会优先将营养输送给胎宝宝，所以在想吃东西的时候，哪怕只是少量也要尽量吃一点。

早孕反应一词在英语中是morning sickness，因为早上起床时是身体血糖值最低的空腹状态，所以症状也会最为严重。建议孕妈妈可以在床头准备一些饼干等食物，醒来后稍微吃一点东西，就可以缓解难受的症状，顺利起床了。也可以准备一些容易下咽的果汁、运动饮料等。

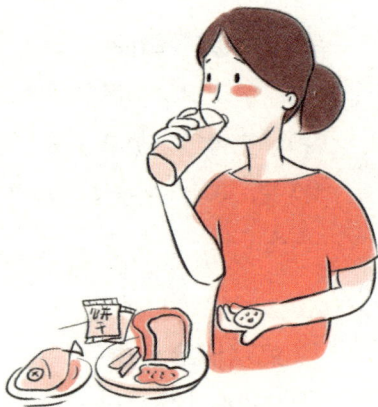

妊娠剧吐

早孕反应是多数孕妈妈都会经历的生理现象，但有的孕妈妈早孕反应则比较强烈，例如一天中多次呕吐引发严重脱水症、由于不能正常进食引起了营养障碍使身体变得衰弱等，通常这样的状态会被诊断为妊娠剧吐。

如果长期持续发生妊娠恶阻，可能会影响到胎宝宝，有必要进行输液治疗。参考以下几项，孕妈妈可以确认自己的早孕反应是否需要进行妊娠剧吐治疗。

1 连续数日几乎未能进食任何食物。

2 站起来时觉得头晕、身体发飘。

3 呕吐频繁，无法正常生活。

如果出现以上症状中的任何一种，孕妈妈都要及时跟医生沟通。根据诊查结果，判断是否为妊娠剧吐，是否需要住院治疗或者输液治疗等。

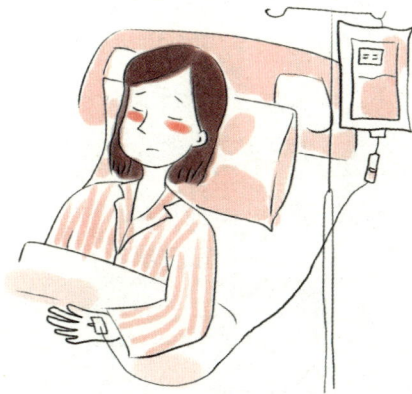

如果短时间内体重骤减需要立即就医

由于早孕反应，很多孕妈妈都会反复呕吐、不能进食，相对于妊娠前的体重，孕妈妈的体重在孕期会相对减少。不过，早孕反应造成的体重减少，其实是由于体内储存的脂肪在燃烧造成的，如果体重下降2～3kg可以先暂时观察一下，不必过于担心。

但是，如果在2～3天内体重减少了4～5kg，且存在数日未能正常进食的情况，就不只是消耗脂肪的问题了，应立即与医生沟通。这时可能会由于体重骤减，出现不能站立、疲倦无力等症状。

另外，还有一些孕妈妈如果不吃点东西就会觉得很难受，由于饮食规律被打破所以体重增加，这时也不用过分担心，在早孕反应期间应该尽量以缓解症状为主，体重管理可以等早孕反应期过后再着手进行。

早孕反应期间的工作与家务活应优先考虑自身的身体状况

早孕反应比较严重的时期，可能会对以前很得心应手的洗衣、做饭、购物等家务工作产生一定影响。有的孕妈妈心里想着为家人做饭，可是到了厨房反而会刺激得早孕反应更加严重，非但不能帮忙，反而给家人增添麻烦。

早孕反应只是一时比较严重，几乎大多数孕妈妈度过一定时期，就没有症状了。所以早孕反应期间应该尽量避免强迫自己做不能做的事情，应该接受家人的帮助，事事以自己的身体状况为优先考虑，悠闲轻松地度过这个时期。至于做饭，可以让丈夫做些拿手菜，或是吃一些速冻食品、外卖等。偶尔也可以放松一下，跟丈夫一起过个二人世界下个馆子之类的。

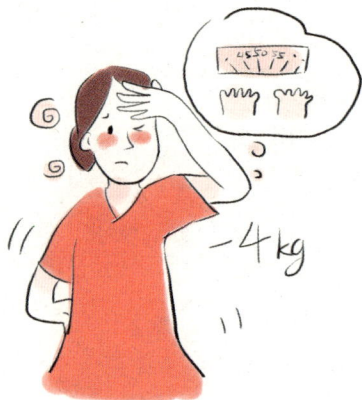

工作中的孕妈妈可能会在上班的公交车内或者办公室内对气味感觉很敏感，这个时候应该提早告知上司已经妊娠的消息，方便周围的同事理解一下。根据妇女保护条例，女职工因怀孕或者哺乳不能适应工作岗位的，经本人申请，用人单位应当与本人协商调整工作岗位或者改善相应的工作条件。根据各单位的员工福利制度，可能会有调整错峰出勤、缩短勤务时间等福利。医院也会根据孕妈妈的实际情况开具需要在家休养的证明，可以向所在工作单位提交证明。

责任感强的孕妈妈往往会坚持工作，但一定要注意休息，有机会要尽可能地躺一会儿、趴一会儿。晚上也要早点睡觉，不要熬夜，这样可以有效地缓解疲劳。

我的早孕反应心得

食欲不振时吃些番茄

上海 王紫芳（33岁）

男孩 小胖（10个月）

虽说几乎对于所有食物都是难以下咽的状态，但是对于番茄却情有独钟。特别是果肉饱满的迷你番茄，在附近的超市买了两箱，放在冰箱里冰一下再加上盐，很好吃。

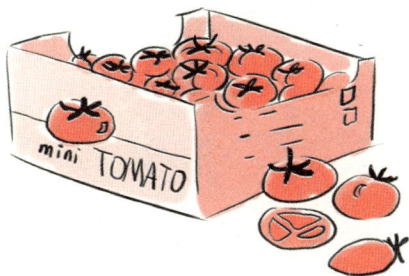

家中常备无味的除臭剂

九江 周芳（30岁）

女孩 小豆豆（9个月）

早孕反应的时候对气味变得比较敏感，尤其是吃的东西和房间内的气味，还有人身上的味道。房间内放了用于消除梅雨季节时床垫反潮气味的无味除臭剂，还有厕所用的消臭喷雾剂等，在家里准备好多消除气味的用品。

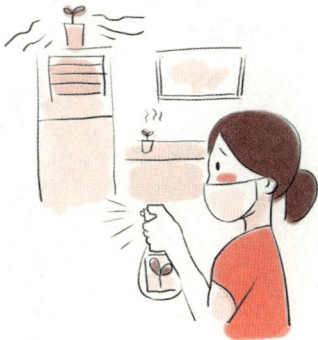

喝点汤力水感觉很清爽

天津 韩丽华（35岁）

男孩 小宝（4个月）

妊娠前基本不喝碳酸饮料，但是对于感觉好像晕车晕船时一样难受的早孕反应时，喝一点碳酸饮料感觉很舒爽。可乐中含有咖啡因，一来影响胎儿发育，二来也担心自己的体重增加，所以选择了零热量的汤力水，每天分4～5次喝500ml。

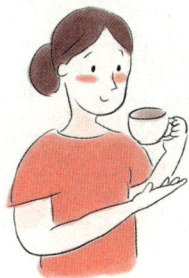

通过半身浴和按摩放松自己

嘉兴 李玫瑾（28岁）

男孩 东东（4个月）

妊娠初期的早孕反应是对于吃的东西比较敏感，不过香蕉倒是可以吃一点，所以每天吃1～2根香蕉。如果连香蕉都不能吃的时候，就去泡澡。在浴缸中加入不没过身体的热水，泡一个半身浴，大约浸泡1.5～2小时，一边泡澡一边给自己做按摩。

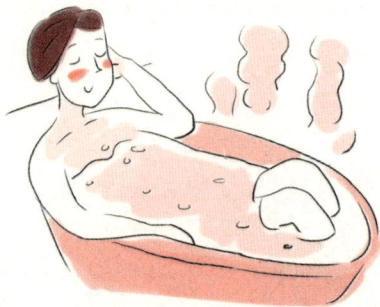

特别爱吃煎饼

北京 丁梅（33岁）

女孩 丫丫（3个月）

起床和做饭的时候比较容易恶心，平时给家里人准备普通的饭菜，自己则吃一些楼下买的煎饼。反应比较严重的1～2周期间，每天的三餐几乎都是煎饼。煎饼里包的果子比较爽脆，可以缓解我的早孕反应。

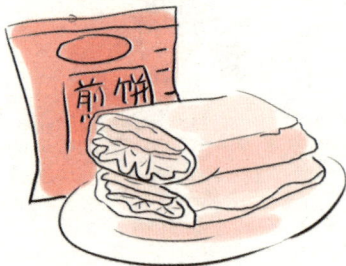

跟朋友边聊天边吃午餐

烟台 王子瑜（38岁）

女孩 娜娜（7个月）

早孕反应没有特别严重，但是在家中用餐的时候容易恶心。在外就餐时可以分散自己的注意力，感觉舒服一些。正好一位朋友跟我同期怀孕，所以每两周一起吃一次午餐，主要是吃一些米粥和面食。

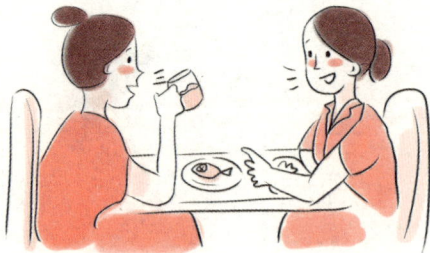

把平时用餐的量分成4~5次的量

南京 陈静（32岁）

男孩 康康（9个月）

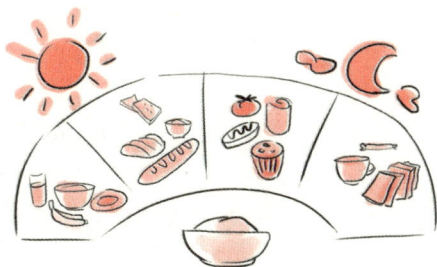

早孕反应本身是比较轻的，但是如果按照平时的饭量进食的话，吃到最后会感觉很不舒服，所以把三餐的食量减少了60%~70%。但是由于饭量减少，很快就会有饥饿感，所以准备了一些面包，在感觉到饿的时候会吃上1~2个。

通过错峰上班避开了早晚高峰

北海 刘莉（36岁）

男孩 小志（3个月）

由于自己是做销售工作的，上班的时间最让人头疼。单位和家之间坐公交车需要一个小时，而坐地铁则可以节省20分钟坐车时间，虽然交通费成本变高了，但上班的时间也向后调整了20分钟，避开了早晚高峰。

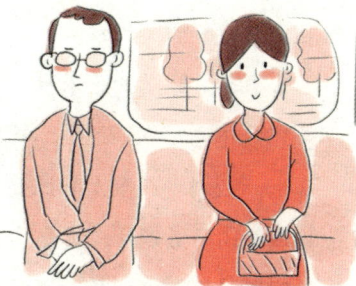

通过细致的刷牙可以得到缓解

太原 何玲玲（32岁）

女孩 婷婷（3个月）

餐后如果口中留有食物的味道，会感觉胃胀、恶心。在家当然是立刻就去刷牙，外出的时候也会带上旅行装的牙刷套装，餐后仔细地刷牙。牙膏中的薄荷味道留在口腔中感觉很舒爽。

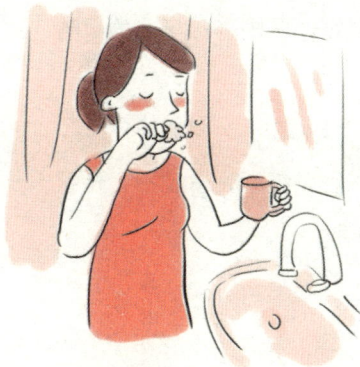

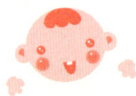

令人烦恼的孕吐

孕吐是大部分孕妈妈在孕早期都会遇到的一个难题，很多孕妈妈还没从怀孕的惊喜中回过神来，就要开始遭受孕吐的"折磨"。

孕吐通常是从妊娠的第5周或第6周开始，大部分孕妈妈会在怀孕3个月后发现孕吐悄然消失。早上和晚上是孕吐比较严重的时段，孕妈妈常常会没有任何原因就发生呕吐，有时甚至一闻到什么味道就恶心，食欲消退，还伴有头痛的症状，体重也随之下降。

孕吐是孕妈妈身体里多种变化共同导致的结果，其中，激素的变化如人绒毛膜促性腺激素、雌激素发挥着最重要的作用。除此以外，孕吐还与孕妈妈的气味敏感度提高有着很大关系。

虽然孕吐是怀孕的正常反应，孕妈妈也可以采取一些方法来进行缓解：

● 充分休息，保证睡眠，调整心态，赶走紧张、焦虑的不良情绪。

● 吃一些清淡、易消化的食物，不要吃油腻、辛辣、酸味和油炸的食物，少食多餐并且经常变换花样促进食欲。

● 根据身体情况选择一些合适的运动，比如散步、保健操等。

● 孕吐严重时可以口服维生素B_1和B_6，这对缓解孕吐有一定的效果。

● 尽量避开那些可能会引起恶心的食物或气味。

● 多吃富含叶酸的食物。叶酸不但能降低胎儿神经管畸形和早产的风险，还能缓解孕吐，增强孕妈妈的免疫力。

● 用餐之后，孕妈妈可以卧床休息半小时，这能使呕吐症状减轻。

虽然孕吐时会感觉非常难熬，但孕妈妈也不必过于担心，孕吐不会持续太长时间。如果孕吐程度实在严重，可以寻求医生的帮助。

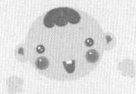

选择适合自己的医院

很多孕妈妈优先考虑自己和宝宝的健康，并且希望在一个令人满意的环境中完成分娩，所以在选择医院时格外用心。选择时要考虑到医院的类型以及一些必要的选择标准，在此基础上找到适合自己的医院。

选好医院后就要尽快预订分娩时的床位

确认妊娠后要马上开始了解居住区域内医疗机构的相关信息。由于妇产科医护人员不足，在很多地方，妇产科医疗机构的分布可能无法很好地满足就近分娩的需求。如果居住地点附近没有妇产科医疗机构，可以把"乘地铁或公交车1小时以内可到达的区域"作为选择标准。

在选好医疗机构之后，应当尽快预订分娩时的床位。受医师、助产士的人数以及床位数量的限制，每家医疗机构每天能够完成的接生数量也是有限的。在名气较大或者床位数很少的医疗机构，很难预订到床位。因此要提前确认是否有空床位。

根据规模，妇产科医疗机构可分为若干类型。首先是具有相应资质的个体诊所以及私营医院，其特点为服务细致入微。这类医疗机构床位数较少，但优点是每个产妇一般都会有指定的医生来负责，医患双方的关系会更为融洽，互信也更强，而且服务项目往往也更加齐全。

综合医院的床位数较多，除了妇产科以外还有各种其他的专门科室，整体的医疗水平也更高。有并发症、多胎妊娠、高龄初产等风险相对较高的情况也能比较放心。如果医院内设有小儿科及NICU（新生儿重症监护室），即便刚降生的小宝宝出现什么问题也能及时应对。不过，这类医疗机构中患者较多，接受各种检查、治疗的等待时间也较长。

大学附属医院顾名思义隶属于高等医学教育机关，床位数较多，而且有更先进的医疗技术，可以为高风险的产妇及胎儿提供更好的保障。

但是，此类医疗机构同时也担负着医学研究以及培养医护人员的职责，所以在就诊和分娩时可能遇到学生负责或参与医疗的情况。另外，在门诊接诊的医生与最后负责分娩的医生也可能不是同一人。

现在还出现了助产士门诊。由具有助产士资格的从业人员为孕妇提供各种孕产咨询服务，有一种家庭般的气氛，可以让人感到更加轻松。不过，此类机构中没有医生，因此不能进行实际的医疗措施。

选择医院时需考虑的事项

在选择医院时，应考虑医院的设备情况、医生的实力以及采用何种分娩方法、丈夫是否可以进入产房陪产等。不能只听其他妈妈的经验之谈或者亲朋好友的建议，要学会利用网络以及相关的指导资料，广泛地收集信息。

另外，去医院实地考察也很重要。不能局限于间接信息，还要用自己的眼睛来直接了解各家医疗机构的实际情况。可以通过接受医生的诊疗来试着了解该医生的性格以及这里采用的分娩方法、住院生活等自己所关心的问题。

而且还要跟护士、助产士多交流，看一看这里都有哪些医护人员，他们的性格以及整个团队的氛围如何。还可以多观察一下墙上的信息栏，以便了解这里的产前产后服务都有哪些内容以及医生数量、每个医生的工作日等信息。

如果已经选择了一家医院，但又希望能有更加适合自己的医院并转院，则应尽快寻找。

妇产科医疗机构的类型

助产士门诊

由具有助产士资格的从业人员为孕妇提供各种孕产咨询服务的机构，氛围能让人感到更加轻松。但不能进行实际的医疗措施。

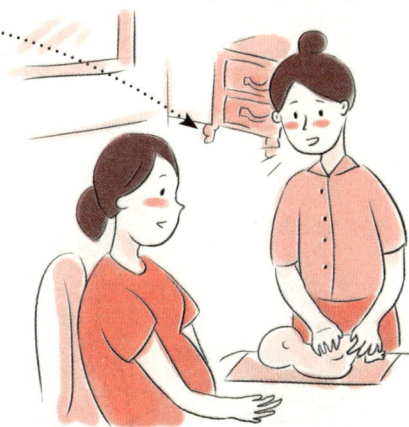

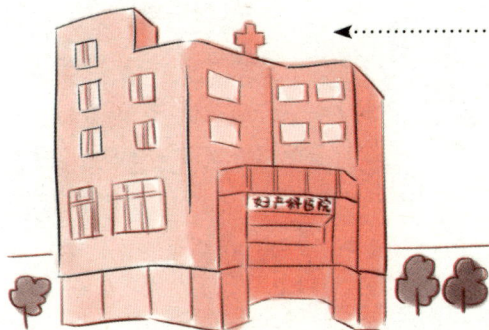

个体诊所、私营医院

从产检到分娩，往往都有指定医生负责，医患双方的关系更融洽、互信更强，医疗服务项目更为完善。此类医疗机构的数量也在不断增加。

大学附属医院、综合医院

科室设置齐全，拥有更先进的医疗技术手段，可以为高风险的产妇及胎儿提供更好的医疗保障。但是，不能保证在门诊接诊的医生与负责分娩的医生为同一人。

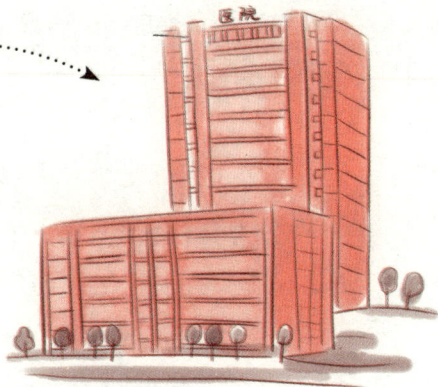

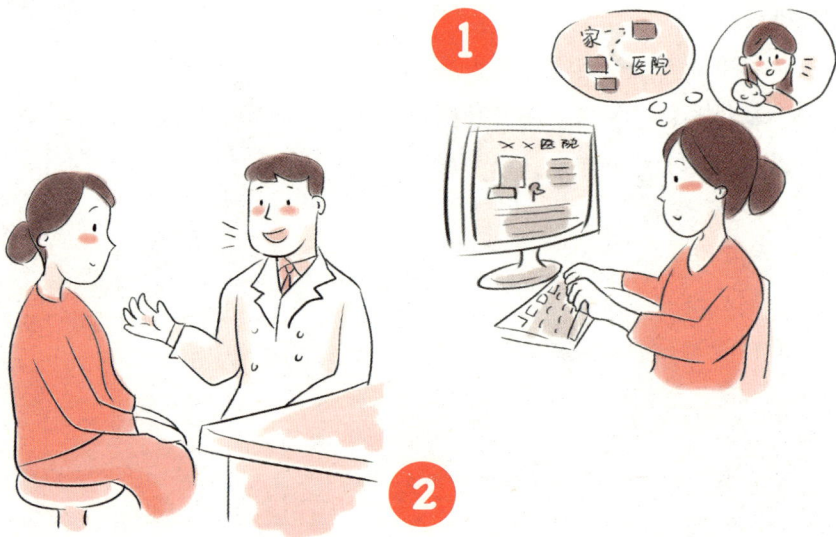

如何选择适合自己的医院

1 从广泛收集信息开始

从亲朋好友的建议、其他妈妈经验之谈到网络信息、选择医院的指导资料，要尽量多角度地收集信息。孕妈妈要了解各家医院的服务及医疗手段是否合乎自己的心意以及距离自己住处有多远、费用大概需要多少。

2 了解医生的专业水平和秉性

充分掌握信息并且确定了备选名单后，孕妈妈可以亲自去名单上的各家医院体验一下。在实际的就诊中，看看医生的诊疗方法以及说明是否能令自己满意，例如医生说话时是否面对着患者、针对患者的提问是否能给出通俗易懂的解答等。

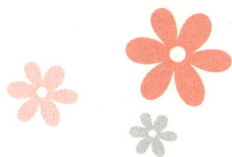

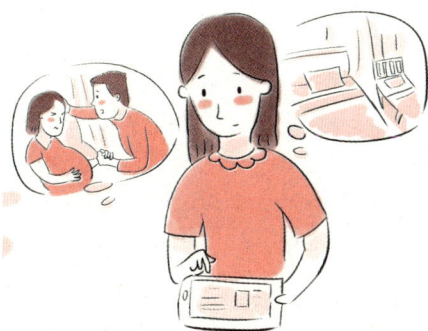

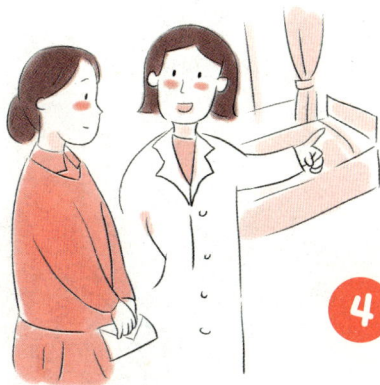

3 确认医疗模式以及住院费用

如果提出希望自然分娩以及希望丈夫可以陪产这样的意愿时，是否能得到尊重以及分娩时的护理如何、住院期间可以得到什么样的服务、是否可以跟新生儿住在同一病房、需要多少费用等等，类似于这样的问题孕妈妈都需要逐一确认。

4 了解其他医护人员以及医疗设备的情况

还应该注意观察一下助产士、护士等其他医护人员的性格及整个团队的氛围。另外，不要忘记确认一下医疗设备的清洁程度。可能的话，可以进入病房实地看一看，不能被建筑外观及室内装修的豪华程度吸引而忽视了真正重要的地方。

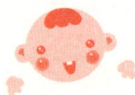

高龄初产的孕妈妈须知

35岁以后才首次生产被称为高龄初产。一般来说，与20多岁的产妇相比，高龄产妇需要更加注意。但其个体差异也很大，并非所有人都会难产，而且高龄初产有利的方面也很多。

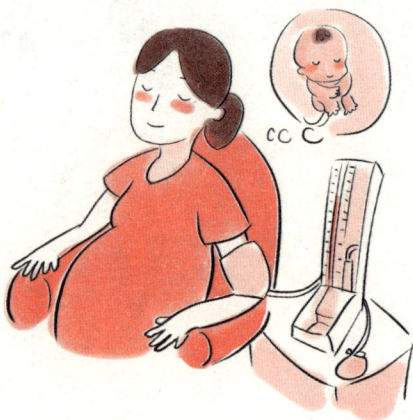

在统计学意义上较易出现问题

高龄生产中更加需要注意的是35岁以后才首次生产的情况。通俗来讲，其与34岁以前生产的区别就是"在统计学意义上妊娠、分娩时出现问题的概率会相对高一些，孕妇自身以及医护人员对此要更加细心"，仅此而已。并非意味着只要年龄超过35岁，生产时所面临的风险就会急剧上升。

随着年龄的增加，高血压、心脏病、糖尿病等疾病的发病率就会上升。而加上妊娠的压力，就有可能让这些疾病的症状变得更加明显。所以，高龄产妇在妊娠及分娩中出现问题的可能性也就相对较高。

高龄初产所面临的风险中，比较常见的是妊娠高血压疾病。病情极为严重的话，在分娩时有可能危及母子的生命，因此要定期接受产检，做到积极预防和早期发现。饮食上要减少盐分的摄入，还要控制体重。

如果是职场孕妈妈，下班回家后要多注意休息，保证充足的睡眠，不让工作中的压力积蓄下来。孕妈妈要学会有意识地放松心情。

另外，分娩时，可能出现宫缩乏力、阵痛微弱、宫颈不易变软以及子宫口、阴道、会阴部僵硬（软产道强韧）等情况，导致分娩时间延长。遇到此类情况，考虑到胎儿的安全，医生有可能会采取真空牵引助产、产钳助产，如有必要的话还需实施剖宫产。

与年轻人相比，高龄产妇产后恢复也可能需要更多的时间。虽说会有个体差异，但总的说来，到了一定年龄的人都会比较容易疲劳，所以高龄产妇不能对自己的体力有过分的自信，不要勉强自己，也不要掉以轻心，必须保证身体得到充分的休息。母乳量不会因年龄而产生差异。分娩后可以积极地进行母乳喂养。

虽有风险，但同时也存在有利的方面

高龄初产并不意味着每个产妇都会难产或者需要剖宫产。过了35岁很多孕妈妈也能非常顺利地产下宝宝，反过来20多岁出现难产的也不是没有。分娩中面临的风险不仅与年龄有关，还会受到个体差异的影响。

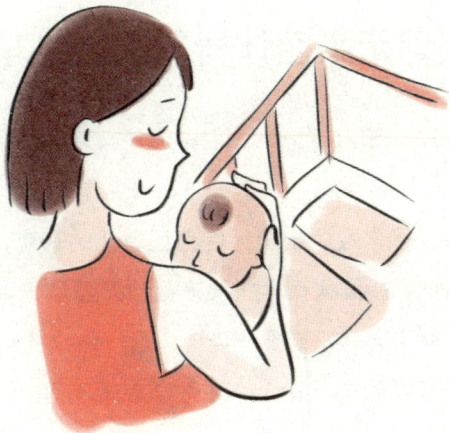

高龄产妇在分娩中面临的风险确实会高一些，但这仅表示在统计学意义上与20多岁的产妇相比所面临的风险会略有增加，就个体而言，并不能说明高龄产妇就一定会遇到麻烦，也不能说明一定会比年轻产妇面临更多风险。从另一方面看，在妊娠及产后的生活中，年龄大也有年龄大的优势。高龄初产的母亲，一般都有自己的工作，生活状态以及收入都比较稳定，因此可以拿出更多的时间以及财力来完成妊娠和分娩。而且到了一定年龄以后，已经有了较多的人生经验，性情也会变得比较沉稳，更懂得如何带孩子，也更能体会到养育子女的乐趣。

担心腹中宝宝的健康时

高龄初产的母亲比较担心的问题之一是唐氏综合征。

唐氏综合征患儿的智力、运动能力发育水平都低于正常儿童，并且还可能患有其他并发症。最好要避免唐氏综合征患儿的出生。

生出唐氏综合征患儿的概率，20多岁的孕妇大约为0.1%，之后年龄每增长3岁，发生概率便翻一倍。到了40岁，这个概率会上升到1%。唐氏综合征是因染色体变异引起异常，可通过抽取羊水的方式来进行出生前筛查。

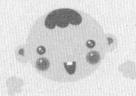

确认有无染色体异常的出生前检查

所谓出生前检查就是在宝宝降生之前，通过技术手段确认宝宝的染色体是否存在异常。

例如可获知有多大概率会生出唐氏综合征患儿的筛查，要检测血液中含有的4种成分，以其数值来推算出概率。如果筛查结果显示概率较高，是否要做进一步检查来确认染色体有无异常则需要夫妻二人自行做出决断。

确认染色体有无异常的羊水检查，在医学上属于诊断（或确诊）检查。根据以往的经验，这种检查引发流产的概率在0.33%左右。

推测异常发生概率的筛查与确认有无异常的诊断检查都要在妊娠15周以后才能进行，但二者的意义有着本质的区别。决定接受诊断检查前，夫妻双方一定要仔细商量，还要充分理解医生做出的说明。

● 此月爸爸须知

爸爸的关爱可以帮助妈妈缓解早孕反应的压力

虽说早孕反应的成因众说纷纭，但是精神方面的因素也是有很大影响的。当孕妈妈早孕反应比较严重时，甚至连水分都不能自然摄取，只能通过去医院输液维持营养，准爸爸自然会比较担心，变得想要帮孕妈妈做些什么。但如果有些孕妈妈一天中总是感觉胃胀恶心、无论怎么睡也睡不醒时，可能不会总把这些难受的事情挂在嘴边或是告诉自己的丈夫。这个时候，如果看见一空腹就吃东西的孕妈妈，切忌说"怎么又吃东西"，如果看到一直处于困倦状态的孕妈妈，也不能说"怎么还不起床"。在这一时期大多数的孕妈妈身体上和心理上都会很不舒服，因此准爸爸要使用比平时更加温柔的语言来关爱对方。

孕3月（9～12周）：平安度过早孕反应期

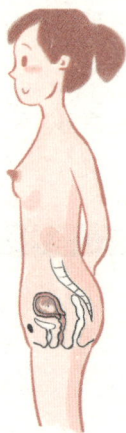

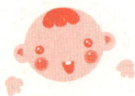

办理孕妇保健手册

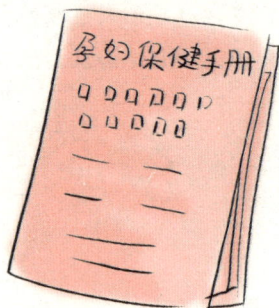

准妈妈在办理保健手册时，应带好户口本、准生证，在户口所在地的妇幼保健机构办理。在建立孕妇保健手册时，应进行一次包括血常规、尿常规、肝功能、肾功能、B超、体格检查等项目的全面身体检查。有病史的准妈妈还要加查心电图等项目。

准妈妈在办理好孕妇保健手册后，可到选定医院建立病历。

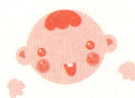

先兆流产时的应对方法

妊娠初期最容易出现的具有代表性的问题是先兆流产。据调查，约有20%的孕妈妈都出现过此症状。但大部分的孕妈妈都会安全度过先兆流产，之后进入一个相对比较稳定的安定期。

主要症状是出血、腹胀腹痛等

先兆流产简单地说就是出现了下腹疼痛、宫颈扩张、阴道出血等症状，而引发流产的现象。不过，随着医学的发展，即便是有上述特征也并不一定是有流产的倾向。

妊娠最初期的流产大都是由于染色体异常等原因，导致受精卵没有正常发育；另外做B超检查时检测不到胎儿的心跳的情况也很常见。但是，妊娠7～8周时如果可以检测到胎儿的心跳，即便是子宫颈管闭合后会有少量出血并伴有疼痛感，在之后的妊娠过程并无大碍的患者占绝大多数。以前的科学技术还检测不到妊娠未满8周的胎儿心跳，所以在这个时期如果出现出血和疼痛感，一般都会被诊断为先兆流产。但是，现在可以在比较早的阶段就检测到胎儿的心跳，确认正式妊娠的可能性，即便是有上述的症状，只要胎儿的心跳是持续正常的，流产的可能性较小。

导致先兆流产的原因有很多种，既有由于受精卵着床时位置或者过程不当引发的出血等胎儿方面的因素；也有由于运动过量、长期站立工作、感染等导致子宫收缩等母体方面的因素。

先兆流产中11%～18%的情况是由于包裹胎儿的绒毛膜的外侧部分发生血肿（血块），从而诱发出血，医学上称作绒毛膜下出血。

如果发现有褐色的出血症状，就需要去医院就诊，然后静养。大多数的情况下对胎儿不会有很大的影响。另外，如果出现阴道分泌物大量增加、与平常不同并伴有异味的话，可能是阴道炎或子宫颈管炎的前兆，应尽快去医院就诊。

使用阴道B超进行小范围检查、然后静养

妊娠初期子宫相对较小的情况下，一般不使用腹部B超检查，而是采用周波数较高的阴道B超进行检查，将柱形的探测器插入阴道后可以在距离子宫更近的位置进行检查。通过这种检查，在妊娠7～8周时，就可以检查到胎儿的心跳，以

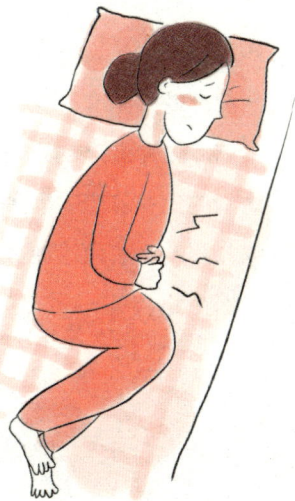

及分辨出胎儿的头部与躯体的位置，甚至可以监测到胎儿在母体内活动的样子。妊娠7～8周以后，如果胎儿的心跳正常的话，基本上是没有问题的，但是如果有先兆流产的可能性，就会小范围地进行超声波检查。

治疗先兆流产的方法首先是静养。但如果是由于受精卵上的染色体异常等因素诱发的先兆流产，即便是静养也很难控制流产。不过，目前还没有任何方法可以在先兆流产阶段诊断其是否是受精卵所导致的，所以只有静养，等待结果。另外，医生也会开一些止血药、抑制子宫收缩类的药物，但不能作为根本治疗的办法。

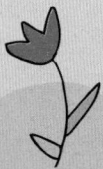

妊娠日记

产检时检查出有子宫内出血

北京 周梅（35岁） 男孩（11个月）

妊娠第7周的产检时，在自己完全没有察觉的情况下，被检查出有子宫内出血的症状。医生建议在家静养，观察病情，如果工作不是很吃力的话坚持工作也没有关系，只需要注意一下便可。2周后复诊的时候出血止住了，心里的一块大石终于落地了。之后也都是非常谨慎地度过了妊娠期。

初次产检后的第3天，发现褐色的分泌物

平顶山 丽丽（34岁） 女孩（1岁）

妊娠第5周的时候发现有褐色的分泌物，赶紧去医院就诊。内诊时也发生了出血，感觉有点像痛经，医生诊断为先兆流产。开了一些内服的药物，回家静养。除了上厕所和洗澡以外，几乎不怎么动，都是躺着静养。另外还去开了一些内服的中药，两种药一起吃。

如果在家中静养，请遵从医生建议

如果被诊断为先兆流产，应该如何在家中静养，需要遵从主治医生的建议。一般来说，在持续出血期间，除了上厕所和吃饭以外，都应该在床上静养。出血止住后，可以做一些简单的家务，但不能外出购物、买菜。而且，做家务也需要劳逸结合，多多休息，一旦家务活做完了要马上躺下静养。需要注意的是，在医生建议的静养阶段是绝对不可以性交的。待恢复以后，对妊娠过程和胎儿不会有任何影响，不用过分担心。

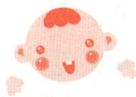

关于流产需要知道的事

流产虽然是件很遗憾的事情，但却是很常见的妇科病症，每10次妊娠中大约会发生1～2次流产。下面主要介绍流产的原因、治疗方法以及是否会影响下一次妊娠等问题。

既有有症状出现的流产，也有无任何症状的流产

在胎儿还不能在妈妈体外存活的时候，也就是妊娠未满28周之前中止妊娠的行为被称之为"流产"。妊娠28周以后，胎儿出生可以存活的案例是实际存在的，所以在这以后出生被称为"早产"，与流产是有一定区别的。

流产的症状一般表现为出血、下腹部疼痛、腹胀等，也有一些是完全没有任何症状的。还有一种叫作生化妊娠的病症，主要表现是使用验孕棒会显示已经妊娠，但是做超声波检查却检测不到胎儿的存在。这种情况，一般会像平常月经一样自然地流出体外，甚至本人根本没有任何反应。孕妈妈这个时候也不用担心，不会造成任何后遗症。

早期流产的原因多半是胚胎本身的问题

　　流产大多数发生在未满12周的妊娠初期。在早期流产中大多数原因都是由于胚胎本身的缺陷问题造成的。由于受精卵的染色体异常等原因，胚胎自身不能再继续发育，这种情况占早期流产的60%～70%左右。

　　此外，12周以后发生的流产多数是由母体自身的原因所引起的。原因多种多样，例如宫内感染、子宫颈管无力症、子宫肌瘤、子宫畸形、结缔组织病等自身免疫系统的疾病都可能引起流产。

　　子宫颈管无力症是指子宫颈管组织松弛无力的症状，既有先天性的，也有由于后天因素造成的子宫颈管受伤后所引起的。有些患者可能会有轻微的腹部压迫感，有些则完全没有任何自觉反应，突然发生破水现象。尤其是头胎的孕妈妈很难发现。子宫颈管无力症多发于妊娠16～24周，这一时期子宫内压增高。可以在早期进行将颈管缝合缩小的手术，这样可以预防流产和早产。

3次以上反复流产的情况需要检查

　　进行流产手术将子宫内清理干净后，需在下一次月经结束之前尽量避免性行为，之后也需要在医生的许可下进行下一次妊娠。上一次的流产不会对接下来的妊娠带来影响，不必担心。

　　但是，如果有3次以上反复流产的情况，就需要进行检查，看看是否需要做针对"习惯性流产"或是"不育症"等病症的治疗。不育症是指虽然可以妊娠但是胎儿不发育的一种病症。主要原因是由于高催乳素血症或甲状腺功能异常造成的。掌握病症的原发因素，接受治疗后，再次妊娠的案例也是很常见的。

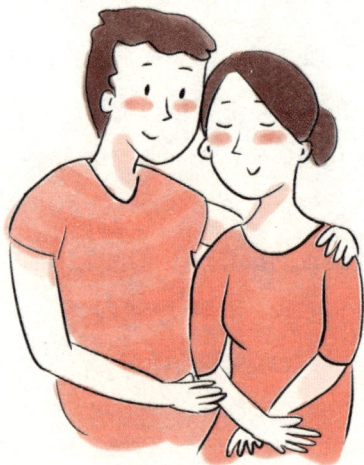

● 流产的类型

流产的原因是多种多样的，染色体异常、母体疾病、母儿血型不合、精子畸形率异常、外伤以及环境污染等都有可能导致流产。

先兆流产：发生于妊娠28周前，主要表现是少量阴道流血，常为暗红色或血性白带，以及轻微下腹疼痛或腰痛，没有妊娠物排出。经过保胎后，症状可能会消失，可以继续妊娠。

难免流产：先兆流产继续恶化即难免流产，又被称为不可避免流产，阴道流血更多，常超过月经量，阵发性腹痛更加剧烈，甚至破水。子宫变化与停经周数基本相符或略小。

不全流产：常见于10周以后，胎盘正在发育或已形成，流产时胎儿及部分胎盘已经排出，部分仍残留在子宫内，子宫不能很好收缩，以致阴道大量出血，甚至出现休克的现象。

完全流产：在短期腹痛后，妊娠物完全排出，阴道流血量减少，逐渐停止，也不再腹痛。通常不必治疗。

稽留流产：也被称为过期流产，胚胎或胎儿已经死亡却一直滞留宫腔中没有及时自然排出。主要表现为早孕反应消失，少量多次阴道流血，色暗，子宫不再增大反而缩小。如果已到了孕中期，会发现孕妈妈腹部没有增大，而且胎动消失。妇科检查子宫颈口未开，子宫较停经周数小。

复发性流产：指的是自然流产连续发生3次及3次以上，主要特点是每次流产几乎都发生在同一个妊娠月份。这种情况需要尽早进行治疗。

感染性流产：不完全流产后有组织残留于宫腔内，或者非法堕胎未经消毒，都有可能引起子宫腔内感染。常有发烧、下腹痛、阴道流出脓血以及带有臭味的脏东西，严重感染可以扩展到盆腔、腹腔甚至全身，并发盆腔炎、腹膜炎、败血症和感染性休克。

在怀孕时，孕妈妈应该尽可能地充分休息，避免过度劳累，尽量不要做过重的体力劳动，比如搬重物、提水等。防止外伤，避免腹部受到撞击。保持心情舒畅，避免各种精神刺激。妊娠期性生活要有节制，因为腹部受到的挤压和宫颈受到的刺激都有可能会诱发宫缩。禁用妊娠禁忌药物。

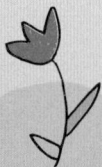

流产 Q&A

Q 是否存在容易流产的体质？

A 患有结缔组织病、甲状腺功能低下等慢性病，或是患有子宫肌瘤、子宫发育不全、子宫畸形等病症的人有容易流产的倾向。但也不是绝对的，根据所患病症坚持服用内服药或是进行手术等，是可以预防的。

Q 如果总是反复流产，该如何是好？

A 3次以上反复流产、患有习惯性流产或不育症的情况，应该尽量在连续2次流产后进行详细的检查。检查中有一项是抗磷脂抗体检查，如果结果呈阳性就容易发生流产。这个时候孕妈妈可以通过服用少量阿司匹林或是静脉注射抗凝血剂来抑制血栓的形成，预防流产。

Q 母体年龄越高会越容易流产吗？

A 随着母体年龄的增加，作为卵子基础的细胞会发生老化，使受精卵发生染色体异常的额外可能性增高。在可以确认胎儿心跳前的流产几乎都是由于胎儿胚胎自身的原因所造成的。这也是自然界的一种优胜劣汰，是无法预防和治疗的。虽然随着年龄的增长会有自然流产率增高的倾向，但是也只是占一小部分。如果在确认胎心前后出现了流产，可以视为"偶发性流产"，不必过分担心。

Q 距离下次妊娠应该间隔多长时间？

A 不需要间隔很久。在医生的指导下，通常是正常月经来过2~3次后，就可以准备下次妊娠了。基础体温的低温期与高温期恢复双相性也是可以妊娠的一个标志。即便是很快怀孕，前一次的流产几乎不会对本次妊娠产生影响。

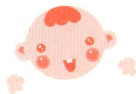

职场孕妈妈的妊娠生活

在职场中坚持工作的孕妈妈有很多。但是，在妊娠中由于早孕反应等非常容易发生状况，身体也可能会变得没有以前灵活，面对工作，孕妈妈应该量力而行。

发现妊娠后，应尽早告知上级领导

由于妊娠初期的早孕反应引起身体不适，可能会给同事带来不便，或是由于身体不适发生缺勤、由于产检请假等人事上的问题。应尽早通知自己的上级领导，安排人员的补充和人事变动、岗位变动等。具体何时向上级汇报已经妊娠的消息，最好可以在妊娠10周前后，发生流产可能性较小的时期再进行汇报。

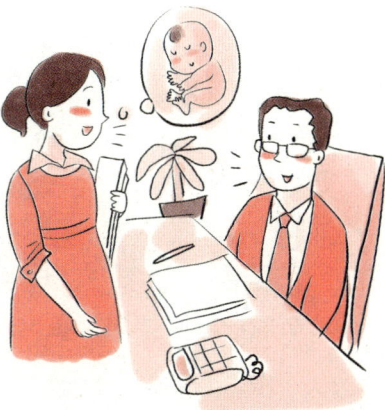

职场孕妈妈最初的考验可能是早孕反应。空腹后会感觉身体不适，孕妈妈可以在包中常备一些巧克力，以备不时之需。如果对同事的香水、香烟味道等感觉很敏感的话，可以准备口罩或是直接告知同事请求理解与配合。休息时，孕妈妈可以到室外呼吸新鲜空气，缓解一下心情。

妊娠中，除了早孕反应期间，一定要注意营养均衡。职场孕妈妈在外就餐的机会比较多，所以需要格外注意。为了预防妊娠高血压，一定要认真管理自己的体重，点菜的时候尽量选择盐分和热量较低的食物。

保护职场孕妈妈的福利制度

做好调查找到适合孕妈妈的福利制度，有助于日后的孕期生活。根据各单位的福利制度，可能会有错峰上下班等福利。

当早孕反应严重或是患有妊娠高血压疾病、先兆流产等病症时，可以向医生提出要求开具相关证明，用人单位有义务让妊娠中的女职工进行相应的休假。

职场孕妈妈的注意事项

1 应尽量避免长时间站立工作和重体力劳动

妊娠中的长期站立与重体力劳动，可能成为导致先兆流产、先兆早产、妊娠高血压等病症的诱因。尽量减少自己工作上的负担，如果可能应向人事部门提出岗位调换。

2 工作中如果出现腹痛、腹胀等情况，应尽量使身体得到休息

随着肚子一天天变大，稍微动一下可能就会觉得很累。为了预防先兆早产，一定不要勉强自己工作。如果出现腹胀、腹痛等症状，在休息时间应尽量让身体平躺得以休息。

3 节假日好好休息、家务活需要寻求丈夫的帮忙

为了缓解工作带来的压力，假日休息的时候应该选择比较悠闲的方式。家务活也不要勉强自己做，这个时候最需要准爸爸的帮助。

4 尽量避开早晚高峰

对于孕妈妈来说，在拥挤的地铁或是公交车内长时间站立，是存在一定风险性的。应尽可能错峰上班，可以从始发站上车或选择有座位的车厢等。

5 坐办公室的孕妈妈，应适时活动一下身体

如果长时间保持同一个姿势工作的话，很容易造成腹胀和腰疼。一定要适时起来溜达溜达，休息的时间可以活动一下身体。

6 注意不要着凉

身体着凉的话容易腹胀，而且也容易感冒。最好在办公室内准备毯子和外套，以应对办公室的冷气。

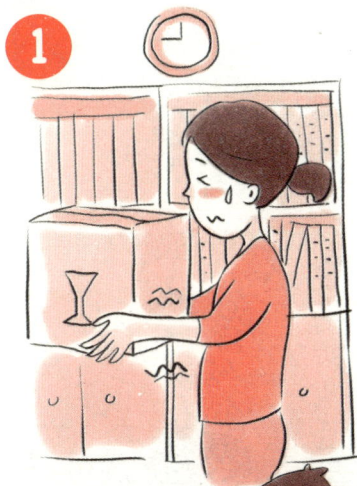

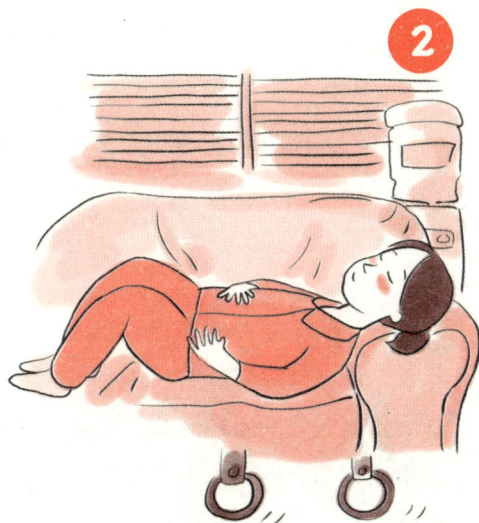

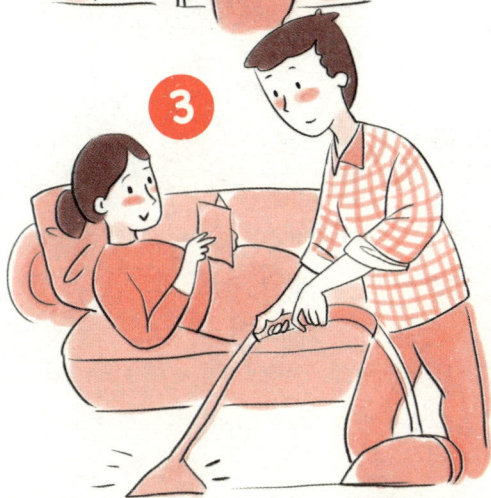

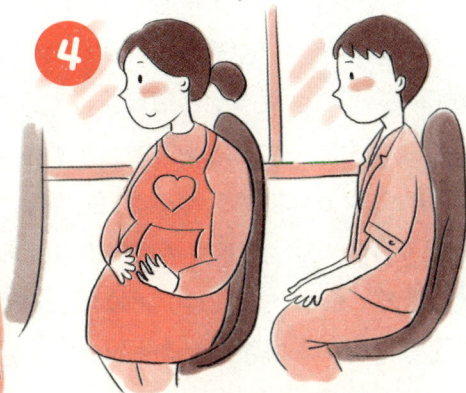

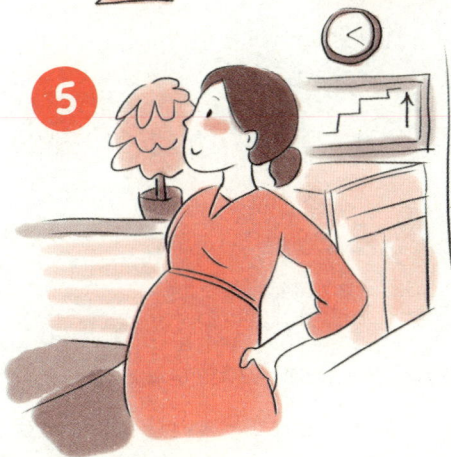

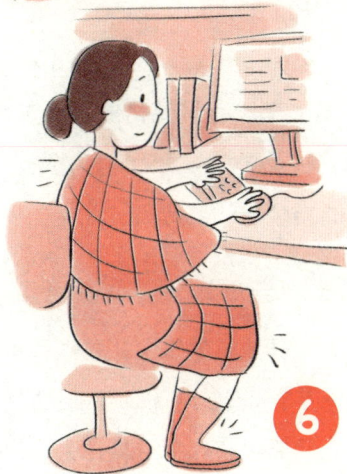

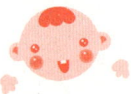

预防便秘

肚子一天天变大，孕妈妈也变得很能吃了，为什么在妊娠中还容易便秘呢？

妊娠中受荷尔蒙等因素的影响容易便秘

很多女性从妊娠前可能就有便秘的烦恼，而妊娠后会使这些症状更加严重。有些在妊娠前大便一直很通畅的女性，由于妊娠也可能会导致便秘。导致便秘的原因之一是，受维持妊娠的黄体激素（黄体酮）的影响，肠蠕动能力低下从而导致便秘。另外，随着子宫的日益增大，对肠道的压迫也越来越严重，这种压迫也严重地影响了肠蠕动。还有妊娠中的运动不足、随着腹部的增长腹肌变得越来越少等都是造成便秘的原因。

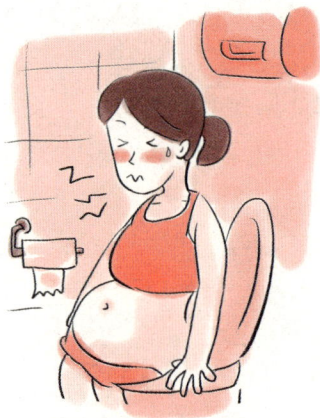

但是，一般认为妊娠中比较容易便秘，其实也与个人的体质与生活习惯、摄取食物的营养平衡等有着很大的关系，甚至有些女性在妊娠后相反地会出现腹泻的情况。

发生便秘后，只要2～3天内有一次排便，大可不必有过多的担心。但如果一周以上都没有排便，或是腹胀严重、大便干燥导致的排便吃力等，容易导致痔疮，应及时地与主治医师沟通。妇产科医生可以开一些对胎儿没有影响的并且可以缓解便秘的处方药。

记住一些应对便秘的方法，实践一下

预防便秘的方法，首先最重要的是保证正常的生活规律。早上起床后，一定要吃早餐，这样可以促进肠道的运动，早餐后如果可以确保排便是最理想的。其次，需要调整饮食结构。为了保证大便通畅，一定要时刻注意营养均衡，要适当多吃一些可以促进肠蠕动的食物，例如食物纤维含量高的食物、富含乳酸菌的食物等，会对预防便秘有一定的功效。

对于妊娠过程比较顺利的孕妈妈来说，还可以尝试着做一些孕妇体操（可以帮助活动骨盆附近），或是散步等轻微的运动。例如在家附近的公园里散散步，或是适当做一些家务活等。这些都可以促进肠蠕动，预防便秘。

预防妊娠中痔病的方法是防止便秘

如果便秘没有得到一定的缓解，达到比较严重的程度后可能会得痔病。痔病大致可分为痔疮、肛裂、肛瘘这3种形式。妊娠中最为常见的是痔疮和肛裂。随着子宫的日渐增大，会逐渐压迫到直肠和肛门周围的静脉，引发充血水肿，从而形成一个小鼓包，也就是痔疮。肛裂则是由于长期便秘导致大便干燥，而排便时过分用力会引发充血水肿并伴有肛门皮肤撕裂。以上两种病症大都伴有强烈的痛感和出血，有时候还被误认为子宫出血，让孕妈妈变得很紧张。

预防痔病首先应该防止便秘。为了使血流通畅、预防肛门周围的静脉产生充血，一定要尽量避免长时间保持同一姿势的坐立，要尽量做适度的运动。另外，增加泡澡的次数，使用淋浴喷头冲洗肛门也可以促进肛门周边的血液循环，使肛裂恢复得快一些。

缓解便秘的要点

大量摄取食物纤维

豆角、牛蒡等蔬菜，豆渣、羊栖菜、水果干等食物中富含食物纤维，应积极地摄取富含食物纤维的食品。

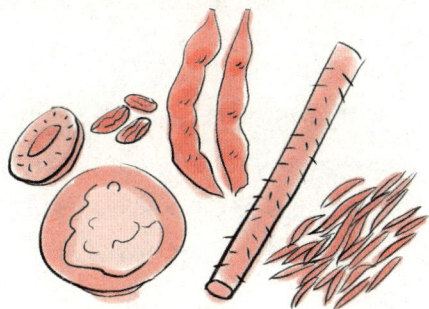

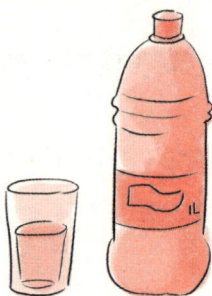

尽可能多喝水

清晨是肠蠕动最为活跃的时期，应该在早上起来后喝一杯清水，这样有助于促进肠蠕动。一天中大约需要摄取1000ml的水分，才会达到缓解便秘的效果。

养成在固定的时间段去厕所的习惯

养成在固定的时间段去厕所的习惯，例如在早饭前或是洗澡前排便等，使身体中的生物钟记住这个时间的行为，之后身体自然就会在相同的时间段排便了。

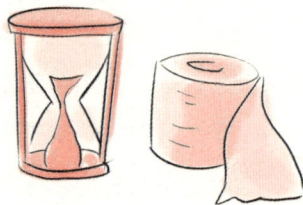

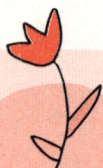

便秘 Q&A

Q 由于早孕反应几乎没怎么吃东西，为什么还会患便秘呢？

A 由于早孕反应不能正常进食，会导致能够促进肠蠕动的水分与食物纤维严重缺乏。还有一个原因与食物的量没有关系，受妊娠后荷尔蒙的影响，肠蠕动本身就会变得缓慢。所以，就算早孕反应严重，不能进食，也需要多多地补充水分。

Q 感觉便秘的时候尽量避免吃辣的食物对吗？

A 辛辣的调味品有使血管扩张的作用，而血管扩长会激发痔病的炎症产生恶化。痔病严重后会由于疼痛使排便变得更加困难，从而使便秘加重。不过适量地吃一些是可以的，只要掌握好度即可。

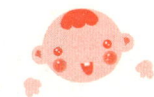

预防贫血

如果平时摄取的食物中铁含量较低，妊娠后在身体中积蓄的铁很快就会被消耗干净，更易造成贫血。因此在孕前就应注意平时的饮食习惯，增加铁元素的摄入。

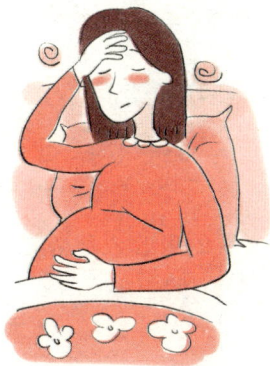

妊娠中容易产生生理性贫血

血液是由红细胞、白细胞、血小板、血浆等组成的。红细胞含有的血红蛋白大量减少的状态被称为贫血。血红蛋白会与氧结合，并且把氧输送到身体各部位的细胞中。因此，持续贫血时身体会处于低氧的状态，很容易心慌、胸闷、感觉疲劳。

贫血的原因中，最为常见的是由于身体中铁含量不足引发的"缺铁性贫血"。妊娠后，受到胎儿与胎盘迅速成长的影响，身体会比平时需要更多的铁，所以妊娠后患缺铁性贫血的概率也会大大增加。

在产检验血时，如果血液中的血红蛋白浓度含量低于110g/L，就会被诊断为贫血。若数值偏低，担心身体会受到影响时，医生会进行饮食指导和开具一些补铁的处方药。另外，如果在妊娠前就患有贫血等慢性病的孕妈妈，可能会由于妊娠导致贫血加重的概率较高，需要特别注意一下。

主要的改善方法是食疗法和服用补铁药剂

即便是孕妈妈身体贫血，体内的氧与营养也会优先输送给胎宝宝，所以不用担心对胎宝宝的影响。但是，如果贫血严重，孕妈妈的身体会容易变得疲劳，会对日后的分娩产生一定的影响，所以预防贫血也是不容忽视的。

改善贫血的主要方法是食疗法和服用补铁药剂。其中，食疗法不用担心有副作用，对孕妈妈的日常生活也不会有很大的影响，最容易坚持，被公认为最有效的方法。虽说看似简单，但是真正要在日常饮食中摄取足够多的铁元素并不是一件容易的事情。可以根据专家的建议，在生活中多摄入能够补充铁元素的食品。

能够改善贫血的饮食生活要点

多吃菠菜

菠菜是蔬菜中富含铁元素的代表。但是菠菜中的草酸会阻碍铁元素的吸收，所以需要将菠菜焯一下，再用清水洗净。

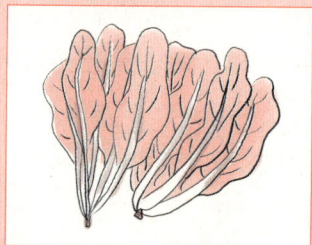

多吃蚬贝、花蛤等贝类

贝类中除了富含铁元素以外，还含有大量可以与红细胞结合的蛋白质。建议可以做成海鲜汤或是意面等食用。

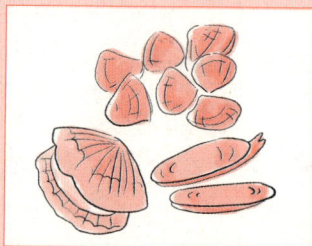

多吃猪肝和鸡肝

肝脏是含铁量最高的食材。烹炒时可以加入一些生姜去除腥味。但是肝脏中也含有大量的维生素A，而大剂量的维生素A对人体具有毒性，过度摄入同样会引起胎儿畸形或影响胎儿的正常发育，所以需要适量摄取。

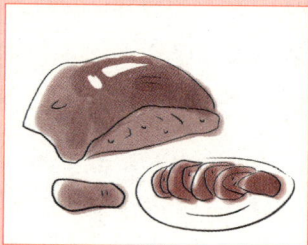

动物性蛋白质+铁元素

血红蛋白主要是由铁和蛋白质构成的。当铁元素与肉类、鱼类、蛋类、乳制品类等食物中的动物性蛋白质一起摄取时，会大大地提高消化吸收率。

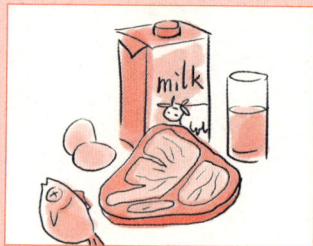

醋+铁元素

铁元素与米醋、苹果醋等十分合拍，一起食用的话铁元素会比较容易被胃酸溶解。所以在制作富含铁元素的料理时，不妨加一点醋进去。

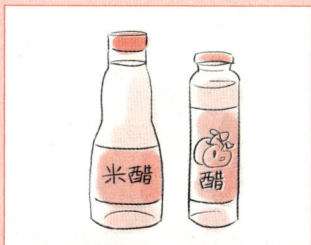

维生素C+铁元素

维生素C可以辅助铁元素在体内的吸收。红薯类、水果类、生的蔬菜中富含维生素C。建议每天食用。

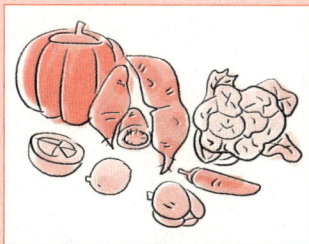

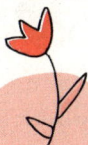

贫血 Q&A

Q 食疗法后贫血没有得到改善应该怎么办?

A 为了预防贫血，平均每天需要摄取20mg铁元素。但是从食物中摄取铁元素时，吸收率只有10%。如果使用食疗法也没有很好地改善贫血，可以配合服用一些补铁药剂，这样效果会更加理想。

Q 听说贫血会对分娩有很大影响?

A 对于自身体内储存铁含量较低的人来说，妊娠后会更加容易贫血，如果放任不管，使贫血更加严重的话，会出现体力下降、分娩时间过长、出血量增多等可能性。为了以更佳的身体状态迎接分娩时刻的到来，需要预防贫血。

Q 服用补铁药剂后感觉胃胀该怎么办?

A 补铁药剂有一定的副作用，会造成胃肠损伤，引发炎症、便秘、腹泻等症状。根据个人体质，如果与自身不合，需要咨询医生，附加一些胃药等一起服用。也可以换一种适合自身体质的补铁药剂，或是改成注射的方式。

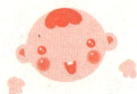

性生活时要相互体贴

有的孕妈妈在妊娠期间绝不行房，也有孕妈妈表示一切如常。不管怎样，对夫妻双方来说最重要的是做到互相理解，共同探索有效的沟通方法。

采用合适的体位且动作要轻柔

很多夫妻担心会对胎儿造成影响，妊娠期间完全停止性生活。其实，妊娠5个月后便进入了稳定期，如果妊娠过程比较顺利，此时可以进行适度的性生活。

但是，也有一些注意事项需要了解。首先，不能采用会压迫到孕妈妈腹部的体位。如果孕妈妈感到腹胀就应立即停止性交。另外，妊娠期间受激素分泌的影响，阴道处于充血状态，容易受伤甚至出血。如果出血并非来自子宫，大多数情况下都不会对妊娠产生影响。但是，无法确定出血来自何处，所以只要见到出血就要停止性交。在妊娠期间性交还要做到比平时更加注意卫生，动作一定要轻柔。

● 流产后再要个宝宝也不难

很多人视流产为洪水猛兽，流产后情绪消沉，有些人还担心以后再也不能怀孕。其实，这样的顾虑无异于杞人忧天。绝大多数的自然流产都是偶然的，而且，自然流产的胎儿70%左右都是异常的病态胚胎，主要是染色体异常造成的，它们很难发育成为成熟胎儿。所以，我们可以把自然流产当成是一种有利于优生的自然淘汰。

事实上，流产后再要个宝宝并不难，当务之急是要调理好身体，为宝宝再次来临准备好"沃土"。流产后，要休息两周，保证充足的睡眠，避免疲劳。流产时失血是非常正常的，因此，流产后一定要加强营养，多吃营养丰富的食物如瘦肉、鱼、蛋、鸡、乳、海产品、大豆制品等，以及新鲜蔬菜和水果。要补充足够的铁质，以预防流产后贫血的发生。因为身体较虚弱，容易出汗，所以要多喝水，补充水分，但最好少量多次。流产时，子宫颈口开放至完全闭合需要一段时间，所以流产后要注意讲究个人卫生。要保持阴部清洁，内裤要常洗常换，半个月内不可盆浴。尤其要注意的是，流产后42天内，子宫还没有完全恢复，要严禁过性生活，避免造成感染。

很多准妈妈在流产后急于怀孕，这种"盼子心切"的心态需要调整。流产后最好3个月到半年后再怀孕。怀孕不但使生殖系统发生变化，而且全身各系统都会随之发生很大变化。怀孕一旦被中断，全身各系统的变化加上流产失血等对母体的损伤都需要一段时间才能恢复。流产后如果短期内再次怀孕，受精卵在尚未恢复好的子宫内膜上再次着床，很容易发生自然流产，使孕妈妈再次承受巨大的痛苦。所以，为了保障母子的健康，孕育优秀的下一代，请多给自己一些时间吧。

此月爸爸须知

用语言表达自己的要求和顾虑

妊娠期间的性生活对夫妻双方来说都很伤脑筋。从表面看，孕妈妈的身体并没有出现什么特别大的变化，所以准爸爸可能仍会有继续以往生活的想法。可看到孕妈妈正经受着早孕反应的折磨，又会产生顾虑。像这样内心矛盾的准爸爸应该为数不少吧？通过一些数据可以知道，夫妻双方还是比较关心妊娠期间性生活这件事情的。但如果顾虑太多，会让双方都很难说出真实感受。这种状态一直持续，可能会对对方产生不满。性生活不是维系夫妻感情的唯一手段，双方首先要敞开心扉。在被不满情绪影响之前，就要把心中的顾虑表达出来。准爸爸要主动说出感受，这样孕妈妈也能打消顾虑，表达出真实想法。

孕3月产检

Baby

孕妈妈第1次产检的常规检查

血常规、尿常规和肝肾功能等常规项目检查

    从孕3月孕妈妈进行第1次产检开始，以后的每一次产检都要进行常规检查，包括体格检查，测量体温、身高、体重、血压和心率等；常规项目检测，包括血常规、尿常规、肝肾功能、妇科检查、胎心测量等，以便了解准妈妈和胎宝宝的发育状况和营养情况，以及孕期中出现的异常情况。根据孕程的进展，每次产检都有不同的检查、监测重点，有时还要根据准妈妈个体情况的不同增加特殊项目的检测。

骨盆外测量

    产道包括骨产道和软产道，骨产道就是指骨盆。骨盆是胎宝宝娩出时必经的通道，所以骨盆的大小和形态与分娩有很大的关系。

    如果孕妈妈骨盆入口平面狭窄，容易发生胎位异常，分娩过程中常引起继发性子宫收缩乏力，导致产程延长或停滞；如果准妈妈中骨盆平面狭窄，产程中影响胎头内旋转，胎头长时间嵌顿于产道内，会因缺血、缺氧使胎宝宝颅内出血，导致胎宝宝窘迫甚至死亡，或导致胎膜早破，在手术助产中会增加感染机会，易发生新生儿产伤及感染，严重者会导致子宫破裂，危及孕妈妈和胎宝宝的生命。

    为预防孕妈妈骨盆狭窄给分娩造成的危害，孕妈妈做产前检查时，医生要通过对骨盆的测量来了解骨盆的大小和形状，判断能否自然分娩。测量骨盆有外测量和内测量两种。第一次怀孕的

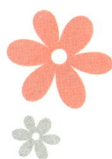

孕妈妈及有难产史的孕妈妈，在初次产前检查时，均应做骨盆外测量及检查。如果孕妈妈在骨盆外测量中发现异常，就应进行骨盆内测量，骨盆内测量一般在孕28～34周进行。

骨盆外测量是用一把特制的尺子从体外测量骨盆的大小，这种方法简便易行，可以间接判断骨盆大小及形状。

髂棘间径：孕妈妈伸腿仰卧在床上，测量两髂前上棘外缘的距离。正常值为23～26cm。

髂嵴间径：孕妈妈伸腿仰卧在床上，测量两髂嵴外缘最宽的距离。正常值为25～28cm。

骶耻外径：孕妈妈左侧卧位，右腿伸直，左腿屈曲，测量第5腰椎棘突下至耻骨联合上缘中点的距离。正常值为18～20cm。

出口横径（坐骨结节间径）：孕妈妈仰卧在床上，两腿弯曲，双手紧抱双膝。测量时检查者面向孕妈妈外阴部，触到坐骨结节，测量两坐骨结节内缘间的距离。正常值为8.5～9.5cm。

耻骨弓角度：孕妈妈仰卧在床上，两腿弯曲双手紧抱双膝。测量者用左右两拇指尖斜着对拢，放置于耻骨联合下缘，左右两拇指平放于耻骨降支上面。测量两拇指间的角度，正常值为90度。

体重测量

怀孕初期，孕妈妈的身体开始出现许多变化，应该从此时开始监测管理体重。胎宝宝长大、羊水增多、胎盘增大、子宫增大、乳房增重、血液及组织液增多、母体脂肪增加，都是孕期体重增加的原因。孕妈妈体重的正常增加，是营养良好的重要指标。

哪些重点检查结果提示异常

感冒（血常规检查结果异常提示可能的感冒类型）

白细胞计数及其分类

白细胞计数（WBC）高值时，提示：可能有急性感染、组织损伤

等。白细胞总数的增高视感染范围、严重程度及机体反应情况而有所不同。

白细胞计数（WBC）低值时，提示：可能有各种感染，如病毒感染（肝炎、感冒、风疹），细菌感染（伤寒、波状热）。病毒感染是最常见的原因之一，尤其是病毒性感冒。如无明确原因的白细胞减少，为原发性白细胞减少症。

中性粒细胞（GRN）高值时，提示：急性化脓性细菌感染等，如金黄色葡萄球菌、肺炎链球菌等。常见于细菌性感冒。

由于中性粒细胞在白细胞中所占百分率最高（50%～70%），因此它的数值增减是影响白细胞总数的关键。轻度感染时白细胞总数可正常，分类时可见中性粒细胞百分率增高；中度感染时白细胞多大于$10×10^9$/L并可伴轻度核左移；重度感染时白细胞明显增高，大于$20×10^9$/L并出现明显的核左移。

感染过于严重，如感染中毒性休克或机体反应性较差时，白细胞可不增高反而减少且伴有严重的核左移。

中性粒细胞（GRN）低值时，提示：某些革兰阴性杆菌（如伤寒、副伤寒沙门菌）感染及病毒感染（无并发症时），或再生障碍性贫血及非粒细胞性白血病等。

嗜酸性粒细胞（EOS）高值时，提示：可能有过敏性疾病，如支气管哮喘、血管神经性水肿、风疹、食物过敏、血清病等。

嗜酸性粒细胞（EOS）减少，一般意义不大。常见于伤寒、副伤寒初期，或长期应用肾上腺皮质激素后。

嗜碱性粒细胞（BAS）高值时，提示：慢性粒细胞性白血病。

嗜碱性粒细胞（BAS）减少，一般意义不大。

淋巴细胞（LYM）绝对值增多，提示：可能有某些病毒或细菌所致的传染病，如风疹、流行性腮腺炎、结核病、百日咳、传染性单核细胞增多症、传染性淋巴细胞增多症、淋巴细胞白血病等。

淋巴细胞（LYM）绝对值减少时，提示：可能是某些传染病的急性期、放射病、应用肾上腺皮质激素、抗淋巴细胞球蛋白治疗、淋巴细胞减少症、免疫缺陷病等。

单核细胞（MID）高值时，提示：可能是某些细菌感染，如伤寒、结核、疟疾、亚急性感染性心内膜炎、急性感染的恢复期等。

单核细胞（MID）减少，一般意义不大。

血常规报告单

临床检验结果报告单

门诊化验室 检验编号： 流水号：

姓　名：	登记号：01024094	科　室：产科东门诊	采样日期：2011-03-18年	龄：29岁
性　别：女	病　区：	申请医师：	采样时间：13:55	出生日期：
病案号：	床　号：	申请日期：	标本种类：指尖血	初步诊断：

检验项目	英文对照	结果	单位	参考值	检验项目	英文对照	结果	单位	参考值
*白细胞计数	WBC	6.83	*10⁹/L	4.00-10.00	血小板体积分布宽度	PDW	10.1 L	%	15.5-18.1
*红细胞记数(全血)	RBC	3.58	*10¹²/L	3.50-5.00	中间细胞群	MO	8.2 H	%	3.0-8.0
*血红蛋白	HGB	109 L	g/L	110-150	中间细胞群的绝对值	MO#	0.56	*10⁹/L	0.20-0.70
*红细胞比积	HCT	35.5 L	%	37.0-43.0	粒细胞群	GR	69.0	%	50.0-77.0
*平均RBC体积	MCV	99.2 H	fL	82.0-95.0	粒细胞群的绝对值	NE#	4.71	*10⁹/L	2.00-8.00
*平均RBC血红蛋白含量	MCH	30.4	pg	27.0-31.0	淋巴细胞群	LY	21.4	%	18.0-47.0
*平均RBC血红蛋白浓度	MCHC	307 L	g/L	320-360	淋巴细胞群的绝对值	LY#	1.46	*10⁹/L	1.00-3.30
*血小板计数	PLT	290	*10⁹/L	100-300	嗜酸细胞群	EO	1.3	%	0.5-5.0
红细胞分布宽度	RDW	13.7	%	11.0-16.5	嗜酸细胞群的绝对值	EO#	0.09	*10⁹/L	0.00-0.40
血小板比积	PCT	0.270	%	0.114-0.282	嗜碱细胞群	BA	0.14	%	0.00-0.20
平均血小板体积	MPV	9.2 L	fL	9.4-12.5	嗜碱细胞群的绝对值	BA#	0.01	*10⁹/L	0.00-0.20

备注： 签字：

感冒一般分为病毒性感冒和细菌性感冒，其主要不同是致病因素不同，病毒性感冒是由于病毒所致，而细菌性感冒是由细菌所致。检查血常规可以准确判断出感冒的类型。

病毒性感冒有普通感冒、流行性感冒和病毒性咽炎等。病毒性感冒的血常规表现为：白细胞一般不升高，中性粒细胞百分比下降而淋巴细胞百分比升高。

细菌性感冒有细菌性扁桃体炎等。细菌性感冒的血常规表现为：白细胞总数升高，中性粒细胞百分比升高而淋巴细胞百分比降低。红细胞系统和血小板一般没有太大变化。这时孕妈妈会发热、头痛、咽痛、咳嗽。如果不及时治疗，会引发支气管炎、肺炎等。细菌性感冒可由病毒性感冒转化而来，也可能一开始就是细菌性感冒。

病毒存在于患者的呼吸道中，咳嗽、打喷嚏时会经飞沫传染给别人。普通感冒，俗称伤风，是由鼻病毒、冠状病毒及副流感病毒等引起。普通感冒较流行性感冒传染性要弱得多，一般人在受凉、淋雨、过度疲劳后，因抵抗力下降容易得此病。得此类感冒的人，如果抵抗力强，一般3～7天可以自愈。流行性感冒极易传播，一般在冬春季多发，有20%～40%的人会传染上流感，所以孕妈妈一定要注意隔离和治疗。

血脂高

血常规检查结果异常提示血脂高

总胆固醇和三酰甘油高值时提示：体重较重的孕妈妈需要警惕心脑血管疾病过早出现。（总胆固醇或三酰甘油数值就是人们所说的"血脂"的指标。）

高脂血症是引起冠心病的主要原因之一。高脂血症本身多无明显的症状，不做血脂化验很难被发现。

一般都以为高脂血症是老年人的疾病，其实，由于人们饮食结构的变化、脂肪摄入过量、生活不规律以及缺乏锻炼，许多年轻人也提前出现高血脂。高血脂对身体的损害是一个缓慢的、逐渐加重的隐匿过程，高脂血症患者如果吸烟，同时有高血压，就会加速动脉粥样硬化的进程，导致血管狭窄和阻塞，严重者会突然发生脑卒中（中风）、心肌梗死。

痛风

肝肾功能检查结果异常提示可能有痛风

尿酸高值时，提示：有痛风可能。体重较重的孕妈妈尤其要注意。

尿酸是指人体内嘌呤代谢的最终产物。如果体内积聚过多尿酸，造成代谢失调，就是尿酸过高。一般来说，长期高尿酸会引起痛风，但并不是所有的尿酸过高都是痛风。如果运动时间过长而没有及时喝水，抗利尿激素分泌，使尿液中的水分减少；食用含有大量嘌呤的食物，如红肉、动物内脏等，都会使尿酸浓度短时间内增高，这属于正常现象，无须紧张。

肾脏疾病、年龄过大引起的器官老化、痛风、血液病、高血压、肥胖、糖尿病、铅中毒等都会引起尿酸增高。所以，当较胖的孕妈妈血尿酸过高时，应该先请医生确认尿酸过高的原因，再适当治疗。

孕准妈妈第1次产检的特殊检查

血HCG含量测定

妊娠不同时期以及各孕妈妈之间血清 β-HCG绝对值变化大，一般非孕女性血清 β-HCG<10IU/L，妊娠期间血清 β-HCG水平在妊娠最初2个月时每1.7～2天升高一倍。

HCG在正常妊娠开始时量少，而在孕6～8周时达高峰，持续10天左右迅速下降。大约20周时达到相对稳定的水平，维持到分娩，并在产后迅速回落。因为妊娠不同时期以及不同孕妈妈之间绝对值变化很大，没有可比性，需要间隔一段时间再次复查数值变化，进行自身的比较。

对于多胎妊娠、宫外孕、胚胎发育迟缓、葡萄胎、某些内分泌疾病或肿瘤等，将血液HCG值结合临床情况及其他检查结果综合分析，往往可以得出正确的判断。

HCG的检查对早期妊娠诊断有重要意义，对与妊娠相关的疾病、滋养细胞肿瘤等疾病的诊断、鉴别和病程观察等有一定价值。

超声（B超）检查排除不良妊娠

准妈妈在整个孕期的检查中，一般需要进行4次超声检查。

第1次，孕12周前：早期排除胎儿畸形和不良妊娠。

第2次，孕20～24周：筛查畸形胎儿。

第3次，孕30周左右：检查有无胎盘和羊水问题，检查胎儿宫内安危、发育情况。

第4次，孕37～40周：确定最终的胎位、胎儿大小、胎盘成熟程度、绕脐状况、羊水量等，进行临产前的最后评估。

孕妈妈如果有特殊情况出现，可随时加做超声检查，不仅仅限于4次。

第一次产检时，如果孕妈妈孕早期出现阴道出血、单项HCG高值等情况，可结合B超检查结果，排除或确定不良妊娠，如葡萄胎等。

微量元素检查

根据科学研究，到目前为止，已被确认与人体健康和生命有关的必需微量元素有16种，即铁、铜、锌、钴、锰、铬、硒、碘、镍、氟、钼、钒、锡、硅、锶、硼，每种微量元素都有其特殊的生理功能。

尽管它们在人体内含量极小，但它们却有参与体内各种酶或激素的合成、调节人体各种生理功能的作用，对于胎宝宝的生长发育同样也是必不可少的。

缺乏微量元素，会影响胎宝宝的体重增长，妨碍胎宝宝各个器官的发育，早产、流产、死胎、低出生体重儿也会增加。出生后则表现为先天不足、发育迟缓、智力低下等多种病症。孕妈妈检查微量元素，可以及时补充，有利于胎宝宝的健康发育。

哪些重点检查结果提示异常

葡萄胎

孕14周后血清 β-HCG值仍为高值提示可能是葡萄胎

葡萄胎因滋养细胞增生，产生大量的HCG，血液中的HCG浓度通常远高于正常妊娠相应孕周的HCG值，且持续为高水平。

单项HCG高值，结合临床和B超检查，可用于葡萄胎的诊断；如做阶段性随诊定量检查HCG，在孕14周后HCG仍为高值，则诊断可更为明确。

B超检查见大小不等的暗区提示可能是葡萄胎

葡萄胎在B超检查时可见宫腔内有多个不规则的大小不等的液性暗区，子宫的大小明显大于停经月份，无妊娠囊和胎心搏动。大多数患者可经超声检查确诊。

绒毛膜上皮癌

葡萄胎清宫后尿或血β-HCG仍高值提示可能是绒毛膜上皮癌

人绒毛膜促性腺激素的测定对诊断本病有重要参考价值。凡是产后或流产后，尤其是葡萄胎清宫后，尿或血清β-HCG值高于正常值，且阴道流血持续不断，血量多少不定，有时亦可先出现一时性闭经，然后突然阴道出血；子宫复旧不良，宫体较大且软；出现胸痛、咳嗽、咯血等症状，即应考虑为绒毛膜上皮癌。

X线胸片有阴影提示可能是绒毛膜上皮癌

肺X线片检查可见片状、棉球状、结节状阴影，提示可能为绒毛膜上皮癌肺转移。

葡萄胎清宫找到绒毛膜上皮癌细胞提示绒毛膜上皮癌

葡萄胎刮出物病理检查，仅见大量滋养细胞及出血坏死，若见到绒毛，则可排除绒毛膜上皮癌的诊断；病检结果阴性者亦不能排除绒毛膜上皮癌；找到绒毛膜上皮癌细胞，即可确诊。

绒毛膜上皮癌是起源于胚胎性绒毛膜的一种少见的恶性肿瘤，它常发生于子宫，但子宫并非唯一的原发部位。与妊娠有明显的关系，约50%的绒毛膜上皮癌发生于葡萄胎以后。

绒毛膜上皮癌的转移途径以血行转移为主，最常见的转移部位为肺部，可达60%～80%，其次为阴道和脑部。如不及时治疗，患者往往于一年内死亡。

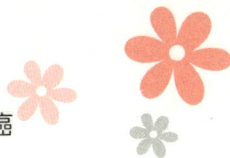

孕4月（13～16周）：控制体重，逐步适应孕期生活

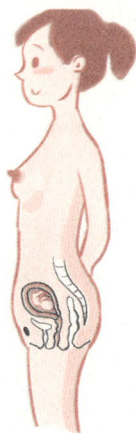

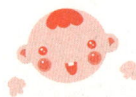

④

开始控制体重

妊娠期间要把体重增加控制在一定范围内。过于肥胖是引发难产的一个因素，但为了能生出更加健康的宝宝并且在宝宝出生后马上就能哺乳，需要孕妈妈的身体有一定的脂肪蓄积。

过胖或过瘦都可能引发问题

妊娠期间孕妈妈的身体担负着给胎儿输送营养的任务，同时还要为分娩积攒体力以及为产后的哺乳做好准备，所以在激素的作用下脂肪会比较容易蓄积。另外，由于运动不足加上食欲因激素的影响而变得比较旺盛，一些孕妈妈的体重会在妊娠期间急剧增长。

妊娠期间如果体重增加过多，会给孕妈妈带来许多麻烦，患上妊娠高血压疾病、妊娠糖尿病的风险也会升高。另外，还有可能引起阵痛微弱、胎儿过大等问题，如果产道有脂肪蓄积而变窄，甚至有可能导致难产。

与此相对，如果孕妈妈在妊娠前体形就偏瘦，妊娠期间又变得更加瘦弱，而不能给腹中宝宝提供足够的营养，宝宝为低体重儿的概率就会升高。另外，还有

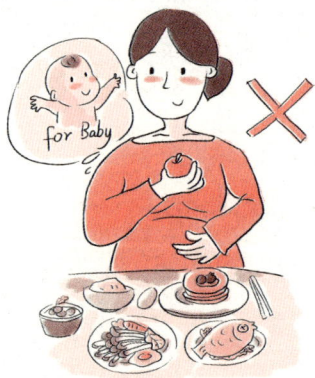

研究表明，出生时为低体重儿的孩子，将来患上肥胖、糖尿病等疾病的可能性也更大。总而言之，过胖或过瘦都会对妊娠、分娩产生不良的影响。

妊娠期间体重增加的允许范围大致在7～12kg左右

妊娠期间体重增加多少可以接受，这要根据孕妈妈妊娠之前的体形来具体判断，如果是标准体重，增加的允许范围应该在7～12kg左右。如果是身材瘦弱的孕妈妈，则需要让皮下脂肪变厚，大概要增重9～12kg。这里所说的目标体重包括腹中胎儿的重量以及孕妈妈身体因妊娠而正常增加的重量。

新生儿的标准出生体重为3kg左右。新生儿降生时，胎盘的重量约为500g，羊水的重量也有500g。子宫与乳房也会增大，孕妈妈体内的血液量会增加到妊娠之前的1.5倍，再加上水分、脂肪的增加部分，总共有8kg左右。分娩后，需要给宝宝哺乳，所以一定程度的脂肪蓄积是必要的。综合考虑这些因素，得出妊娠期间可增加体重为7～12kg的结论。要以这一数值为参考，并且考虑妊娠前的体重，制定合理的体重增加目标。

妊娠期间会有比较容易长胖的阶段。早孕反应结束后食欲会大大增加，一些孕妈妈进入产前休假阶段后待在家里会不由自主地贪吃零食，而且往往缺乏足够的运动。另外，临近分娩的一个月是胎儿发育非常快的时期，孕妈妈的体重易在此时增加，需注意控制。

妊娠期间体重增加的原因

胎儿体重	约3kg
胎盘重量	约500g
羊水重量	约500g
子宫、乳房、血液、水分、脂肪重量的增加	约3～8kg
合计	约7～12kg

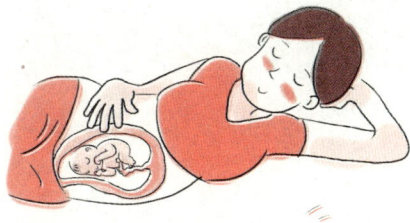

从妊娠16周开始每周测1次体重

控制体重的第一步是要经常测量体重。早孕反应结束，进入妊娠稳定期后，多数孕妈妈的食欲会大大增加。进入妊娠16周后，就应该正式开始控制体重，要养成每周测量体重的习惯。

一周可增加的体重大致应该在200～300g范围内。一个月最多能允许增加1～1.5kg。如果体重快速增加，一周增加500g以上，或者一个月增加2kg以上，就有发生妊娠期高血压的可能，因此一定要严格控制摄入的热量。

保证饮食的质量并配合适度的运动

要想妊娠期间控制好体重，关键在于改变饮食习惯并保持适度的运动。

首先要摒弃吃得越多越好的错误观念，把注意力放在提高饮食的质量上。每餐都要考虑营养是否均衡，烹调时要让食材的种类丰富一些。要多吃蔬菜，这样既可以避免摄入过多的热量又能补充维生素。另外，还要多吃含有优质蛋白质以及钙、铁等成分的食品。对脂肪、糖分、盐分的摄入要加以控制。妊娠期间的热量摄取可以在平时一天所需营养量（18～29岁为2050kcal，30～49岁为2000kcal）的基础上适当增加，妊娠初期加50kcal，中期加250kcal，后期加500kcal。

如果在妊娠过程中未出现异常，医生也没有要求孕妈妈静养，那就应该保持适度的运动，这对孕妈妈来说非常重要。利用浮力来帮助活动身体的孕妇游泳对控制体重非常管用，除此之外像散步、普通的健身运动这些简单易行的方法也很值得推荐。

通过BMI帮助自己控制体重

在评价一个人的体形时经常会使用BMI（Body Mass Index）指数。首先把

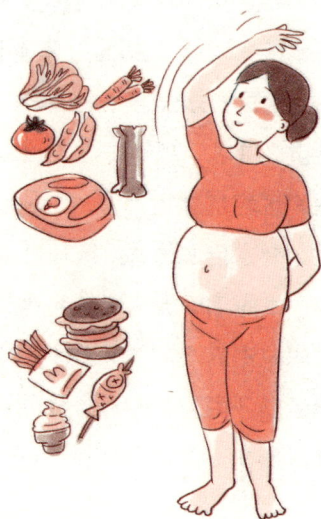

妊娠前的身高和体重套入计算公式：BMI=体重kg÷（身高m×身高m），算出孕妇妊娠前的体形指数。例如身高1.6m的孕妈妈，妊娠前体重为50kg，则50÷（1.6×1.6）结果大约为19.5。

　　BMI低于18.5就意味着体重较轻（偏瘦），BMI在18.5至25.0之间说明体重合乎标准，BMI超过25.0则属于肥胖。妊娠前偏瘦的孕妈妈在妊娠期间允许增加的体重是12.5～18kg，标准体重的孕妈妈可增加11.5～16kg，超过标准体重的孕妈妈要咨询医生，医生会根据孕妈妈的体重和体质给予建议。

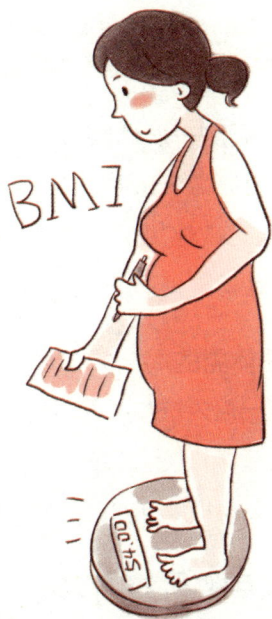

低体重（偏瘦）

BMI未达18.5

　　分娩之前可增加的体重为12.5～18kg。需要避免出现营养不足的情况，但如果因为瘦便掉以轻心，放任自己多吃，也可能导致体重超标，原本很瘦但妊娠期间体重暴增15kg以上的例子并不少见。

标准体重

BMI在18.5至25.0之间

　　分娩之前可增加的体重为11.5～16kg。跟理想的体重增加值上下相差1kg左右的话则可不必担心。但是，如果在一周之内体重的增加超过了500g就需要引起注意。

肥胖

BMI超过25.0

　　体重的增加应该维持在什么样的水平需要咨询医生。从妊娠初期开始就要注意控制体重，并应该经常测量体重。如果体重短时间内增幅过大，就应该及时就诊。

控制体重的10条原则

1. 一周测一次体重

从妊娠第16周左右开始，早孕反应结束，进入稳定期，此时需要每周测一次体重。可以把结果记录在日历或者专用的图表上并挂于容易看到的地方。这样可以帮助孕妈妈掌握体重的增加情况，有效地控制体重。

2. 把体重的周增幅控制在300g以下

一周内增加的体重应该不超过200～300g。如果体重周增幅超过500g，就有可能引发妊娠高血压。要积极地改变自己的饮食及生活习惯。

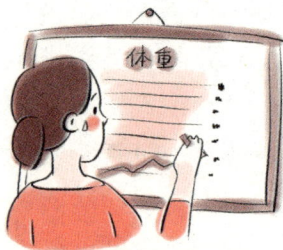

3. 饮食规律，营养均衡

一日三餐要有规律，做到准时吃饭。两顿饭间隔时间过长的话，饥饿感就会比较强烈，吃饭时吃得就会更多。饭菜种类要丰富，争取每天能吃到多种不同的食材，让摄入的营养更加均衡。

4. 吃饭时要细嚼慢咽

进食速度过快会导致已经吃饱的信号传达至大脑中负责饱感的中枢神经的过程慢于实际情况，也就是说在人感到吃饱时其实早已处于过量进食的状态。

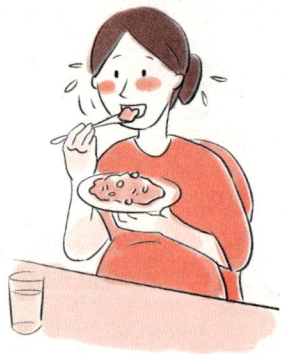

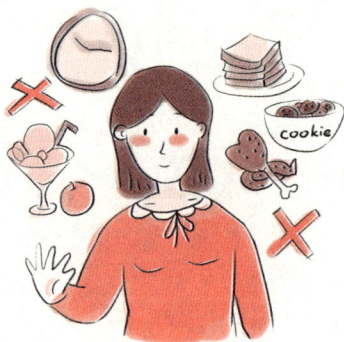

5. 睡前的3个小时不吃东西

与白天相比，夜晚的活动量会大为减少，热量不易被消耗掉。为了防止皮下脂肪蓄积，在临睡前的3个小时内不要吃东西。

6. 尽可能地控制糖分、脂肪、盐分的摄入

糖分、脂肪都会转化为热量，也就是说会导致体重增加，所以绝不能过多摄入。盐分摄入过多会给肾脏增加负担，从而引起妊娠期高血压。另外，饮食口味较重的话会吃掉更多的主食。

7. 将每天吃过哪些东西记录下来

掌握自己每天都吃了什么、吃了多少，会对控制体重有所帮助。一个有效的办法是可以将每天的饮食情况记录下来。

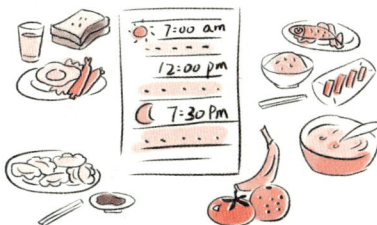

8. 甜食、方便食品、饭店的饭菜是引起肥胖的3大原因

过多地食用甜食、方便食品、饭店的饭菜会很容易让摄入的热量超标。而且这些食品营养比较单一，盐分也较高。所以一定不要多吃。

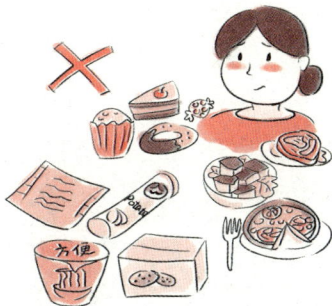

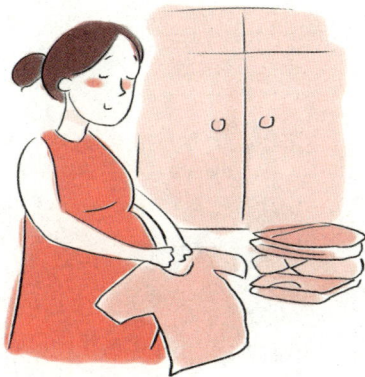

9. 即便感到身体沉重也要坚持活动身体、走路、做家务

随着腹部的隆起和体重的增加，孕妈妈可能会感到不想动。但是如果缺乏运动，体重就会不断快速增加。所以只要医生没有要求孕妈妈静养，就应该时刻提醒自己要尽量多活动身体、多走路。

10. 不能因为妊娠就大量进食

过去有种说法是"怀了孩子就要吃两个人的饭"。但是在今天，必须要吃得多已经成为一种过时的想法，如今更加注重的是饮食的质量。也就是说并非要吃得多，而是要保证饮食的营养均衡。遇到节日，家人总要在一块聚餐，即便有再多的美味佳肴，孕妈妈也不能忘记控制食量。

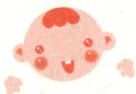

适合孕妈妈的运动

怀孕期间，适当进行一些有氧运动，对孕妈妈是大有益处的，可以促进血液循环、增强心肌收缩力、促进新陈代谢，从而增强孕妈妈的体质和免疫力，避免由于妊娠体重增加和重心改变而导致的腰腿痛，使分娩更加顺利。而且，宝宝也会从中受益。母体血液循环的增强，会使胎宝宝的氧气和营养供给更充足，促进胎儿大脑和身体的发育。孕妈妈在户外活动时晒晒太阳，还有利于胎儿的骨骼生长发育。

孕妈妈可以进行以下几种舒缓运动：

散步

散步是孕妈妈运动的最佳方式，在整个孕期，孕妈妈都可以进行这种运动。散步时，孕妈妈可以一边欣赏着美丽的风景，一边呼吸着新鲜空气，既锻炼了身体，又愉悦了心情，可谓一举两得。

韵律操

在孕早期，孕妈妈可以根据自己的身体状况做一些韵律操。介绍几种简单的韵律操：

手臂运动：孕妈妈坐在地板上，双手并拢，用力张开手臂，再并拢，重复10次，活动过程中要始终保持手臂与身体成90度。

骨盆运动：放松骨盆的关节与肌肉，使其柔韧，利于顺产。单膝屈起，膝盖慢慢向外侧放下，左右各10次。双膝屈起，左右摇摆至床面，慢慢放松，左右各10次。

盘腿运动：放松耻骨联合与股关节，伸展骨盆底肌肉群从而使胎宝宝顺利通过产道。笔直坐好，双脚合十，用手拉向身体，双膝上下活动，仿佛蝴蝶振翅，重复10次。同一姿势，吸气伸直脊背，呼气身体稍向前倾，重复10次。

脚部运动：孕妈妈先把一条腿搭在另一条腿上，然后放下来，重复10次，每抬1次高度增加一些，然后换另一条腿，重复10次。然后两腿交叉向内侧夹紧、紧闭肛门，抬高阴道，然后放松。重复10次后，把下面的腿搭到上面的腿上，再重复10次。

腹肌运动：锻炼支持子宫的腹部肌肉。单腿屈起、伸展、屈起、伸展，左右各10次。双膝屈起，单腿上抬，放下，上抬，放下，左右各10次。

这些动作虽然看起来非常简单，但却能让孕妈妈身体各部位的力量得到增强，促进新陈代谢和机能循环，并培养持久力，为分娩做铺垫。

孕妇瑜伽

孕妈妈做一些轻柔的瑜伽动作，能增强体力和肌肉张力，提高身体的平衡感。而且，在练习瑜伽的过程中，孕妈妈的精神压力也会得到缓解，更好地适应自己的身体变化，不过，必须以个人的需要和舒适度为准。

游泳

游泳不但能帮助孕妈妈减轻妊娠反应，还能改善孕妈妈的心肺功能。而且，游泳时，水能支持孕妈妈的体重，帮助肌肉放松，促进血液循环，有利于胎宝宝更好地吸收营养物质以及神经系统的发育。孕妈妈应该根据自己的体力来安排游泳时间，但要注意不要游太长时间，避免身体过度疲劳。

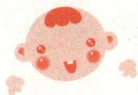

孕期站、坐、躺、走的正确姿势

随着宝宝在肚子里越长越大，孕妈妈的体形和身体状况都会发生巨大的变化。这时，孕妈妈的站、坐、躺、走的姿势都要及时调整，避免因为姿势不当而引起身体疲劳。

站的最佳姿势

　　孕妈妈正确的站姿是两肩放松，两脚稍微分开，距离略小于肩宽，双脚平直。这样站着，身体重心正好在两脚之中，可以让双腿承受平均的重量。如果站立时间较长，也可以两脚一前一后站立，并每隔几分钟变换前后位置，让体重落在伸出的前腿上。

　　孕妈妈最好不要久站，长时间站立不但容易导致腰酸背痛，还会使下肢浮肿和静脉曲张加重。所以，站一会儿后就要坐下休息一会儿。

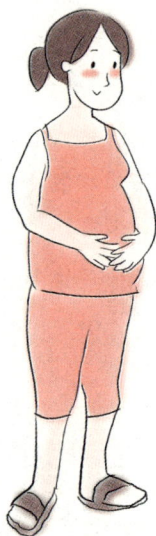

坐的最佳姿势

　　孕妈妈正确的坐姿是把后背紧靠在椅子背上，保持背部和肩膀平直，双腿不要交叉。臀部要贴着椅子的后部坐，把体重平均分在臀部两边。尽量找带靠背的椅子坐，如果没有这种椅子，就要尽量坐在整个椅子上。

　　孕妈妈要尽可能避免保持同一个姿势超过半个小时，要注意活动身体，防止过度疲劳。坐下时，孕妈妈最好先用手在大腿或扶手上支撑一下，再慢慢地坐下。站起来时，要移动到椅子的前部，然后直腿站起来，避免弯腰。工作时，要注意调整椅子和桌子的高度，可以将手肘靠在椅子把手上，尽量保持肩膀放松。

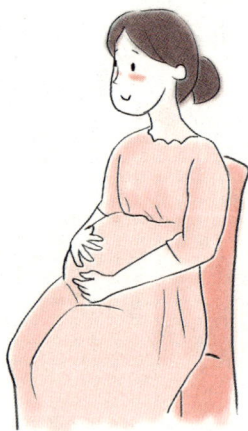

躺的最佳姿势

在妊娠四个月之前，孕妈妈最好采取仰卧位。为了使身体更加放松，躺着时可以在腿下垫上一个枕头。到了孕晚期，整个腹部几乎都被子宫所占据，这时孕妈妈可以采取侧卧位，这有利于消除肌肉紧张，解除疲劳，避免增大的腹部压迫腹部大血管。向左或向右侧卧都可以，只要睡眠质量高既可，为了让孕妈妈更舒服些，可以用棉被或枕头支撑一下肚子，两脚也稍弯曲些。但一定要记住，孕妈妈不可俯卧，俯卧会对子宫产生压力从而减少血流量。

最适合的睡姿是左侧卧，这样可以将最好的血流供给胎儿、子宫和肾脏。

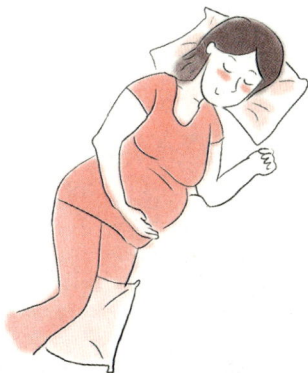

走的最佳姿势

因为孕妈妈的腹部向前凸出，容易导致重心不稳，而且还会影响视线，因此在行走的时候要尤为注意。正确的走姿是背部挺直、抬头、紧收臀部，脚跟先着地，步步踩实，保持全身平衡，稳步行走。不要用脚尖走路。必要的时候时利用扶手或栏杆行走，避免快速急行，也不要向前突出腹部。

多走走对孕妈妈的身体健康是大有好处的，能促进血液循环，消除孕期浮肿、腰痛等症状，能预防静脉曲张、提高心肺功能，而且，在行走的过程中练习腹式呼吸方法，能有效减轻分娩阵痛。不过，孕妈妈要量力而行，如果感到疲劳，就要立即停下来休息一会儿。

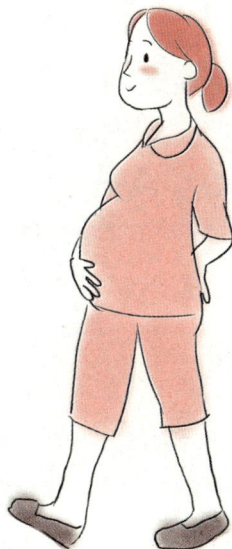

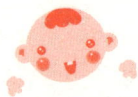

孕妇内衣的挑选方法

随着体形的逐渐变化，孕妈妈需要选购一些合身的孕妇专用内衣。接下来介绍孕妇内衣的款式、功能等相关特性，以及何时开始改穿孕妇内衣，应该如何挑选等内容。

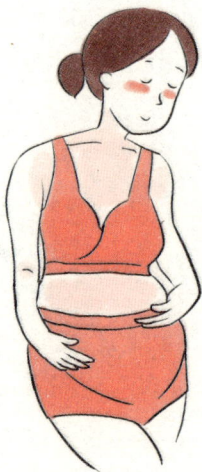

妊娠4～5个月开始改换孕妇内衣

妊娠后，随着腹部逐渐增大，胸围、臀围也慢慢开始产生变化。这时会觉得以前贴身穿的内衣尺码变小了，应该是到了更换孕妇内衣的时期了。可能会有些孕妈妈想："是否可以用大一号的普通内衣来代替呢？"其实，孕妇专用内衣的功能与普通内衣不同，不仅更加注重对于逐渐变化的身体的包裹性，还具有保护敏感皮肤的作用，吸汗功能也比普通内衣更加优秀（妊娠后汗液的排出会比以前多一些）。而且妊娠后的体型与单纯的肥胖体型略有不同。首先，为了准备即将到来的母乳期，乳腺会变得比平时发达，乳房的胀痛感会比较强烈，所以最好能够穿着孕妇专用文胸，这种内衣不会让敏感的乳房有束缚感，穿着会舒服一些。其次，腹部不单单只是下腹部变大而是整体增大，为了支撑日益增大的肚子，臀部也会横向发展、逐渐变大。孕妇内裤可以保护腹部和臀部不受凉，在比较重要的部位有加厚处理。

至于改换孕妇内衣的具体时间，存在着很大的个人差异，有些孕妈妈的体形从早期就开始有了显著的变化，而有些则迟迟没有变化。一般来说，腹部凸显的平均时期大约是从妊娠4～5个月开始。

另外，孕妇内衣中除了文胸和内裤以外，还有专门支撑腹部的功能内衣，有孕妇托腹带和有托腹功能的内衣。可以选择的种类有很多种，充分了解各项特征与功能后选择适合自己用的种类便可。

孕妇文胸与孕妇内裤的面料都比较亲肤，可以很舒适地包裹变化后的身体。

挑选孕妇内衣的要点

孕妇文胸（可以舒适支撑乳房的设计是关键）

尽管个人情况不同，但大致上从妊娠到哺乳期孕妈妈的罩杯都会增加，有些孕妈妈乳头部位还会变得十分敏感。不会妨碍乳腺发育，可以包裹住乳房整体并且无束缚感的孕妇文胸是最好的选择。可以选择适合当时穿着的尺码少量购买，也可以购买可调节尺码的内衣。另外，还有产前专用文胸、产后哺乳期专用文胸等多种类型，按照内衣的功能挑选适合自己需求的内衣即可。

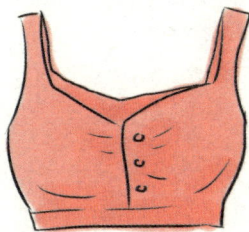

⊙ 背心型

前开，有哺乳功能。穿着感舒适，不会束缚乳房，面料也很亲肤。特别适合早孕反应时期和睡觉时穿着。

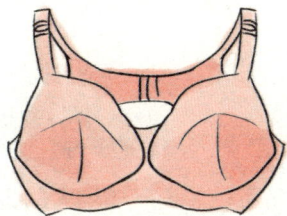

⊙ 产前专用型

没有哺乳功能，但是可以应对乳房的变化，可调节松紧，面料材质也是有弹性的。特点是穿着很舒适。

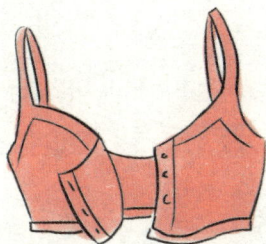

⊙ 前开型

胸前部位可以左右打开。最大的特点是，给宝宝喂奶的时候不用担心内衣会碰到孩子的脸蛋。

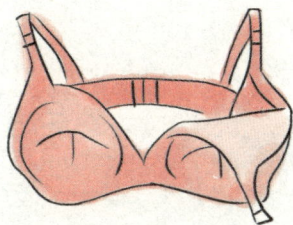

⊙ 侧开型

肩带与罩杯的连接部分带有按扣或者夹子，可以上下打开的款型。多数都是带钢托的，可以防止乳房下垂。

妊娠带（可以起到给腹部保温的作用，还可以防止腰痛）

　　妊娠带包括孕妇托腹带、护腰带等，可以起到托起腹部、保护腹部的作用；还可以让腹部保持一定的温度，防止腰痛。妊娠5个月后就可以开始佩戴腹带了。喜欢舒适的孕妈妈可以选择围腰托腹带，注重形象的孕妈妈可以选择带有托腹功能的腹带裤。

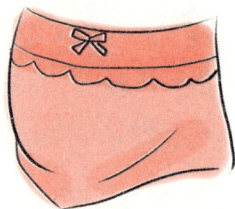 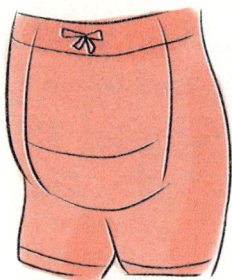

⊙ 围腰托腹带　　　　　　　⊙ 腹带裤

妊娠内裤（选择透气性好、吸汗功能强的款式）

　　为了可以保护日益增大的腹部不受凉，需要选择比平时高腰的内裤。妊娠中期与后期用的内裤需要选择带有一定的松紧性，大小可调节的款式，当然也有可以应对妊娠全期的款式。挑选的时候不单单需要注重设计与功能性，还要看面料是否吸汗、透气性是否良好，因为妊娠后会比平时出更多汗。

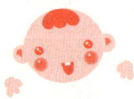

孕妇装的挑选方法

　　肚子日益增大，以前的衣服都快不能穿了。孕妈妈要在衣服变得穿不下之前，去挑选一些自己喜欢的孕妇装。

时装搭配孕妇的混合穿法

　　过了妊娠4个月以后，以前一直可以穿的裤子和裙子几乎都穿不下去了。这个时期正好可以充分发挥孕妈妈的身形，来一次孕妈妈时尚服装秀。当然不能只注重时尚元素，还要考虑穿着的舒适度、服装是否包裹住了腹部等因素。最近的孕妇时装不仅只有孕妇装专卖店有售，普通的时装品牌店也有附属的孕妇装品牌或是款式，也可以在网络上购买到各式各样的好看的孕妇装。

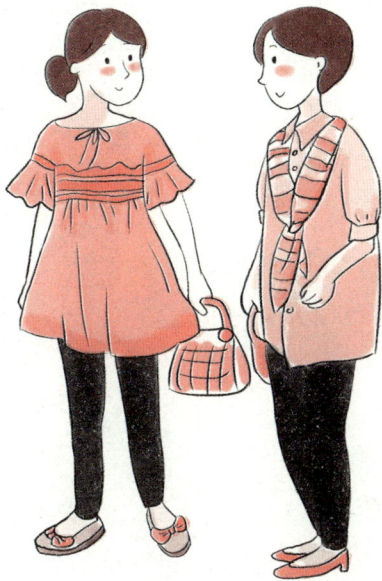

孕妇时装搭配的要点：

● 确认裤子或者打底裤的腰部松紧性和舒适感。挑选的要点要看材质是否亲肤、是否可以微调尺码、是否可以将腹部包裹严实等。

● 上班时穿着黑色的打底裤最方便。上身穿一件罩衫或是白色衬衫搭配一件宽松的衣服，感觉很利索。

● 通过丝巾、披肩等，把视线往上身集中，掌握好与腹部的平衡关系。

● 穿着牛仔色、黑色、茶色系的上衣或裤子，使身形整体看上去显瘦一些。

● 可以选择开口比较宽松的船鞋或者设计简单的运动鞋。

裤子（主流是紧身裤和七分裤）

　　显得身材纤瘦的紧身裤和七分裤是孕妇装的主流。如果选择牛仔色或者黑色的裤子会使整体搭配更加自如。纤瘦的秘密在于，腰部的设计使用了双螺纹织法，具有一定的伸缩性。还有一些款式在腰部的松紧位置加了抽带的设计，结合双螺纹的舒适与松紧度，可以自由地调节大小。这种带有松紧设计的款式有些是腰部一周全部带有松紧的，还有是半周带有松紧的。购买的时候不妨试穿一下，看看哪种款式最适合自己。

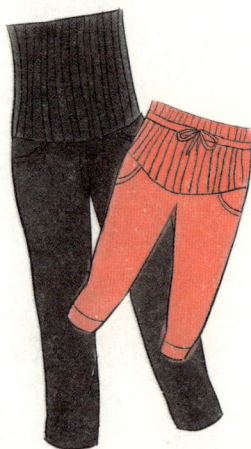

从膝盖到裤腿的部位很贴身，强调了身体的线条。

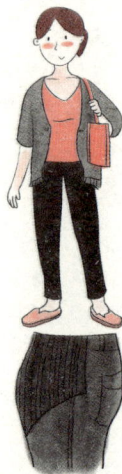

腹部周围带有伸缩性极好的双螺纹松紧带。

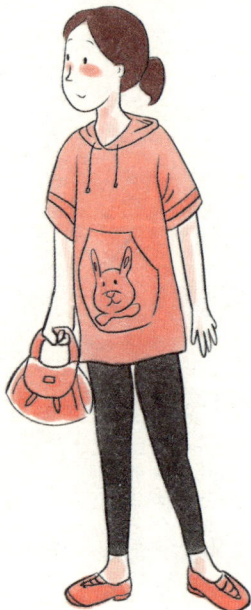

打底裤（弹力超好、穿着方便，非常有人气）

　　很多孕妈妈可能从妊娠前就很喜欢穿着打底裤。上身既可以搭配连衣裙又可以搭配长款的衬衫类服装，而且穿着舒适自由。如果自己的肚子慢慢开始变大了，可以购买孕妇专用的打底裤来穿。设计上与普通的打底裤稍有不同，腰封较高，可以很好地包裹住腹部，活动也更加自如。

打底裤的魅力在于可显得下半身很苗条。

连衣裙、长款上衣（胸下部比较宽松，腋下带有抽褶的更好）

有一两件A字连衣裙或是长款上衣，在妊娠中的服装搭配上会发挥很大作用。既可以和普通裤子、紧身裤搭配；又可以跟靴子、长筒袜搭配，十分方便。如果胸部比较宽松或是腋下带有抽褶的那就更好了，可以从妊娠初期一直穿到后期。

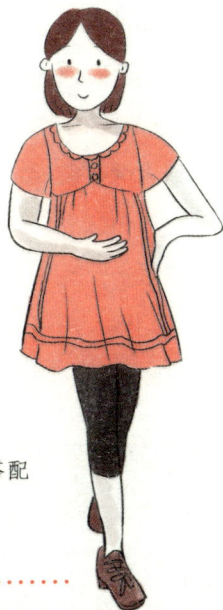

长度到膝盖上方的连衣裙既可以搭配裤子又可以搭配靴子，十分方便。

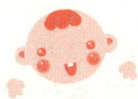

准备育儿用品

孕妈妈一定非常期待与宝宝见面，但是，在此之前，还有一件重要的事要做，那就是准备育儿用品。

婴儿饮食用品

奶瓶：母乳喂养准备两个奶瓶，非母乳喂养准备3～5个奶瓶，耐热玻璃奶瓶能煮沸消毒，易于洗刷，塑料奶瓶重轻，不宜破碎，外出时携带方便。两种奶瓶最好都准备。

奶嘴：奶嘴孔的大小要根据宝宝的月龄来选择，要准备2～4个以便替换使用。

奶瓶刷：要准备刷奶瓶和刷奶嘴的两个大小不同的刷子。玻璃奶瓶选择纤维刷，塑料奶瓶容易刮伤，最好选择海绵刷。

奶瓶消毒锅：高温蒸汽消毒奶瓶及餐具，有烘干功能的较佳。

奶瓶夹：消毒时用来夹奶嘴和奶瓶。

吸奶器：手动、自动吸奶器要根据需要进行选择，电动的较为轻松。

母乳保存袋/盒：用于装吸出的多的母乳，冷冻备用。

奶粉分装盒：外出的时候可以用，以便奶粉随冲随吃。母乳喂养的话等到断奶后就派上用场了。

暖奶器：加温母乳或奶粉。

硅胶小勺：要准备不同硬度的小勺，适用于不同时期的婴儿。

婴儿衣物及其他

内衣：准备6套以上纯棉、手感好、吸湿性强、耐洗的内衣，背部不要有扣，连体衣较佳。

尿布：如果选择用纯棉尿布可以同时购买防漏尿裤，包于尿布外即可。

纸尿裤：先准备NB码，可准备多个品牌，根据需要使用。

口水巾五块：喂奶的时候可以垫在宝宝的下巴处，以防奶滴到衣服上。

帽子：厚帽子和薄帽子各一顶。

袜子：要选择宽松、脚脖子不紧的袜子。

外出衣物：斗篷，连体棉服，小鞋子，毛衣毛裤等，根据季节选择。

睡袋：根据家里的温度选择睡袋的厚薄。

婴儿护理用品

体温表：耳温枪较佳，最好不选水银体温计，新生儿用比较危险。

指甲钳：可选婴儿专用指甲钳。

吸鼻器：球式或电动吸鼻器较佳。

喂药器：可用一次性注射器代替。

洗浴用品

浴盆：稍微大一点的专用宝宝浴盆，可以洗澡和玩水。

浴架：可挂在浴盆上使用。

水温计：专用的有吸盘式和漂浮式的，能显示温度。酌情选一种。

沐浴用品：包括沐浴液、洗发液、香皂、护臀霜、润肤油等。

浴巾：大中型各准备两条，选择纯棉制品，最好可以包头。

婴儿寝具和其他用品

婴儿床：最好是木质的，围栏高度大于60cm，防止宝宝翻越摔伤。各活动连接处螺栓要牢固、不易松动脱落，买回后放在通风处吹散气味。

床垫：为使宝宝的脊椎正常发育，床垫不宜太软，稍硬一点的较好。

被子：被面和里子均为棉质、厚薄适中，大中小各一床。

垫被：准备两床，便于换洗。

毛巾被，床单：两床以上，要选择棉质、吸湿性强的。

隔尿垫：防止尿液渗透到床垫上。

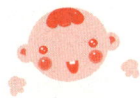

妊娠初期的小症状

妊娠初期，虽然腹部还没有明显隆起，但由于激素分泌量的变化，容易出现一些小症状。孕妈妈可以了解一下这些小症状的产生原因以及应对方法，以便顺利地度过这一时期。

困倦

妊娠初期的暂时症状，可以尝试短时间的午睡

总感觉身体无力、困倦，严重时整日无精打采，无法正常工作。很多孕妈妈都会在确认已经妊娠后出现上述反应。

究其原因，目前倾向认为是妊娠后身体分泌出的大量黄体酮（孕酮）所致，但这仅仅是一个初步的推论，详细的原因尚待研究。有一种说法是为了能顺利度

过妊娠期并完成分娩，人体会本能地通过增加睡眠来保存体力。

如果任由困意摆布，白天睡眠时间过长，就会破坏正常的生活节奏。感到困倦时可以小睡15分钟左右，除此之外，可以通过散步、轻轻伸展身体的运动来让自己更有精神。

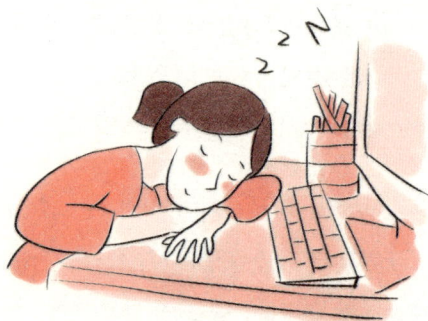

妊娠16周左右，胎盘成型，孕妈妈也已逐渐适应体内激素分泌较多的状态，困倦的症状会随之缓解。所以，孕妈妈不用过多担心，很快就能度过这一阶段。

妊娠纹

预防方法是控制皮下脂肪增加及按摩

当腹部、乳房、大腿急速增大、增重时就容易出现妊娠纹，这也是妊娠期间特有的症状。如果肌肉、脂肪增长速度过快而皮下组织又无法跟上这种增长，就会被拉出一条条貌似皴裂的痕迹。这些痕迹透过皮肤，在皮肤表面呈现出的样子就是妊娠纹。

不是所有孕妈妈都会受到妊娠纹的困扰，有易出现妊娠纹的体质也有不易出现妊娠纹的体质。相比较而言，皮肤面积较大，即体形较高大的孕妈妈以及腹肌紧实有力的孕妈妈不易出现妊娠纹，而身形娇小的孕妈妈以及体重快速增长的孕妈妈则容易出现妊娠纹。

一般来说，到了妊娠后期孕妈妈的腹部明显隆起的阶段，容易形成妊娠纹。但是，孕妈妈体重增加的时期并非所有人都一致，会存在一定的个体差异，也有可能在早孕反应结束后食欲大增的阶段就开始出现妊娠纹，所以千万不能大意。

要想尽可能地预防妊娠纹，最重要的是从妊娠初期开始就认真控制体重。一定注意不要在日常饮食中摄入过多热量。

另一个有效的方法是从妊娠第5个月步入稳定期开始，在容易形成妊娠纹的部位涂抹保湿护肤用品并进行按摩，保持皮肤的润泽，洗完澡之后通过按摩来促进血液循环，让皮肤更有弹性，这样就可以抑制妊娠纹的出现。

产后也不会消失，但会逐渐变得不明显

妊娠纹最初为粉色，之后颜色会逐渐加深，变成紫红色。孕妈妈发现皮肤上出现形似西瓜皮纹路的妊娠纹，可能会感到非常惊讶。

尽管如此，当出现妊娠纹时也不要绝望，只要坚持涂抹护肤用品并进行按摩，还是有可能阻止妊娠纹颜色继续变深的。

妊娠纹一旦形成，产后也不会完全消失，不过颜色会渐渐变浅，几个月后就会变成接近皮肤的颜色，看上去不再十分明显。

通过按摩预防妊娠纹

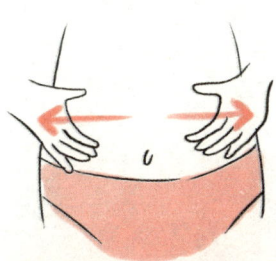

涂抹保湿护肤霜，用整个手掌从腹部中心向外侧慢慢揉搓，反复10次。

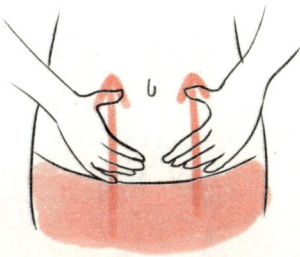

用整个手掌从腹部下方向上慢慢揉搓，反复10次。

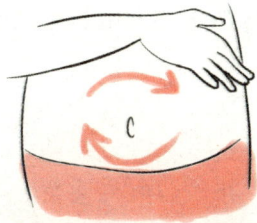

用整个手掌在肚脐周围沿顺时针方向慢慢揉搓，反复10次。

牙齿症状、口腔不适

由于口腔环境的变化，口腔问题及不适感会增加

妊娠期间，口腔环境易出现变化。早孕反应会影响孕妈妈的口腔清洁程度。在激素的刺激下，口腔黏膜会充血，唾液的分泌也会减少。因此容易出现蛀牙、牙周病、牙龈出血等口腔问题以及感觉嘴里发黏等不适症状。

早孕反应期间，用漱口液或者具有杀菌效果的绿茶清理口腔就能起到一定的效果。早孕反应结束后，要仔细刷牙，经常保持口腔清洁。

如果是有必要进行治疗的症状，千万不要忍痛坚持，可以向医生说明自己已经妊娠并接受适宜的治疗。不过，在早孕反应期间以及腹部已明显隆起的妊娠后期，接受治疗时仰面朝天的姿势可能会让孕妈妈感到很不舒服。所以，有可能的话，应该选择在妊娠16～27周，也就是妊娠稳定期进行治疗。

皮肤的症状

容易出现黄褐斑、蝴蝶斑

　　妊娠后会突然出现明显的黄褐斑或者蝴蝶斑。这是由于妊娠后受身体中分泌出的荷尔蒙的影响，黑色素增加，从而产生色素沉淀。除了面部和手部以外，乳头、腋下、外阴部等部位也会出现由于色素沉积产生的黑雀斑。产后这些色斑的颜色会逐渐变淡，不过妊娠中外出时要格外注意防晒。通过使用遮阳伞、带帽子、涂抹防晒霜或使用带有防晒功能的化妆品等辅助工具来防止紫外线的照射。还可以多多摄取一些维生素C，因为维生素C可以抑制黑色素的生成。

妊娠中主要的皮肤症状

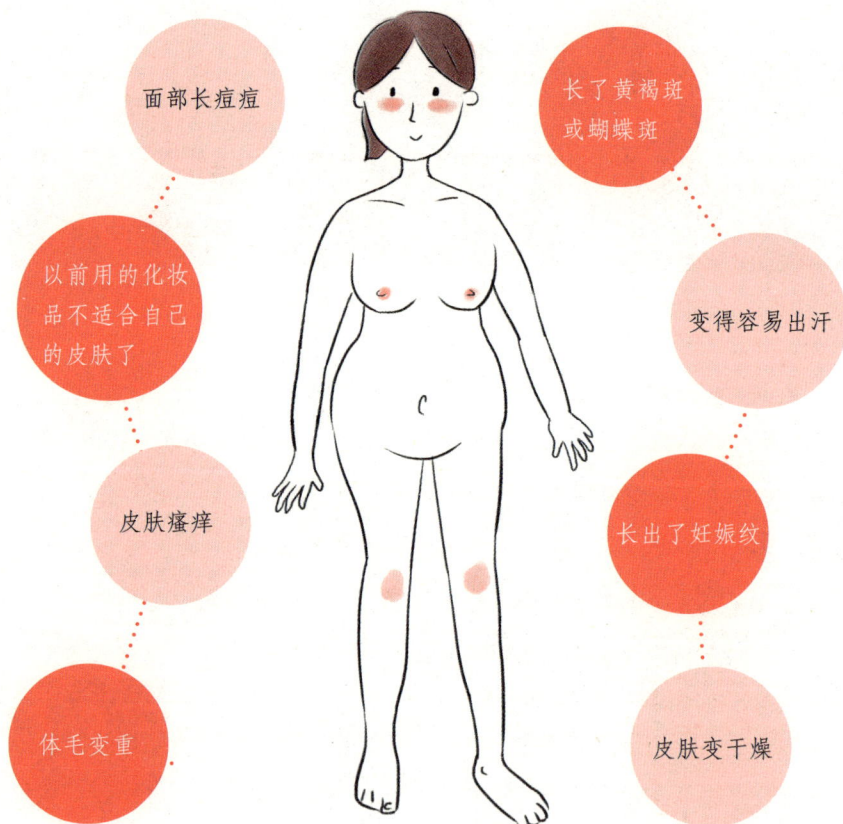

面部长痘痘

长了黄褐斑或蝴蝶斑

以前用的化妆品不适合自己的皮肤了

变得容易出汗

皮肤瘙痒

长出了妊娠纹

体毛变重

皮肤变干燥

皮肤瘙痒和湿疹

特别是腹部、背部、大腿等部位容易出现瘙痒。还有些孕妈妈是从脸部和手足开始直至全身瘙痒。这是由于妊娠后肝脏的各项机能低下，身体变得容易出汗；还有由于荷尔蒙平衡产生变化致使皮肤变敏感的原因。全身瘙痒的症状被称为妊娠性皮肤瘙痒症，长出湿疹从而使瘙痒症状更严重的是妊娠性痒疹，这些病症在产后都可以很快恢复。

如果觉得很痒，用手抓的话可能会使病症恶化，所以应尽量避免抓挠患处。应注意保持皮肤的清洁，出汗后立即用手绢或是纸巾擦干或是用清水洗干净。另外，推荐穿着100%纯棉亲肤材质的内衣。如果症状很严重，要向医生咨询。

● **妊娠中护肤的要点** ⋯⋯⋯⋯⋯⋯⋯⋯⋯⋯⋯⋯⋯⋯⋯⋯⋯⋯⋯⋯⋯⋯⋯⋯⋯⋯⋯⋯⋯⋯

洗澡时使用柔软的海绵或者纱布

冲洗身体时使用柔软的海绵或者纱布。泡澡时不宜时间太长，因为长时间浸泡会使身体变暖，从而加重皮肤瘙痒，使用温水泡4~5分钟即可。

使用刺激性较低的洗浴用品

如果过分冲洗的话会使皮肤中的油脂缺乏，建议使用刺激性较低的护肤型沐浴用品冲洗全身。

使用保湿霜滋养皮肤

洗完澡过后促进了身体的血液循环，皮肤也会变得柔嫩，这时的皮肤最容易吸收润肤霜中的润肤成分。所以孕期应该坚持使用保湿霜等护肤品保养皮肤。

皮肤肤质的变化

妊娠后受荷尔蒙平衡关系变化的影响，肤质也会有一定的变化，有些人的肤质会变得比以前润泽，而有些则会突然变得很干燥。比较严重的还有些会出现皮肤裂纹，有些人还伴有瘙痒症状。以上症状都属于妊娠期的症状，产后基本上会恢复原有状态。可以小范围地涂抹保湿霜，防止皮肤干燥。

变得容易出汗

妊娠后新陈代谢会变得比以前活跃，身体里容易储存大量的水分，从而使皮肤的汗腺和皮脂腺变得活跃起来。多数孕妈妈都会出现多汗的症状，特别是内裤的松紧带周围、乳房的下部等容易积累汗液，而且容易长痱子。在出汗后应立即用毛巾擦拭干净，尽早洗掉汗液，保持皮肤的清洁。

体毛变浓密

受多种荷尔蒙分泌的影响，有些孕妈妈的体毛可能会变得比以前浓密，相反也有些会变得稀疏。具体哪个部位变浓或是变稀疏，还是因人而异的，不过腹部肚脐周围体毛变浓密的孕妈妈相对要多一些。产后会自然地变回原有状态，关于这点不用有太多的担心。妊娠中皮肤相对比较敏感，所以尽量不要使用脱毛剂等脱毛。

头发的症状

发质变干燥、容易脱发

发质变干燥、容易脱发也是由于荷尔蒙分泌量的变化所引起的，这是一种自然现象，因为母体中的营养会优先输送给胎儿。

以前柔顺浓密的头发，突然之间变得干燥打结、容易分叉，甚至脱发严重，无论是谁都会很吃惊。不过这些症状都是一时的状态，产后月经恢复正常时，荷尔蒙的平衡关系也会随之变为产前的状态，发质干燥、容易脱发等症状也会得到缓解。

尽量选用刺激性较小的洗发、护发产品或者发膜，洗头发时手法也应该轻柔一些。也需要注意一下营养均衡，可以多吃一些有助于改善发质的食物，例如含碘高的食物、富含胡萝卜素的食物或者是蛋白质含量高的食物等。

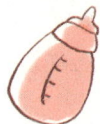

妊娠中护发的要点

头皮屑、头皮发痒

妊娠中营养积蓄后会刺激头皮的皮脂腺，使之容易变得闭锁起来，这样一来容易沉积代谢下来的皮脂，使头皮发痒、头皮屑增多。但是这一时期也是头皮比较脆弱的阶段，所以应该尽量选择刺激性较小的洗发和护发用品。

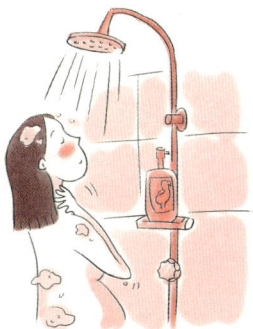

发质干燥

脱发的前期反应是发质干燥、头发变得很软。主要是由于一种叫作角蛋白的蛋白质不足引发发质外层的保护膜受损所造成的。可以多吃一些含碘量高的海藻类食物或者富含胡萝卜素的蔬菜等。

脱发

有些孕妈妈不单单只是头发容易脱落，就连眉毛等也容易脱落。预防脱发与防治发质干燥的办法是相同的，注意营养均衡，平时用餐的时候多考虑一下这些因素。另外，缓解压力，规范生活规律也是非常重要的。

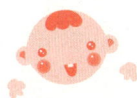

对妊娠初期相关疑惑的解答

知道已经妊娠后，孕妈妈往往会变得谨小慎微，担心自己的一举一动都会影响到腹中的宝宝，即便是那些在平时被视为理所当然的事情。这里将针对孕妈妈在产检时不便向医生提出咨询的问题进行一下解答。

Q 非常喜欢绿茶，每天的饮用量接近2000ml。据说绿茶中也含有咖啡因，不知道妊娠后是否可以继续饮用？

A 如果确实很喜欢茶的话，建议饮用不含咖啡因的大麦茶。

绿茶中确实含有咖啡因，所以每天饮用将近2000ml的话，显然有些过量。如果喜欢喝茶，可以选择不含咖啡因的大麦茶，一天饮用量限制在1~2杯为宜。

与咖啡、红茶相比，乌龙茶中含有的咖啡因要少一些，而且口感清淡。另外，蔬菜汁和花草茶也是不错的选择。蔬菜汁的热量较低并且含有丰富的维生素，但是要注意不能以饮用蔬菜汁来代替食用蔬菜。购买花草茶时可以去信誉较好的商铺，先咨询后再进行选择。

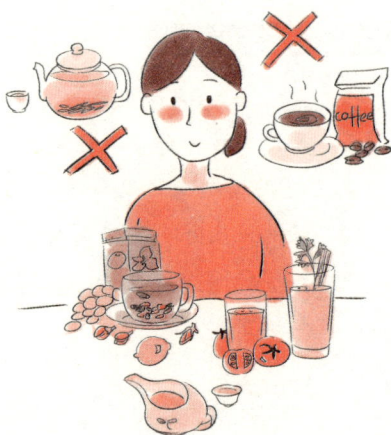

Q 可以服用含有铁、维生素、钙等成分的膳食补充剂吗？有没有不能过多服用的？

A 服用膳食补充剂的话，需要掌握一定程度的相关知识，并且服用期间要密切关注身体的变化情况。

原则上来说，应该通过日常的饮食来摄取营养素。与单独地摄取某一营养素相比，同时摄取多种营养素的效果更好。

但是，妊娠初期对孕妈妈来说非常重要的叶酸是个例外。因为叶酸较难被人体吸收，仅靠饮食无法得到足够的补充，所以有必要通过积极服用膳食补充剂来增加摄入量。

由于工作繁忙不得不服用膳食补充剂的孕妈妈，需要事先了解其具有的特性。

铁：虽然大量服用也不至于产生危害，但还是应该按照厂家规定的剂量服用。

维生素B和C：属于水溶性维生素，即便超量服用也可以随尿液被排出体外。

维生素A和D：属于脂溶性维生素，会在体内蓄积，服用时需注意用量。特别是维生素A，如果摄取过多的话，有可能会让起宝宝患上先天性畸形，所以在妊娠初期应该少用或者不用。

钙：过多摄入容易引起胆结石及肾结石，需要注意。

Q 在应酬时，像啤酒这种度数较低的酒类，喝1杯左右的话是否可以？

A 为了避免成瘾，妊娠期间还是应该完全戒酒。

也许很多孕妈妈觉得偶尔只喝1杯的话不会有什么问题，但这样纵容自己的话，很可能会饮酒成瘾，饮酒量不断增加。为了腹中的宝宝，妊娠期间还是应该完全戒酒。

Q 医生说，在妊娠期间进行性生活，如果不使用安全套的话容易引起流产，是这样吗？

A 不会引起流产，但还是使用为好。

妊娠初期的性生活是不会引起流产的。但是，精液中的前列腺素含有可引起子宫收缩的成分。这有可能让孕妇出现短时间的腹胀，不过即使出现这种情况，休息一下便能好转的话就没有什么问题。

总而言之，不使用安全套并不会引起流产，但是从卫生的角度出发，还是建议使用。

Q 我本人不吸烟，但有很多同事在办公室里吸烟。被动吸烟的危害究竟有多大呢？

A 被动吸烟时吸入的有害物质有可能比主动吸烟还要多。

吸烟者吐出的烟叫主流烟气，香烟燃烧时飘出的烟叫支流烟气。实际上，支流烟气中所含有害物质的浓度远高于主流烟气中的有害物质。因此，可以说吸烟者旁边的人比吸烟者本人受到的危害更大。

有可能的话，应该跟单位讲明情况，请求单位给予必要的照顾，通过更换办公室等办法，来减少吸烟给腹中宝宝带来的危害。

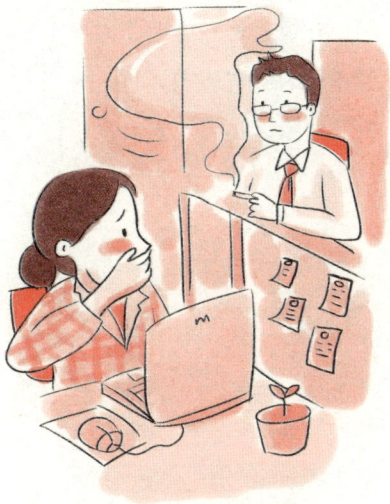

Q 据说过多食用牛奶和鸡蛋会让宝宝成为过敏体质，这是真的吗？是不是应该控制食用量？

A 目前的普遍结论是不会产生影响，但如果有顾虑的话可以咨询医生。

从前，确实有孕妈妈过多食用牛奶和鸡蛋会让宝宝成为过敏体质的说法。但是，近年来的普遍结论认为妊娠期间的饮食不会引起上述问题。虽然过敏的产生有可能与食物有关，但还要考虑到遗传因素以及新生儿生活环境的影响。牛奶和鸡蛋中含有丰富的蛋白质、钙、铁等成分，这些都是孕妈妈在妊娠期间需要补充的。孕妈妈不必特意去控制食用量，可以根据自身情况适当食用，如有顾虑的话，可以咨询医生。

● **此月爸爸须知**

吸烟会带来很大的危害，爸爸要担负起保护宝宝健康的责任

说到妊娠就免不了要谈一谈戒烟的问题。妊娠前自己就吸烟的孕妈妈，为了腹中的宝宝一定要开始戒烟。众所周知，旁边有人吸烟比孕妈妈本人吸烟的危害还要大，所以孕妈妈会非常介意丈夫在自己身边吸烟。前面已经提到过，香烟的刺激会让胎儿感到不适，而且会影响胎儿的发育。这是因为香烟中含有的尼古丁和一氧化碳会让胎儿处于缺氧及营养不足的状态。如果这种状态一直持续，胎儿就很难正常发育，恶劣的生育环境甚至还可能导致流产。

作为爸爸一定要下定决心，立即从生活中的一点一滴做起，跟孕妈妈一起保护尚未出生的宝宝。如果实在无法戒掉烟瘾，至少要做到不在孕妈妈面前吸烟。

孕4月产检

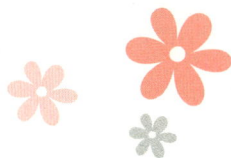

准妈妈第2次产检的常规检查

血常规、尿常规和肝肾功能等常规项目检查

孕4月时孕妈妈进入孕中期，并进行第2次产检。此时要继续进行产前常规检查，包括体格检查，测量体温、身高、体重、血压和心率等；进行产前常规项目检测，包括血常规、尿常规、肝肾功能、妇科检查、胎心测量等，以了解孕妈妈和胎宝宝在孕4月的发育状况及营养情况，并及时发现孕中期出现的异常情况。

这个月，孕妈妈应密切关注白带的变化。切记要进行唐氏综合征的筛查，必要时进行羊水穿刺术，筛查胎儿唐氏综合征和性染色体遗传病。

白带常规检查

白带是女性从阴道里流出来的一种带有黏性的白色液体，它由前庭大腺、子宫颈腺体、子宫内膜的分泌物和阴道黏膜的渗出液、脱落的阴道上皮细胞混合而成。女性正常的白带呈白色、絮状，高度黏稠，不黏附于阴道壁，多沉积于后穹窿部，没有腥臭味。

白带常规检查一般包括以下5项内容：

阴道pH值：正常的阴道pH值为4～4.5，呈弱酸性，可防止致病菌在阴道内繁殖。

阴道清洁度：一般分为Ⅳ度，Ⅰ度、Ⅱ度为正常。

胺试验：正常情况：无味。患细菌性阴道病的白带会发出鱼腥味，它是由于厌氧菌产生的胺遇氢氧化钾后释放出氨所致。

线索细胞：正常情况：无。线索细胞是细菌性阴道病最敏感、最特异的体征，临床医生根据胺试验阳性及有线索细胞即可做出细菌性阴道病的诊断。

微生物检查：正常情况：无。一般会有真菌、滴虫、淋球菌等项，如果有，则在结果上标示"＋"（阳性），没有就是"－"（阴性）。

测量胎心

胎心，是指胎儿心脏的跳动声，它表明胎宝宝生命的存在。一般来说，在11～12周就可用多普勒胎心仪从准妈妈的腹部测到胎心音。如果用一般的听诊器则要在孕17周左右才能听到。通过了解初次听到胎心的时间，计算胎心跳动的次数，来确定胎宝宝的孕周，以及胎宝宝在子宫内的状态。正常的胎心跳动范围在120～160次/分，如果孕周较早，170～180次/分也是正常范围。

如果在怀孕12周后，用多普勒胎心仪还未测到胎心音，或者用一般的听诊器在孕18周后也未听到胎心音，医生就需要用超声波为孕妈妈检查，以确定妊娠周数和胎心音。在妊娠早期听胎心音的时候，胎心的位置不固定，医生有时会用很长时间寻找胎心。这个时候不要太紧张，即使偶尔有几次完全找不到也属正常现象。有时听胎心的声音不是"砰砰"的，而是"呼呼"的水流声，也不要紧张，那是脐带血流动的声音。

哪些重点检查结果提示异常

阴道炎

白带常规检查异常提示可能有阴道炎

阴道pH酸碱值＞5时，提示：可能为滴虫性或细菌性阴道炎。

阴道清洁度为Ⅲ～Ⅳ度时，提示：可能有阴道炎。

微生物检查出加德纳杆菌、念珠菌与滴虫呈阳性或是弱阳性，提示：可能有阴道炎。

胺试验反应呈阳性时，提示：可能为细菌性阴道病。

白细胞"＋＋＋"～"＋＋＋＋"，提示：可能有阴道炎。

白带色黄或黄绿，脓性，有臭味时，提示：可能有滴虫性阴道炎。

白带呈豆腐渣样，提示：可能为真菌性阴道炎。

阴道炎是阴道黏膜及黏膜下结缔组织的炎症，是孕中期孕妈妈容易发生的疾病之一。

孕中期，随着胎宝宝逐渐长大，压迫盆腔，往往会使孕妈妈盆腔充血，再加上体内激素改变、新陈代谢旺盛，阴道常有较多的水样分泌物，浸渍、刺激外阴皮肤黏膜，引起炎症，表现为外阴皮肤黏膜潮红，有烧灼或刺痒感，排尿时有灼痛，有的甚至会形成糜烂、溃疡及皮肤增厚，呈苔藓化，严重的便可引起阴道炎。临床上多见的阴道炎有滴虫性阴道炎、真菌性阴道炎等，这些阴道炎症相同的临床特点是白带不正常及外阴瘙痒、烧灼痛、性生活疼痛等。

白带不正常，如白带量增多、性状和黏稠度转变、有腥臭味等，都可能提示阴道炎的存在。通过白带常规筛查滴虫、真菌、支原体、衣原体感染，可检测出各种病菌感染导致的阴道炎。

盆腔炎

白带常规检查异常提示可能有盆腔炎

多形核白细胞内见到革兰阴性双球菌者则为淋病感染，沙眼衣原体的镜检为阳性，提示：可能有盆腔炎。

病原体培养进行细菌鉴定结果，提示：可能有盆腔炎。

B超检查提示可能有盆腔炎

B超检查可见包块或脓肿，提示：可能有盆腔炎。

一些孕妈妈由于怀孕后身体发生变化，抵抗力低，很容易感染盆腔炎。急性盆腔炎是指女性内生殖器及其周围结缔组织、盆腔腹膜发生的急性症，可局限于一个部位，也可几个部位同时发病。

盆腔炎的范围主要局限于输卵管、卵巢和盆腔结缔组织。常见的有以下类型：

输卵管炎：是盆腔炎中最为常见的一种。输卵管黏膜与间质因炎症

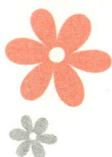

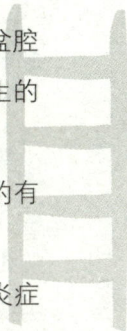

破坏，使输卵管增粗、纤维化而呈条索状或进而使卵巢、输卵管与周围器官粘连，形成质硬而固定的肿块。

输卵管积水与输卵管卵巢囊肿：输卵管发炎后，伞端粘连闭锁，管壁渗出浆液性液体，潴留于管腔内形成输卵管积水。如果同时累及卵巢则形成输卵管卵巢囊肿。

慢性盆腔结缔组织炎：炎症蔓延到宫旁结缔组织处最为多见。

孕妈妈患上盆腔炎后，盆腔与子宫充血更明显，炎症波及直肠，就会刺激直肠而发生腹泻，易导致流产。因此，孕妈妈若确诊为盆腔炎，一定要在医生的指导下进行治疗，决不可盲目服用药物。

准妈妈第2次产检的特殊检查

唐氏综合征筛查

唐氏综合征又叫作"21-三体综合征"，是指患者的第21对染色体比正常人多出一条（正常人为一对）。

唐氏综合征筛查需空腹进行，抽取孕妈妈血清，检测甲胎蛋白（AFP）和绒毛膜促性腺激素（HCG）的浓度，结合孕妈妈年龄和采血时的孕周，计算出患唐氏综合征的危险系数，可以查出80%左右的唐氏儿。

这项检查通常在妊娠14～21周进行，一般最晚不超过22周。如果唐筛检查结果显示胎宝宝患有唐氏综合征的危险性比较高，就应进一步进行确诊性的检查——羊膜腔穿刺检查。如果孕妈妈年龄较大（大于35岁），或之前曾经有过分娩畸形儿的病史，医生往往也会推荐进行羊水穿刺和染色体测定以进一步诊断。

羊膜腔穿刺术

羊膜腔穿刺术是一种能够揭示某些胎宝宝异常的检查。在遇到唐氏筛查高危或孕妇高龄的情况时，羊膜腔穿刺术是排除异常的关键手段。

首先，超声波检查用来确定羊水囊的位置，在这里穿刺可避开胎宝宝和胎盘。然后，对孕妈妈腹部的皮肤进行消毒并局部麻醉。最后，用一根长针经腹部刺入羊膜腔，同时在超声引导下，小心避开胎心，用注射器从子宫中抽出羊水。在实验室里从羊水中分离出胎儿的细胞，进行胎儿染色体核型分析，能够最终确诊胎儿是否有染色体异常。

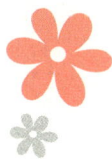

哪些重点检查结果提示异常

唐氏综合征

血清检查异常提示可能是唐氏综合征

验血筛查正常值为1/275，如果化验结果显示危险性低于1/275，就表示危险性比较低，胎儿出现唐氏综合征的机会不到1%。但如果危险性高于1/275，就表示胎儿患病的危险性较高。

羊水检查异常提示可能患唐氏综合征

检查羊水中细胞染色体异常，提示：胎儿可能患唐氏综合征。

检验羊水中细胞的染色体（胎儿的21对染色体），判断唐氏综合征的准确率为100%。

唐氏筛查是为了筛查出唐氏综合征患儿。唐氏综合征是一种偶发性疾病，所以每一个孕妈妈都有可能生出唐氏儿，并且生育唐氏综合征患儿的概率会随着孕妈妈年龄的递增而升高。唐氏患儿具有严重的智力障碍，生活不能自理，并伴有复杂的心血管疾病，需要家人的长期照顾，会给家庭造成极大的精神及经济负担。

唐筛检查可筛检出60%～70%的唐氏综合征患儿。需要明确的是，唐筛检查只能帮助判断胎儿患有唐氏综合征的机会有多大，但不能明确胎儿是否患上唐氏综合征。也就是说抽血化验指数偏高时，怀有"唐"宝宝的机会较高，但并不代表胎宝宝一定有问题；另一方面，即使化验指数正常，也不能保证胎宝宝没有患病。

性染色体遗传病筛查

羊水检查异常提示可能有性染色体遗传病

渴望孕育健康宝宝的准父母，应向医生咨询，可在孕妈妈怀孕16～20周时施行羊水穿刺术，进行产前性染色体遗传病的筛查。

孕5月（17～20周）：感知胎动，与胎儿成为好朋友

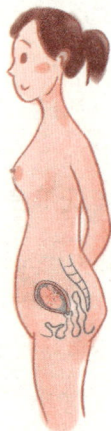

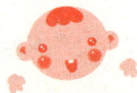

5

胎动是胎儿发出的信号

从妊娠5～6个月开始，可以逐渐感觉到胎儿的动作，即"胎动"。胎动是胎儿发出的信号，是在告诉妈妈"我很健康"。这时候孕妈妈可以随着胎儿发出的信号逐渐开始与腹中的胎宝宝建立良好的沟通关系。

在能感知到胎动之前，胎儿就已经开始活动了

胎儿早在妈妈能够感知到胎动之前就已经开始活动了。从妊娠第5个月开始，胎儿的骨骼和肌肉会逐渐趋于发达，经常会在羊水中伸展身体、活动手脚等。当胎儿的手脚触碰到子宫壁的时候母体会感觉到胎动。大多数孕妈妈从妊娠第19周前后能够开始感觉到胎动。也有一些说法认为非初产孕妈妈比初产孕妈妈能够更早地感知到胎儿的胎动。

很多孕妈妈在妊娠5个月以后还未能感知到胎动，可能会担心胎宝宝是否健康。其实能够感觉到胎动的开始时期是因人而异的。有些胎宝宝比较活跃，而有些胎宝宝则比较沉稳。即便是相同的胎动强度，根据母体的感知程度不同感觉到的力度也是不同的。当然感觉到的胎动也因母体的皮下脂肪的厚度与羊水的量而不同。所以，即便感觉不到强烈的胎动，可以在产检时确认胎儿是否健康。

当感觉到胎动时，用手轻轻触摸肚皮，向胎宝宝传达妈妈的讯息。当然，发出声音或是心中默念也是可以的。这时，准爸爸也可以抚摸孕妈妈的肚子，跟胎宝宝做一定的交流，安抚一下胎宝宝不安的情绪。

胎儿开始能够识别妈妈的声音了

妊娠第5个月后，胎儿大脑中的海马结构开始逐渐发育。到了7个月左右的时候，胎儿可以区分音调的神经基本上发育成形，如果父母反复地与胎儿进行语言沟通，胎儿基本上可以辨别爸爸与妈妈的声音。

到了妊娠8个月的时候父母的聊天声、吵架声胎儿都可以听见。所以要时刻提醒自己胎儿与自己同在的状态，心态要尽量放平稳。

与腹中胎儿进行对话

跟胎儿聊天

既可以发出声音，也可以在心中默念。通过与胎儿聊天可以增进与胎儿之间的沟通关系。当胎儿进入到可以记忆声音的妊娠7～8个月的时候，甚至可以区分父母的声音，通过胎动做出相应的反应。

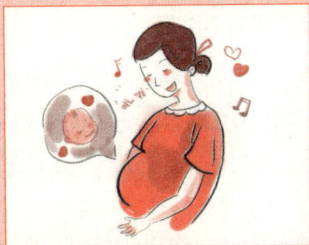

为胎儿唱歌

歌唱会使情感得以释放。如果母体愉快地歌唱，既可以调节孕妈妈的情绪，腹中胎儿的感觉也是极好的。还可以跟着歌曲的旋律轻轻拍打肚皮传递给胎儿。

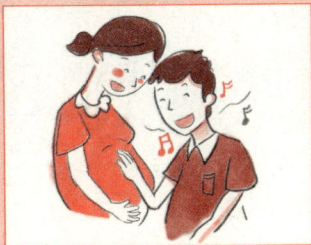

听音乐

莫扎特的音乐节奏与音阶被公认为最受胎儿喜爱。不过也可以不拘泥于莫扎特，听自己喜欢的音乐也一样可以起到舒缓情绪的作用。

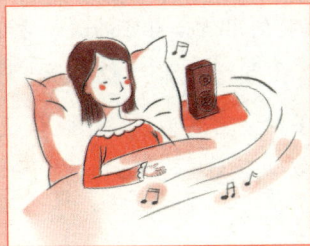

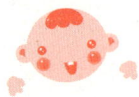

试着与腹中胎儿建立良好的沟通关系

孕妈妈如果用心想着胎宝宝，保持平稳心态的话，大脑会分泌一些激素并且通过脐带传送给胎儿，可达到增强胎儿大脑活力的作用。陪胎宝宝做游戏，还可以让胎宝宝感觉到幸福的力量。

胎动 Q&A

Q 邻居家的阿姨说如果胎动过于激烈，腹中胎儿是男孩的可能性比较大，是真的吗？

A 不一定男孩就比较活跃。

既有比较活跃的男孩也有比较活跃的女孩，而且胎动的感觉程度也是因人而异的，所以胎动比较激烈也不能说明一定就是男孩。

Q 经常感觉胎儿不是上下在动，而是左右同时感觉到胎动，这时宝宝在做什么呢？

A 可能是在翻身、变换姿势或是活动手脚。

当胎儿一边翻身一边伸展手脚的时候，腹部可能会感觉到左右交替的胎动。这时可以将双手置于腹部之上，从上往下抚摸，可能可以感觉到摸到宝宝的哪些身体部位了。

Q 宝宝在肚子里翻来覆去比较活跃，晚上睡不好觉。宝宝会被脐带绕住吗？

A 睡前使用适合自己的放松方法。

如果胎儿在腹中的活动过于激烈，脐带可能会绕住胎儿的脖子或者身体，不过大多数会自然解开，不必有过多的担心。脐带是柔软的管状结构，里面包裹着一些好像果冻一样的物质。即便是宝宝被脐带绕住了，多少受到一些压迫，也不会因此而窒息。

另外，躺下的时候或是准备就寝前是最容易感觉到胎动的时间段。如果胎动过于激烈，可以证明宝宝很健康，尽量往积极乐观的方面去考虑。如果实在是忍受不了，可以在睡前给身体做个按摩，或者喝一点热乎乎的花草茶等，通过一些可以使自己放松的方法，来达到缓解的目的。

Q 妊娠5个月了，但是一点也感觉不到胎动。医生之前说我是前置胎盘，是否跟这个有关系呢？

A 妊娠5个月的胎动还不是很活跃。

由于前置胎盘就感觉不到胎动，也不能一概而论。5个月的胎儿胎动还不是特别活跃，羊水也处于比较多的时期，胎动的时候可能碰不到子宫壁。另外，根据母体皮下脂肪的厚度或者羊水的量等情况的不同，每个个体的感觉程度也各有不同。

Q 听说胎儿足月后就会没有胎动了，但是我现在已经足月了还能感觉到胎动，是不是有什么问题？

A 因人而异，有些母体到了足月感觉到的胎动可能跟之前一样没有任何变化

足月后就没有胎动的说法并不可靠。足月后胎儿会向母体腹部的下方移动，头部会被母体的骨盆所固定，也就不容易感觉到胎动了，有些孕妈妈可能会误认为没有胎动了。不过，不容易感觉到胎动的时期也是存在着一定个体差异的，有些孕妈妈足月也一样能够感觉到跟以前一样的胎动，所以不用过分担心。

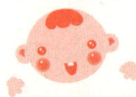

回到父母家生孩子

　　回到父母家生孩子，孕妈妈就可以在父母身边度过分娩前后的日子，这可以让孕妈妈感到更加安心。也有很多孕妈妈产后才回到父母家。如果选择回父母家生孩子，应该事先跟丈夫以及父母进行良好的沟通，有计划地逐步实施。

权衡利弊之后再做决定

　　回到家乡，在父母身边迎接新生命的到来会让孕妈妈感到更加安心，并且产后还能得到母亲（或者婆婆）的照料和帮助，这样有利于孕妈妈恢复身体。

　　但是，如果家乡距离自己居住的地方比较远，就需要联系新的医院，而且不在丈夫身边分娩就会导致丈夫与孩子开始亲密接触的时间拖后，丈夫当上爸爸的意识也就较为淡薄，这些都是回到家乡生孩子的不利方面。要综合考虑自己的生活环境，在与丈夫以及父母进行充分交流的基础上谨慎地做出决定。

　　如果已经决定回家乡生孩子，就应尽早通知医生并且开始着手收集家乡医院的相关信息。通过父母以及当地的亲朋好友来了解各家医院的情况，可以得到更为准确的信息。为了实际感受医院内的氛围，孕妈妈可以在妊娠稳定期亲自去医院考察一下。一切准备工作就绪后，在妊娠9个月的时候就可以办理转院了。

不给孕妇身体增加负担的出行方法

　　如果移动距离较远，出发时间要尽量早一些，要乘坐耗时较短的交通工具，制定周全的行程计划，不给孕妈妈身体增加负担。有可能的话，丈夫应陪同妻子出行，这样会更稳妥一些。如果是乘坐汽车，5、6个小时以内应该没有问题。不过，要避开拥堵的时间段，而且途中1个小时需停车休息一次。如果是乘坐火车且行程较远，至少要保证孕妈妈在车上有座位。

　　转院时，要把先前医生开具的介绍信以及记载了相关医疗信息的健康手册交给转院地医生过目。但是，如果一些必要的数据未被记录在转院材料中，则有可能需要重新做相关的检查项目。只有与医护人员建立良好的互信关系，才能让孕妈妈在整个生产过程中感到顺心、满意。

回到父母家生孩子的注意事项

① 在妊娠稳定期要回到家乡考察医院

有的医院可能不接收从外地回到家乡生孩子的孕妇。决定回家乡生孩子后要马上开始收集相关信息。在妊娠稳定期选好医院并预定病床。有可能的话，可以亲自去考察一下，确定初诊和转院的时间，这样会比较放心。

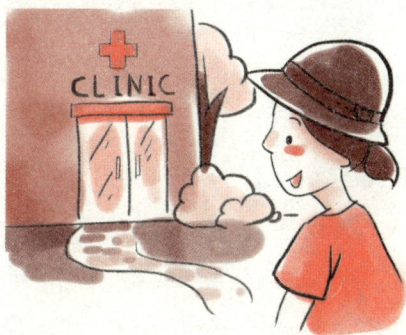

② 妊娠9个月前回到家乡

具体时间可以听取现在的主治医生的意见后做出决定。到了36周以后，随时都可能分娩，最好在妊娠35周之前就回到家乡。妊娠32～35周时，乘坐国内航线的飞机时就需要医生开具的诊断证明。

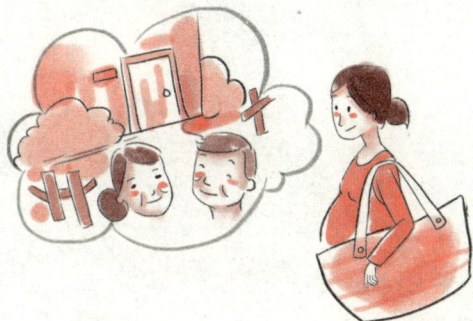

③ 选择不会给身体增加负担的交通工具

挺着隆起的肚子长时间乘坐交通工具会给孕妈妈的身体增加很大的负担。如果移动距离较远，应该早一点出发。如果乘坐普通火车需要几个小时甚至更长，则应该选择乘坐高铁或者飞机，虽然花费会多一些，但可以缩短时间。

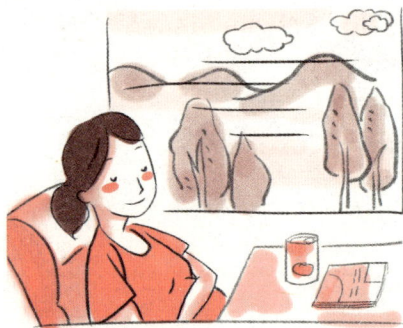

④ 婴儿用品等可通过快递邮寄

回到家乡生孩子需要用到的物品，可以事先通过快递将其寄回父母家。孕妇的衣服、为分娩而准备的物品、婴儿用品，这些都是必需的。婴儿用品要尽量少带，产后有什么要用的东西可以在当地租借或者购买。

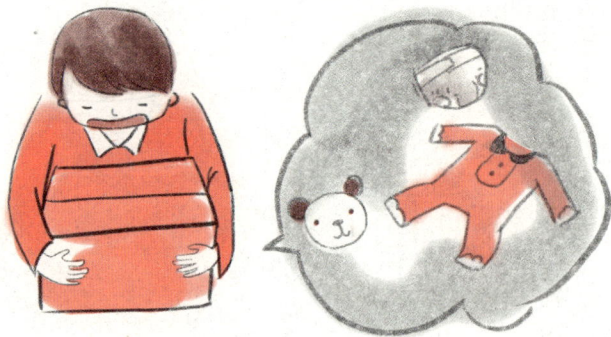

⑤ 要感谢父母

虽说是父母家，但也不应该有"父母帮助自己是天经地义"的想法，要懂得感谢父母。根据具体情况，有时甚至应该向父母支付自己的生活费并送上一份礼金。另外，产后新妈妈应该尽量做到自己照顾宝宝而不给父母添太多麻烦。

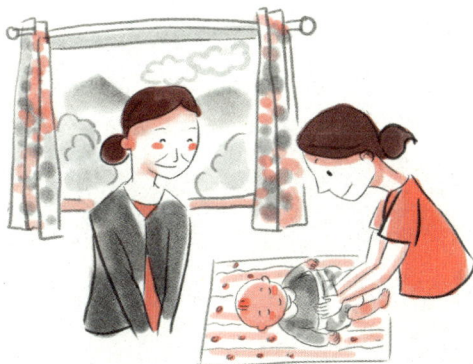

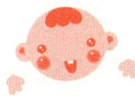

积极参加妊娠期健身运动

在妊娠期间坚持活动身体，可以防止过度肥胖，放松心情，还有助于顺产。但一定要在医生或专家的指导下进行锻炼，并且强度适宜。

妊娠期间进行适度的运动有很多好处

随着腹部一天天隆起，孕妈妈容易变得越来越不爱运动。适度的运动可以帮助孕妈妈放松心情，还可以防止出现运动不足导致的健康问题。而且，通过运动还能锻炼耐力，让孕妈妈能有足够的体力去面对即将到来的分娩。不仅如此，适度的运动还可以缓解身体的紧张、起到预防或减轻腰痛、体寒、浮肿等症状的作用。

适合妊娠期间进行的运动有散步、慢跑、有氧健身、瑜伽、游泳等。这些运动可以让全身得到锻炼，同时也比较安全，而且具有一定的乐趣，容易坚持下来。需要突然发力、速度较快、竞技性较强、容易与别人发生碰撞的运动则不适宜孕妈妈。尤其值得推荐的运动是孕妇瑜伽、简单易行的散步锻炼、专门为孕妇设计的有氧健身、可在水中进行全身运动的妊娠期游泳等。

妊娠期有氧健身以及游泳有专门的教练或者医生负责指导，孕妈妈可以通过这些运动学会科学的呼吸方法并让肌肉变得更加强健，为分娩做好准备。另外，还有机会跟其他孕妈妈成为朋友，对孕妈妈的精神方面的健康也很有好处。

最好在妊娠16周以后开始妊娠期健身运动，如果身体状况允许的话，也可以再提前一些。但是，有流产或早产可能的孕妈妈、羊水过多的孕妈妈、多胎妊娠的孕妈妈须谨慎。不管妊娠过程是否顺利、是否面临着某些风险，都应该在听取医生意见并得到医生许可后才能开始运动。

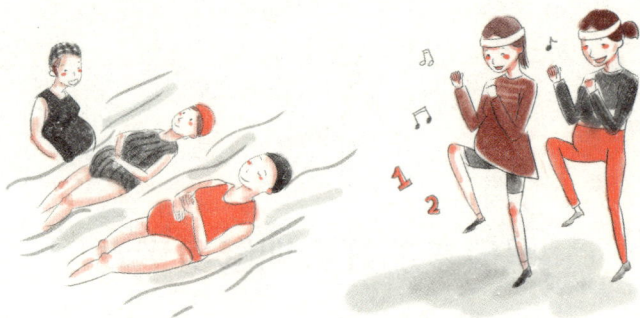

做顺产操

生孩子是一场时间跨度很长的体力战。为了能够顺利地把孩子生下来，需要增强分娩时所需的肌肉力量，而且要让身体变得更加柔韧。另外，为了不在阵痛中浪费体力，还要学会如何放松身体。

通过伸展体操和放松法来实现顺利分娩

妊娠期间孕妈妈往往会因为担心胎宝宝的安全而减少运动，这样很容易导致运动不足。特别是到了妊娠稳定期以后，孕妈妈的食欲会增加，身体开始变胖，其中很多人的体重都会超过正常体重。过于肥胖不仅会让体力下降，还可能引发妊娠高血压疾病及软产道强韧等症状。为了避免难产，孕妈妈要养成适度运动的习惯。

孕妈妈应该在胎盘成形后，也就是妊娠16周以后开始练习。最好把练习时间安排在上午10时到下午2时这段时间内，因为身体状况在这段时间会比较稳定。如果有困难的话，也可以根据个人的生活节奏来合理安排时间，例如在做家务的间隙或者临睡前进行。如果能坚持每天都做，效果最好。感到身体不适时要暂时停止，切不可勉强行事。

日常生活中可做的练习

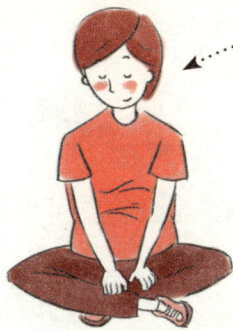

盘腿坐

盘腿而坐可以提高髋关节以及骨盆周围肌肉的柔韧度，而这些部位在分娩中都将起到重要作用。

走路

走路可以提高耐力，也有助于控制体重，是一项很适合在妊娠期进行的有氧运动。身体状况较好时，可以散步1个小时左右。

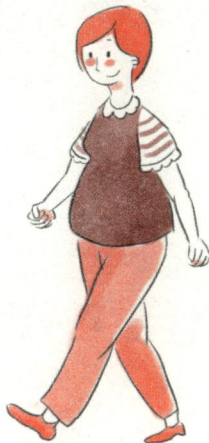

做伸展运动伸拉肌肉时，一定要放松，要点是一边缓慢呼气一边做动作。人在感到疼痛时会绷紧身体并屏住呼吸来抵抗疼痛的刺激，但面对阵痛时则不然，应该尽量不去用力，让身体完全放松下来。还要掌握有效的放松方法，这可以让孕妈妈在出现阵痛时也能有规律地呼吸，对分娩会有很大帮助。如果在练习时意识能够随着肌肉的张弛而动，每做一个动作心里都想着"这个动作是作用在这里"，则效果会更明显。

另外，只要方法得当，从平时的日常生活中也可以获得健身效果。走路就是一种很不错的运动，所以不要过多依赖汽车，要有意识地尽量多走路。

有益于顺利分娩的放松练习

为了在阵痛时也能保持呼吸平稳，可以进行缓解身体紧张的练习。舒展身体的运动可以有效地让身体放松下来。另外，侧卧位睡姿也可以让孕妈妈在晚上睡觉以及阵痛间歇休息时感到舒服一些。

舒展颈部的运动

放松颈部，头部自然下垂时可感到头部的重量。最后缓慢地做颈部旋转运动。

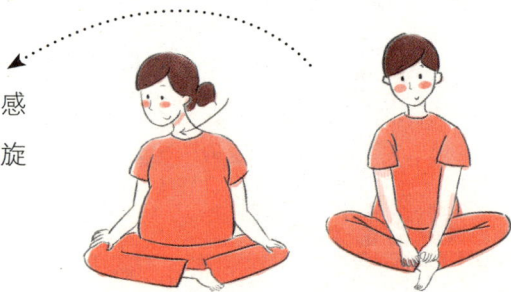

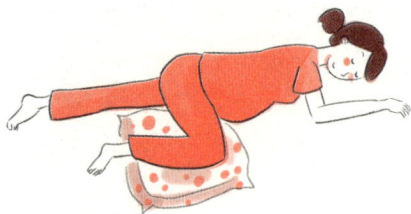

侧卧位

先平躺，然后让一条腿的膝盖弯曲，身体转为侧卧状，全身放松。可以在弯曲的膝盖下垫一个抱枕来做支撑。

锻炼肌肉

前后弯腰的动作可以让腹部肌肉得到锻炼，还可以让孕妇适应分娩时的姿势，对顺利分娩有很大帮助。

猫姿伸展

双手及两腿膝盖触地，弯腰伸展背部肌肉。先让腰部拱起，然后向反方向弯曲。

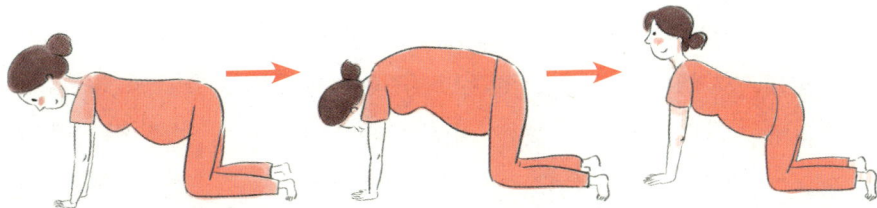

锻炼髋关节和骨盆底肌肉

分娩时，骨盆底部的肌肉群以及髋关节将起到极为重要的作用。如果这些部位的柔韧度不好，就难以让产道充分打开，从而导致胎儿不能顺利地从母体中出来，甚至还可能造成会阴撕裂。而且，分娩时需要尽可能地让双腿向两侧分开，这也要求髋关节应该具有良好的柔韧度。练习的方法是双脚开立与髋部同宽，双腿向外侧分开，呈动物蹲下时的姿势，这可以让髋关节的柔韧性变得更好，还可以让骨盆底肌肉得到锻炼。

● **此月爸爸须知**

为了顺利度过产后的辛劳阶段，在此时留下二人世界的美好回忆

孕妈妈的身体已经大为好转，妊娠即将进入稳定期。这段时间里夫妻二人可以共筑美好的回忆。如果妊娠过程一切正常，那么不妨完成最后一次二人旅行。只要行程不是很辛苦，稍微远点的地方也可以去。孕妈妈容易疲劳，也会频繁地上厕所，旅行时要多安排休息时间。还可以多拍一些照片，以此来纪念人生中的重要经历。将来，把照片拿出来与宝宝分享，告诉宝宝"这个时候你还待在妈妈的肚子里呢"，那画面一定十分温馨。

孕5月产检

孕妈妈第3次产检的常规检查

常规项目检查

孕5月时孕妈妈进行第3次产检。继续进行产前常规检查，包括体格检查，测量体温、体重、血压和心率等；进行产前常规项目检测，包括血常规、尿常规、肝肾功能、妇科检查，测量胎心，监测胎动，测量宫高等，以了解孕妈妈的身体状况和胎宝宝的发育状况及营养情况，并及时发现异常情况。这个月，孕妈妈必须做一次B超筛查胎儿体表畸形。可以根据医生的建议进行神经管缺陷的血清学筛查。血型不合的准父母还要进行新生儿溶血症检查。

测量血压

每个人一天早中晚的血压都是不一样的，而且饮食和运动量也会使血压有一定的变化。孕中期，孕妈妈需要坚持监测血压，及时发现并确诊妊娠高血压，从而及早治疗，以预防先兆子痫和子痫。

正常血压的标准为：收缩压＜140mmHg，舒张压＜90mmHg。

测量方法：

1 休息15分钟后，取坐位测右臂血压，应反复测量几次，直至血压值相对稳定。舒张压以声音消失为准，如声音持续不消失，则采用变音时数值。同日内间隔1小时，或隔日再次测量。

2 当收缩压≥140mmHg或舒张压≥90mmHg时，经核实即可确诊。

3 既往有高血压史，未治疗3个月以上，此次检查血压正常的孕妈妈，不诊断为高血压；如一向服药治疗而此次检查血压正常，仍应诊断为高血压。

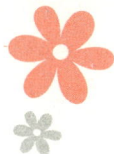

血红蛋白检查

血红蛋白是血液中一种携带氧气的蛋白质，同时也使血红细胞呈现出红色。血红蛋白水平高有可能是吸烟引起的，也有可能是心脏缺陷和过度补充铁造成的。

孕妈妈在怀孕早期血液中血红蛋白水平过高，会增加死胎的危险性。研究发现，在怀孕早期血红蛋白水平高的孕妈妈，死胎率是其他孕妇的2倍。

对于高血红蛋白现在还没有什么好的治疗方法，所以准妈妈必须重视与死胎有关的一些检查，尤其是孕中期要关注血红蛋白的指标。

尿蛋白检查

孕中期，是孕妈妈多发妊娠高血压、先兆子痫和子痫的时期。定期进行尿蛋白的检查，并结合血压和体重的测量，可以及时发现尿蛋白，以帮助早期确诊妊娠高血压、先兆子痫和子痫。

尿蛋白有时会有假阳性，这主要是留取尿液不正确造成的。

留取尿液的正常方法是：先清洁外阴，多喝水使尿液增多，然后留取中段尿液。这样做主要是避免孕妈妈的阴道分泌物污染了尿液。因为在阴道分泌物中也存在着上皮细胞和白细胞等，如果混入尿液中，可能会导致尿蛋白阳性的假象。

监测胎动

胎宝宝在母体内自第8周起脊柱开始进行细微的小动作，发育长大后，会伸展屈曲的四肢，在羊水中翻滚，改变自己的姿势，同时还会进行相应的呼吸运动。一般在怀孕4～5个月时孕妈妈就可以感到胎宝宝在腹内有伸手、蹬腿等活动；到妊娠6～7个月时，胎动就比较频繁；到足月时，由于胎头下降到骨盆，胎动次数逐渐减少，这是正常现象。

胎动是有一定规律的，因为胎动标志了胎宝宝在子宫内睡觉和苏醒的转换。胎动一般在上午8～12时比较均匀，下午2～3时最少，以后逐渐增多，晚上8～11时又增至最高。据观察，正常的明显胎动每小时应不少于3次，12小时胎动数为30~40次，多者达100次以上，都是胎宝宝情况良好的表现。

胎动计数是简单、直接、真实、准确的自我监护方法，是每一个孕妈妈都必须做的。在孕中期、孕晚期坚持记录每天的胎动数，不仅有助于增强孕妈妈和胎宝宝的感情，还有助于监测胎宝宝在子宫内的健康情况。孕妈妈自我监测胎动十分方便，只要取仰卧或左侧卧位，将手掌放在腹壁上即可感觉胎动。具体监测要求是：每天上午、下午、晚上各记录1小时胎动数，然后再将3小时胎动数相加乘以4，就可以表示12小时的胎动数了。若连续几天此数均在30~40次，则表明胎宝宝的发育情况良好；若少于20次则为异常；少于10次表明胎宝宝在子宫内有缺氧现象，应立即去医院做进一步检查。

测量宫高

妊娠时子宫的增大有一定规律性，表现为宫底升高，腹围增加。因此，从宫高的增长情况也可以推断妊娠期限和胎宝宝发育情况。

测量宫高的方法是：孕妈妈排尿后，平卧于床上，两腿伸直，用软尺测量耻骨联合上缘中点至宫底的距离。一般从怀孕20周开始，每4周测量一次；怀孕28~35周每2周测量一次；怀孕36周后每周测量一次。测量结果画在妊娠图表上，以观察胎宝宝发育与孕周是否相符。

宫底升高的速度，反映了胎宝宝的生长和羊水等情况。同时，可以根据宫高画曲线图以了解胎宝宝宫内发育状况。正常孕妈妈宫高增长应限制在一定范围内，如有过快或过慢的情况，应当请医生检查。

哪些重点检查结果提示异常

妊娠高血压

血压高提示可能为妊娠高血压

血压的收缩压高于140mmHg或舒张压高于90mmHg，或妊娠后期的血压比早期收缩压升高30mmHg或舒张压升高15mmHg，提示：可能为妊娠高血压。

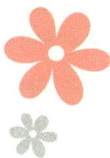

血压的确定需要至少两次间隔6小时以上的测量。在妊娠期定期测量血压时，还要定期检查尿蛋白和测体重，及时发现和确诊先兆子痫和子痫。

先兆子痫

血压高并伴有蛋白尿提示可能有先兆子痫

妊娠20周以后，收缩压≥140mmHg或舒张压≥90mmHg，并伴有蛋白尿或水肿，提示：可能有先兆子痫。

尿常规检查出现蛋白尿提示可能有先兆子痫

先兆子痫的诊断标准是：妊娠20周后，出现了高血压和蛋白尿，可能同时还有水肿。

先兆子痫发生时一定会出现蛋白尿，只是量的多少的问题。是否有蛋白尿，是诊断先兆子痫的一个重要标准。但单纯地出现蛋白尿，并不能诊断为先兆子痫。蛋白尿还有可能是其他情况导致的。这些情况有的是病理性的，比如肾脏疾病、泌尿系统感染、免疫系统疾病并发肾损害等；还有些是因为留取尿液不正确造成的蛋白尿假阳性。

如果先兆子痫的病情加重，还可能出现其他脏器损害，这也会导致相应的症状和体征，比如头痛、头晕、视物不清、抽搐、肝区疼痛等。

孕妈妈第3次产检的特殊检查

甲胎蛋白检查

甲胎蛋白（AFP）在孕期会随着怀孕时间而呈现不同幅度的升高，但在不同时期有其正常的范围标准，通过检查甲胎蛋白可协助诊断胎宝宝有无异常及是否能继续妊娠。

一般情况下，甲胎蛋白在孕12～14周时开始上升，在28～32周时可达到最高峰，随后会维持一个相对稳定的状态，之后再逐渐降为正常水平。

虽然甲胎蛋白在孕期可有一定程度的升高，但超出正常范围时，应及时去医院就诊治疗。了解并掌握孕妈妈甲胎蛋白的正常值，对观测胎宝宝有无异常、降低胎儿畸形的发生率、确保母婴的健康都很重要。

血清抗体检查

　　血清抗体是一种免疫球蛋白（Ig），主要包括IgG、IgA和IgM等，血清免疫球蛋白的测定是检查体液免疫功能最常用的方法。通常检测IgG、IgM、IgA这三类就可以代表血清免疫球蛋白的水平。IgG为不完全抗体，分子量小，可通过胎盘引起胎儿溶血，因此，临床主要采用IgG定量法来检测孕妈妈体内的血清抗体。

　　如果孕妈妈的血型为O型，准爸爸为A型、B型或AB型，则新生儿可能会发生溶血症，需要进一步检查孕妈妈血清中IgG抗A（B）效价。

　　如果孕妈妈的血型为Rh阴性，可以因妊娠、输血等原因获得Rh抗体，当再次与相应抗原血液相遇，将引起严重输血反应或新生儿溶血症。夫妻之间Rh血型不合，有可能发生严重的新生儿溶血症。如果孕妈妈血型为Rh阴性，准爸爸血型为Rh阳性，需要进一步测定孕妈妈血清中的抗体水平。

　　在孕16～17周，孕妈妈要进行一次血清筛查，作为抗体的基础水平。孕28～30周时复查，如果有问题，则每两周复查一次，观察抗体滴度上升速度。

B超筛查畸形

　　超声检查在孕期需要做3～4次，以便对胎宝宝是否畸形进行完善的诊断。但是孕期有两次超声检查至关重要，一次是孕12周前，另一次就是孕18～24周进行的胎儿超声筛查。它是早期发现并及时终止严重结构异常胎儿的最佳时间。

　　筛查方法：

　　1 探测时孕妈妈取仰卧位，必要时取侧卧位，按照常规筛查步骤进行。

　　2 疑诊为畸形的部位要多方位、多切面扫查进行验证。

　　3 怀疑胎儿畸形时，要求2～3位高年资医师应用彩超在1～3天内不同时段分别对同一例胎儿进行超声检查（即医师不知道该胎儿有无畸形或

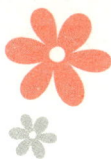

有什么样的畸形存在），然后把各自的检查结果及见解汇总，进行对照分析，做出最后判断，诊断为畸形时至少要有两位高年资医师签名。

可以诊断的畸形：

主要是无脑儿、严重的脑膨出、严重的开放性脊柱裂、严重胸及腹壁缺损、内脏外翻、单腔心、致死性软骨发育不全等7种畸形。

另外还有唇腭裂、颈部水囊状淋巴管瘤、畸胎瘤、血管瘤、胎儿器官发育明显异常等。

哪些重点检查结果提示异常

死胎

甲胎蛋白异常升高提示可能是死胎

甲胎蛋白（AFP）在孕28～32周达到最高峰，并维持一个相对稳定的状态，保持在400μg/L以下属于正常范围；当甲胎蛋白升高并超出正常范围，特别是测定值超过800μg/L时，常预示胎宝宝处于危险情况或有畸形的可能。

孕妈妈除了孕期生理性甲胎蛋白升高，还有一些病理原因会让甲胎蛋白升高。主要原因有以下几种：

1 孕妈妈患有急慢性肝炎、肝硬化、肝癌、消化道癌等各种肝胆疾病以及胚胎瘤时，都可引起甲胎蛋白升高。

2 胎宝宝出现脊柱裂、神经管缺损、无脑等情况时，血浆甲胎蛋白可由能自由开放的神经管进入羊水中，从而导致孕妈妈的甲胎蛋白严重升高，特别是胎宝宝出现先天性开放性神经管畸形时，孕妈妈孕10～16周的血清甲胎蛋白含量可比正常值高出10倍左右。

3 胎宝宝在宫腔内死亡或有畸胎瘤等先天性缺陷时，孕妈妈血液中的甲胎蛋白也会升高。

B超检查异常提示可能是死胎

B超检查提示胎动、胎心消失，子宫大小与相应妊娠月份不符；颅骨重叠，有时胎头已变形，则可确诊死胎。

死胎是由某些不利因素使宫内胎宝宝缺氧导致死亡。此过程呈渐进性，初为胎动减少，后为胎动消失至胎心消失，可历时数日。如果胎动减少或胎动消失，但胎心正常，短时间内采用剖宫产，有时仍可获存活的婴儿。因此，孕妈妈孕期学会胎动计数并进行自我监测，有助于了解宫内胎宝宝的安危。

先天性神经管缺陷等先天畸形

血清检查提示可能有先天畸形

先天畸形由遗传因素和环境因素等多种因素导致。中国的先天畸形儿以神经管畸形发病率最高。此外，常见的先天畸形还有唇腭裂、肢体畸形、先天性心脏病、先天性幽门狭窄、肛门闭锁等。以上各类疾病在妊娠时期通过咨询和产前诊断，有可能在产前发现。

先天性神经管畸形是一种中枢神经系统的出生缺陷，同时受遗传因素和环境因素影响，如多基因遗传、接触致畸物质、缺乏叶酸等。有神经管畸形的胎宝宝在胚胎时期发育时神经管就不能闭合，从而产生神经管畸形，常见的神经管畸形包括无脑儿、脊柱裂、脊髓膨出等，均可造成流产、早产、死胎等，而幸存的婴儿智力低下，或有不同程度的瘫痪。

在孕中期的15～20周，孕妈妈可以进行羊水穿刺抽取化验或进行母体血清学的筛查。通过检测母体羊水或血清中甲胎蛋白指标的浓度，结合孕妈妈年龄综合计算，可筛查神经管畸形胎儿。

新生儿溶血症

ABO溶血滴度检查可提示新生儿ABO溶血症

血清检查A（B）IgG效价＞1：128时，提示：胎儿可能发生ABO溶血症。

新生儿溶血症是指由于母亲和孩子的血型不合而引起的一种溶血性疾病，使胎宝宝在宫内或出生后大量红细胞被破坏，出现一系列溶血性贫血、黄疸等疾病。

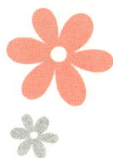

怀孕后，孕妈妈和胎宝宝的血被一层膜隔开，可以交换营养物质、代谢产物和氧气，但血液不直接流通，只有在某些原因下，如受到外伤、发生炎症时，胎宝宝的血液才流入母体，而胎宝宝得自爸爸的血型如果与孕妈妈不合，那么，只要胎宝宝的红细胞进入母体，其红细胞上的抗原就会刺激孕妈妈产生相应的抗体，这种抗体再通过胎盘进入胎宝宝的血液循环，与胎宝宝红细胞上的抗原起作用，即发生抗原抗体反应，使大量红细胞被破坏、溶解，导致贫血。同时会产生大量胆红素，发生黄疸。

最常见的有ABO血型不合，Rh血型不合较少见，偶尔也可见到其他血型不合。Rh血型不合所致溶血常较ABO血型不合更严重。

血清抗体检查可提示新生儿Rh溶血病

孕妈妈血型为Rh阴性，胎宝宝血型为Rh阳性时，提示：可能有新生儿Rh溶血病。

Rh血型不合且抗体效价＞1：32时，提示：可能新生儿Rh溶血病情严重。

当孕妈妈血型为Rh阴性，准爸爸为Rh阳性，胎宝宝也为阳性时，可能有少数胎儿红细胞带着Rh因子（抗原）进入母体，使母体致敏产生抗体，这些抗体再经过胎盘进入胎儿血液循环，抗体与抗原相遇发生溶血。

发生新生儿Rh溶血症，多数是孕妈妈为Rh阴性，但Rh阳性孕妈妈的宝宝同样也会发病。第一胎发病率很低，因为初次免疫反应产生IgM抗体需要2~6个月，且较弱，不能通过胎盘进入胎儿体内，而胎儿红细胞进入母体多数发生在妊娠末期或临产时，故第一胎常处于初次免疫反应的潜伏阶段。当再次妊娠，第二次发生免疫反应时，仅需数天就可出现，主要为IgG能通过胎盘的抗体，并迅速增多，故往往第二胎才发病。Rh系统的抗体只能由人类红细胞引起，若孕妈妈有过输血史，且Rh血型又不合，则第一胎也可发病。

溶血症危害大，严重时会导致宝宝脑瘫、弱智、运动功能障碍、手足搐动，出现听力及视力障碍等，出生后的新生儿易得黄疸和贫血。

6

孕6月（21～24周）：学习育儿知识，给胎儿最好的关爱

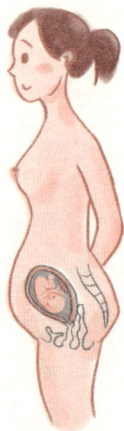

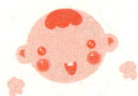

参加父母课堂

通过父母课堂可以了解到妊娠期间母体的变化、分娩的过程、照料婴儿的方法等知识。孕妈妈有了较为深入的了解就能消除对妊娠、分娩的紧张，建议一定要参加。

可在医院及其他相关机构参加

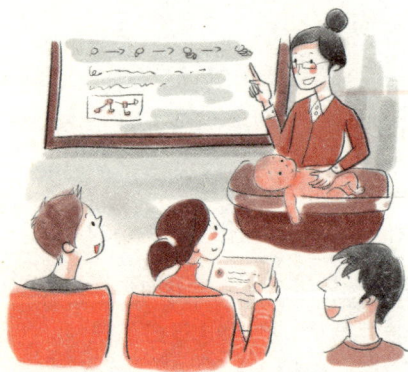

妊娠生活并非只有喜悦与欢乐，面对着不断变化的身体以及即将到来的分娩、育儿，孕妈妈的焦虑感也可能越来越强烈。尤其是初次妊娠，会对很多事情感到困惑。虽然孕妈妈可以从自己的母亲那里听到一些有关妊娠的经验之谈，但是妊娠、分娩的观念可能早已发生变化，孕妈妈及胎宝宝所处的环境也未必与过去一样。已经有过妊娠经验的朋友可以给孕妈妈讲述自己的经历，这对孕妈妈做好心理上的准备会有一定帮助，但是通过这种途径无法学习到比较系统的专业知识。

父母课堂（或者母亲课堂）可以向孕妈妈提供专业的讲解，让孕妈妈安心地度过妊娠期间，从容地面对分娩。

很多医院都会举办父母课堂，各地的社区以及其他机构也可能会举办相关

活动，其中适合妊娠5个月以后的孕妈妈参加的课堂更多。医院主办的父母课堂一般会张贴通知，或者由医务人员向孕妈妈发放日程安排。其他机构主办的父母课堂会事先以适当的方法公布开讲日期以及讲座内容，具体事宜可以咨询各主办单位。

在一些医院，如果孕妈妈希望丈夫可以陪产，则医院会要求必须参加父母课堂的学习。可以通过课堂了解分娩的过程，夫妻双方应一同参加。一般还可以参观分娩室、住院病房、新生儿室，提前体验一下分娩的过程。如果有时间的话，除了医院的课堂，还可以积极参加其他机构组织的相关活动。

父母课堂按照内容分成若干课时进行。会有医生、助产士、营养师等专业人士授课，结合放映幻灯及视频的形式，为参加课堂的学员提供具体的指导。内容包括妊娠的机理以及妊娠期间的保健、营养、生活方面的指导，还有分娩前后所需物品的准备、分娩过程的讲解等，准爸爸、孕妈妈们可以学习到很多有用的知识。而且，父母课堂除了传授与妊娠、分娩有关的知识以外，还可以针对产后的保健、营养、生活等提供指导并帮助制定产后的家庭规划。

另外，父母课堂上还会教授分娩时的呼吸方法、辅助动作以及如何给婴儿洗澡、哺乳，都需要孕妈妈实际参加体验，所以建议在妊娠中期，也就是稳定期时参加父母课堂。如果时间安排不开，无法参加所有课程也没有关系。即便只参加一两次，心态上也会有很大变化。

参加父母课堂的自然都是即将迎来宝宝降生的夫妻，所以父母课堂也是准爸爸、孕妈妈们进行交流、结识新朋友的绝好场所。如果是在医院主办的父母课堂上相识，那么一般预产期也比较接近，住院时也可以见面，往往能够成为相互鼓励的好朋友。课堂设有问答环节，可以把自己的疑问或者产检时由于时间不够而未能咨询的问题提出来。

夫妻一同参加，增进相互关爱

通过参加父母课堂，孕妈妈可以学习到许多作为母亲应该了解的知识，同时准爸爸也能更加理解妻子的身体状况并做好成为爸爸的准备。因此，夫妻一同参加父母课堂是很重要的。

为了能让准爸爸更容易安排时间参加，许多父母课堂都在晚间或周六、日开课，也有专门为准爸爸举办的父亲课堂。了解了孕妈妈身体上的变化以及分娩的机理，准爸爸就会自觉地给孕妈妈更多关爱。夫妻一起学习如何照料小宝宝，产后就可以分担诸如给小宝宝洗澡、换尿布的工作，两个人共同经营家庭、养育孩子的意识以及双方的互信也会因此加强。

父母课堂

第1课 关于妊娠初期

- 妊娠的生理知识（形成、过程）
- 妊娠期的生活
- 孕妇体操
- 乳房按摩
- 口腔卫生（牙科医务人员主讲）

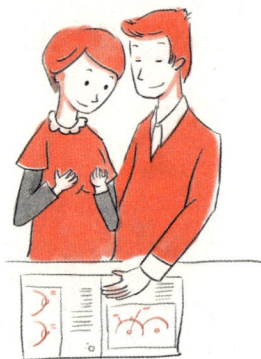

第2课 关于妊娠中期

- 妊娠期的生活
- 住院前的准备
- 新生儿的衣物、用品
- 妊娠期的异常（妇产科医师主讲）
- 妊娠期的营养（营养师主讲）

第3课 关于妊娠后期

- 妊娠期的生活
- 分娩的过程
- 呼吸法、辅助动作的练习

第4课 妊娠后期至产后阶段

- 妊娠期的生活
- 妊娠后期的准备
- 住院的时间及手续
- 住院生活
- 婴儿的生理知识

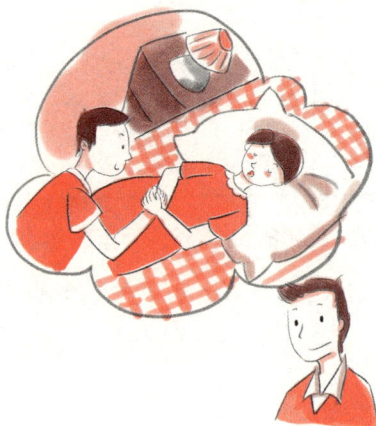

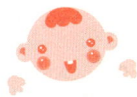

开始护理乳头和乳晕部位

母乳中富含营养及免疫物质，孕妈妈应该了解自己乳头的状态，从妊娠期间开始就着手相关的护理。

就像我们每个人都有不同的面容一样，不同的人其乳房和乳头的大小、形状也存在差异。有的乳头让婴儿比较容易吸吮乳汁，而有的乳头会让婴儿在吸吮乳汁时感到困难。只要从妊娠期间就开始学习哺乳的相关知识，并且在助产士的指导下对乳头等部位进行护理，大多数情况下，即便是形状不利于吸吮的乳头也可以变得让宝宝能顺利吸到乳汁。从妊娠5个月的时候开始，孕妈妈在每次洗完澡后就应该检查自己的乳头。

妈妈的母乳是其他东西无法代替的。不要因为觉得与别的妈妈有很大差异，就放弃母乳喂养。需要做的是充分了解自己乳头的状态并积极地进行护理。

乳头的大小与形状

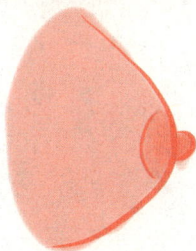

普通

长度和直径在0.8～1cm范围内的乳头。这个大小是宝宝最容易吸吮的。只要做好哺乳的准备，可以很顺利地开始母乳喂养。

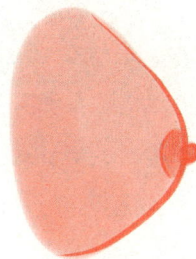

偏小

比普通的乳头略小，长度和直径在0.5～0.7cm范围内。可能导致宝宝的舌头无法很好地接触到乳头，不过只要能让乳晕部位变得比较柔软，宝宝还是能够逐渐适应的。

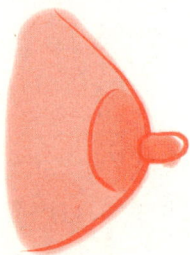

偏大

长度和直径在1.1cm以上的乳头。可能导致宝宝的嘴很难到达乳晕。需要让乳头、乳晕部位变得更加柔软，并且不厌其烦地训练宝宝吸吮，让宝宝适应乳头的大小。

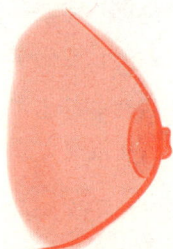

扁平

虽然乳头露在乳房表面，但形状基本上是平的。对宝宝来说这种乳头很难吸吮，不过很多情况下，在被宝宝不断吸吮的过程中乳头的形状会发生变化，所以不用太过担心。

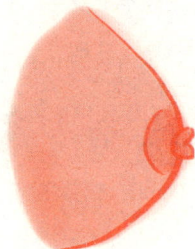

凹陷

乳头陷入乳房之中的类型。由于没有接受过外界的刺激，这种乳头的皮肤比较脆弱，容易受伤。妊娠期间就要开始使用乳头吸引器进行护理是解决问题的关键。

让乳头、乳晕部位变得易于吮吸

易于宝宝吮吸的乳头和乳晕部位应该柔软且富有弹性。刚刚出生的婴儿在触碰到乳头时有自然吸吮的本能反应，这被称为"吸吮反射"。但是，如果乳头和乳晕部位不够柔软，则会影响婴儿的正常吸吮。从妊娠期间开始对乳头和乳晕部位进行按摩可以让这些部位变得柔软且富有弹性，从而更易于婴儿吸吮。对于凹陷和扁平的乳头也能通过适当的方法让其变得容易吸吮。另外，还要想办法让长期处于内衣保护下的乳头变得更强健，以便承受婴儿有力的吸吮。

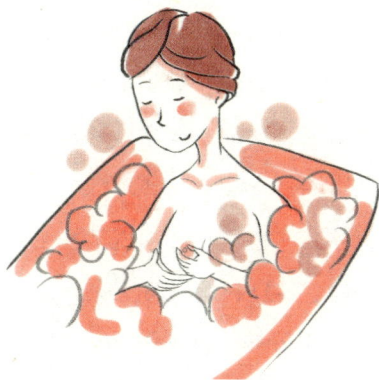

关于何时开始乳头和乳晕部位的按摩，应该听从医护人员的指导。1天进行1～2次按摩，按摩时要保证手指清洁，动作要轻柔以防损伤皮肤。如果只刺激乳头前端则可能引起腹胀，所以要同时对乳晕部也进行按摩。

乳头的前端有数个到数十个乳管口（乳管的开口），妊娠期间为了避免细菌进入，乳管口都呈封闭状态。按摩可以将乳管疏通，在产后能够顺利开始哺乳。

进行乳头按摩时，会有白色液体从乳管中流出，这表示乳管已被疏通。如果不加处理，这些分泌物会在乳管口凝结，看上去像是伤口的结痂，可以在洗澡时趁皮肤变软将其洗去。

除了按摩，还可以在天气晴朗的日子打开窗户，让阳光照射在乳头和乳晕部进行局部日光浴。从妊娠24周开始，3天做1次，1次15分钟左右。

乳头、乳晕部位按摩

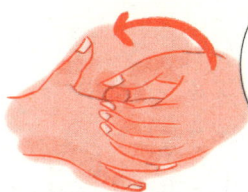

※ 出现乳房肿胀、疼痛以及腹胀时，应停止按摩。

一只手托起乳房，用另一只手的拇指和食指捏住乳晕部位。然后手指缓慢揉搓，给乳晕部位做按摩。

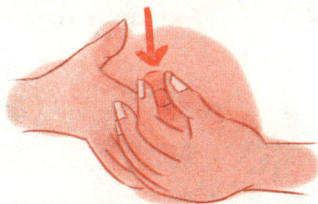

乳晕部位开始变软后，手指开始从乳晕部位向乳头方向揉搓挤压。这样就可以把堵塞乳管的物质挤出来。完成疏通后，可能会有白色分泌物从乳腺沿乳管流出。

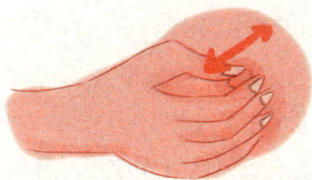

揉搓一段时间，待按摩部位都变得比较柔软松弛后，用手指捏住乳头向外拉。如果乳头的弹性较好，有时能被拉到3cm左右长。弹性好的乳头会让婴儿更容易吸吮。

对凹陷、扁平的乳头在妊娠期间进行护理很重要

如果乳头凹陷或者扁平，就要非常重视妊娠期间的护理。刚刚出生的宝宝还不能熟练地吸吮妈妈的乳头。尽可能地让乳头变得容易吸吮，关系到产后顺利进行哺乳，因此十分重要。用食指按压乳晕的中心部分，如果乳头能够露出，则可捏住乳头，按照普通的乳头、乳晕部位按摩方法进行护理。如果按压后乳头也无法露出，则可以使用乳头吸引器或乳头保护罩将乳头吸出。最初1天吸1～2次即可。每天坚持做，等到逐渐习惯后，可以在拔下吸引器的同时用手指捏住乳头，然后进行按摩。在洗完澡后进行，效果更好。

使用专门器具

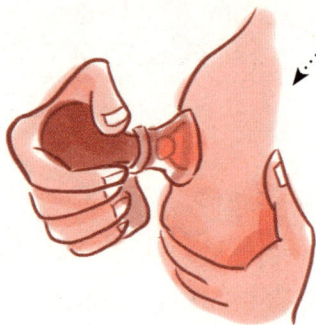

乳头吸引器

妊娠24周以后可以使用。将吸引器的吸盘部分套在乳头上，轻轻挤压后部，把乳头吸出。一天做2～3次，一次吸出乳头5～6次。用力过猛则有可能损伤乳晕部位，操作时一定要轻柔。

不仅可以用于妊娠期间的护理，还可以作为授乳前吸出乳头的工具使用。另外，当乳汁已满但乳管却不通时，也可以用来帮助疏通乳管。

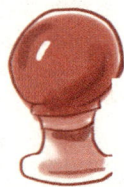

乳头保护罩

妊娠24周以后可以使用。将乳头放入保护罩中心的孔中，乳晕部位会受到轻微的压力，乳头在压力的作用下露出乳房表面。碗状部分可以保护乳头免受衣物的压迫。开始时一天戴1～2小时，之后逐渐延长时间。

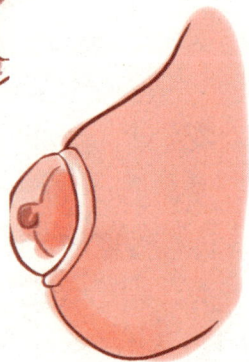

※ 无论何种按摩方式都要在咨询医护人员后进行，如果出现腹胀或感到身体不适时要停止。

按摩的方法

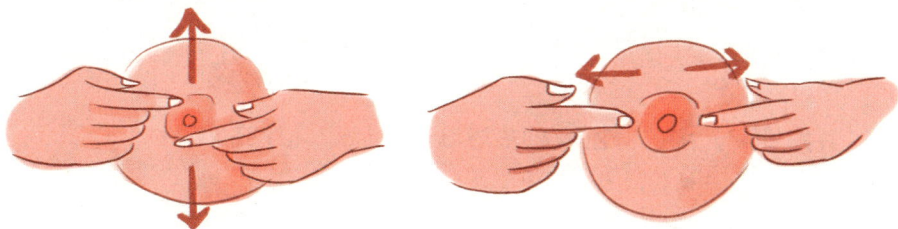

比按摩普通乳头时的动作要快一些，妊娠16周以后可以进行。目的是让乳头根部变得更柔软，这样会有利于乳头凸起，保证婴儿更容易吸到乳汁。左右食指指尖触碰乳头根部，上下、左右挤压乳头，让乳头尽量向外凸出。

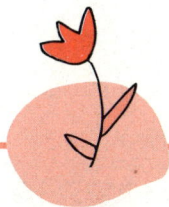

母乳Q&A

Q 胸部侧面出现了类似乳头的东西。这究竟是什么？

A 因远古时代人类曾有过多个乳房而留下的痕迹。

这种组织被称为"副乳"。在远古时代，人类跟其他哺乳动物一样也长着多个乳房。副乳就是远古人类的这种身体特征在现代人类身上留下的痕迹。身体上易出现副乳的部分被称为乳线（并非乳腺）。乳线不仅存在于胸部，而是从腋下一直贯穿至耻骨、大腿。有些女性在妊娠前就已经注意到副乳的存在，但也有很多女性是在妊娠开始后随着乳房变大才发现自己身上长有副乳并因此大惊失色。在哺乳期，副乳可能出现肿胀、疼痛等症状，用冷敷的办法可以让这些症状得到缓解。

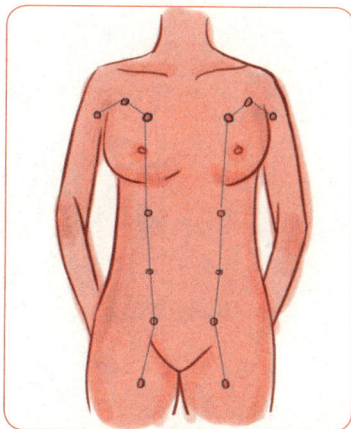

Q 乳晕部位出现很多米粒大小的痘痘。这究竟是什么？

A 这是可对乳头起到保护作用的皮脂腺。

哺乳期会出现蒙哥马利腺，即一种通过分泌油脂、保护乳头的皮脂腺。这些痘痘就是皮脂腺变大后形成的，乳房上一般都会有。停止哺乳后，会不再明显。

Q 妊娠期间乳房的分泌液越多意味着产后母乳越充足吗？

A 分泌液的量与母乳的多少没有直接的关联。

泡澡后，血液循环加快，有时乳头会流出白色分泌液。有分泌液流出说明一部分乳管已经疏通。不过，有很多孕妈妈虽然在妊娠期间没有分泌液流出，但产后母乳量仍然很多，因此二者之间似乎不存在直接的关联。

Q 既想母乳喂养又希望保持住漂亮的胸部，能做到吗？

A 可以进行胸肌锻炼。

两个目标可以同时实现。如果完全依靠母乳喂养，乳房增大会比较明显，可能会引起下垂。不过，乳房是否会下垂除了受乳房大小的影响之外还与孕妈妈的体型有关，很难一概而论。乳房下垂后，要想恢复到原来的样子是非常困难的。哺乳期间如果过多挤奶就会使表皮失去弹性而导致乳房变形，这一点尤其需要注意。

胸肌对乳房起着重要的支撑作用，可以通过针对练习来锻炼这些肌肉群，防止乳房下垂。应从妊娠期间就开始锻炼，哺乳期也要继续坚持，如果腹胀就要立即停止。此外，要注意保持正确的姿势以及多吃富含维生素和矿物质的食品。

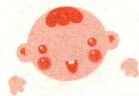

是时候考虑宝宝起名字的问题了

给即将到来的宝宝起名字虽说是一件幸福感很强的事情，但也担负着一定的责任。为了给宝宝开出生证明时不至于太慌乱，在妊娠中期就应该开始考虑宝宝未来的名字了。

与丈夫一起憧憬未来的同时，考虑即将到来的宝宝的名字

"起名"是父母为了迎接家庭新成员的到来所要做的第一件事情。夫妻二人一边祈祷宝宝今后的人生幸福快乐，一边思考宝宝未来的名字，想必过程也是非常有纪念意义的。

究竟应该起什么名字呢？相信从妊娠中期开始思考一定有足够的时间可以给宝宝起一个满意的名字。另外，在思考宝宝名字的时候，也是孕妈妈最幸福的时刻，这种喜悦也一定会传达给腹中的胎儿。可以试着用思考后得出的备选名字来称呼腹中的胎宝宝。对准爸爸来说胎宝宝有了名字以后会感觉距离新生命更近了一步。

准备了很多备选名字，即便一时决定不了也不用着急，可以把备选的名字写在纸上，等待宝宝出生的那一刻见到他可爱的小脸，说不定就有灵感了。而且，这份期待也会使孕妈妈更有信心迎接分娩时刻的到来。这样，当新的小生命来到这个世界上的时候，每每呼唤他的名字之时便可以回忆起妊娠期间夫妻二人努力思考名字的快乐时光，也可以唤起共同为宝宝祈祷时的那份真诚。

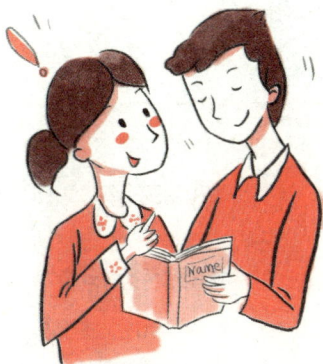

● 此月爸爸须知

多用语言表达自己的爱意，更能稳定孕妈妈的情绪

妻子怀孕后，准爸爸思想上产生了哪些变化？根据调查，大多数准爸爸和以前一样，依然很爱自己的妻子，甚至变得更加爱自己的妻子。虽然有些准爸爸回答"对妻子的爱没有变化"，但会不会比之前的爱更加深刻呢？回想一下妻子从忍耐妊娠初期艰难的早孕反应到现在挺着日益增大的肚子，这一幕幕是否让您觉得对妻子的爱和谢意较之从前更加深刻了呢？对于有些准爸爸来说，与妻子面对面表达爱意可能会觉得不好意思，不妨试着用短信的形式表达，在文字的末尾不要忘记加上一个爱心和深深的吻哦。说不定在您下班回家后妻子的态度会变得更加温柔呢！准爸爸语言上的支持也是给孕妈妈最好的定心丸，可以让她更有信心去迎接接下来的"挑战"。

孕6月产检

孕妈妈第4次产检的常规检查

常规项目检查

孕6月时孕妈妈进行第4次产检。继续进行产前常规检查和产前常规项目检测，以了解孕妈妈和胎宝宝在孕6月的发育状况和营养情况，并及时发现孕中期出现的异常情况。

这个月，由于胎宝宝的生长发育较快，所需要的各种营养素较多，同时孕妈妈的体重也开始迅速增长，所以要特别注意血压的变化，增加血液检查内容，产前检查一定要关注某些营养素尤其是铁元素是否缺乏。必要时，进行B超检查，观察胎宝宝生长发育情况及羊水的情况等。

血压测量

孕中晚期，孕妈妈容易发生低血压，为及时发现并防治低血压，可以从孕中期开始，进行血压监测。

具体方法是：孕妈妈仰卧10分钟左右测量血压，确定血压是否降低。

在监测血压的同时，还要留心在仰卧一定时间以后有无头晕、胸闷、打哈欠等低血压症状出现。

血红蛋白检查

孕妈妈由于受到一些生理因素的影响，如妊娠期血容量平均增加50%，妊娠呕吐、食欲不振等，会使血液中的血红蛋白相对降低，或铁、叶酸等营养物质摄入不足引起血红蛋白不足，当孕妈妈的血红蛋白低于一定数值时即出现贫血。

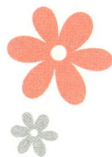

孕中期是孕妈妈最容易发生缺铁性贫血的阶段，所以，这个阶段的产前检查要关注血液检查的一些指标，及时发现和防治孕中期缺铁性贫血。

哪些重点检查结果提示异常

孕中期缺铁性贫血

血常规检查异常提示可能有缺铁性贫血

呈现典型的小细胞低色素性贫血，红细胞内血红蛋白减少明显，提示：可能有缺铁性贫血。

生化检查异常提示可能有缺铁性贫血

血清铁明显降低，总铁结合力增高，血清转铁蛋白饱和度降低，提示：可能有缺铁性贫血。

骨髓象检查异常可提示有缺铁性贫血

骨髓显示红系细胞内及细胞外铁染色均减少，提示：可能有缺铁性贫血。

缺铁性贫血是由于体内缺少铁质从而影响血红蛋白合成所引起的一种常见贫血。

缺铁性贫血是孕期最常见的贫血，一般从怀孕5～6个月开始发生。很多孕妈妈在怀孕前因月经失血，造成怀孕后体内铁存贮量不足，会造成缺铁性贫血；孕期胎盘和胎宝宝的发育都需要增加血液量，以至于铁的供给量要达到孕前的2倍，而孕妈妈怀孕后胃酸减低影响了饮食中铁的吸收，未能通过饮食摄取足量的铁，也会造成缺铁性贫血。

贫血是准妈妈在妊娠期常见的一种并发症，且多为缺铁性贫血。对于长期的贫血，如果产前检查中没有及时发现和治疗，不仅会使孕妈妈抵抗力下降，增加妊娠和分娩期的风险，还可能造成胎宝宝营养供应不足，轻者使胎宝宝发育缓慢，重者可发生早产或死胎。

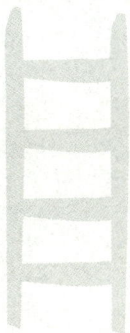

仰卧位低血压综合征

孕中晚期血压低提示可能为低血压综合征

孕中晚期，如果孕妈妈仰卧位时经血压监测发现血压低，且有一系列低血压的症状，就要警惕低血压综合征。低血压综合征大多为仰卧位造成的低血压，也叫仰卧位低血压综合征。其原因是：子宫内的胎儿、羊水、胎盘在仰卧位容易压迫孕妈妈的下腔静脉，阻碍血液流回心脏，使血压降低。

孕妈妈仰卧位低血压综合征发生率比较高，一般发生在妊娠中后期，临产前或分娩时很少发生。多数孕妈妈的症状出现在仰卧后1～10分钟内。主要表现为头晕、恶心、胸闷、出冷汗、打哈欠，检查发现血压降低、脉率加快、面色苍白等。胎宝宝因孕妈妈血压降低而缺氧，早期表现为胎动增加、胎心率加快，后期胎动减慢、胎心率降低。

孕妈妈第4次产检的特殊检查

B超检查羊水量（特需人群）

羊水的量在孕期一直有变化，孕中期如果羊水量仍然过多，对胎宝宝危害很大，所以要适时进行羊水量的检查。

评价羊水量的指标有羊水指数（AFI）和羊水最大暗区垂直深度（AFV）。羊水指数，即以脐水平线和腹白线为标志将子宫直角分成四个象限，测量各象限最大羊水池的垂直径线，四者之和即为羊水指数。羊水指数的正常范围是8～18cm。AFI大于20cm，AFV大于8cm，提示羊水过多。AFI小于8cm，AFV小于2cm，提示羊水偏少。羊水指数小于5cm，为诊断羊水过少的绝对值。

哪些重点检查结果提示异常

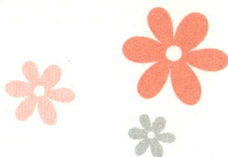

羊水过多症

B超检查羊水指数大于24cm（血清甲胎蛋白升高）提示羊水过多症

血清甲胎蛋白升高（羊水指数超过正常值）提示：可能为羊水过多症。

一般来说，羊水量会随着怀孕周数的增加而变化，如果孕妈妈经B超检查羊水量超过正常范围，就称为羊水过多症。

羊水过多症又可以分为急性和慢性两种，羊水量在短时间内急剧增加者，称为急性羊水过多；相反，若在较长时间内渐渐增加，称为慢性羊水过多。

急性羊水过多，多发生于妊娠20～24周，典型症状为：孕妈妈呼吸困难、尿少、外阴部及下肢水肿、子宫壁紧张，摸不到胎宝宝、听不清胎心音，孕妈妈不能平卧，甚至不能行走，只能端坐。

而慢性羊水过多，可能无症状，仅产检时会发现子宫较孕周大，不易扪及胎儿，可感觉到胎宝宝浮游于大量羊水中，胎位不清，胎心音遥远或听不清。

7

孕7月（25～28周）：振作精神，及时应对早产危机

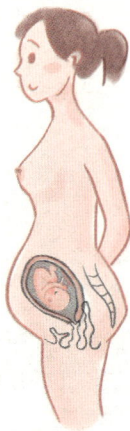

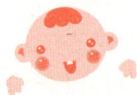

如何预防早产

预产期马上就要到了，很多孕妈妈都会担心自己是否会早产。早产指的是孕妈妈在妊娠怀孕满28周以上到37周以内进行分娩。

早产通常有五大征兆：

子宫收缩：在怀孕29周到36周时，孕妈妈出现了有规律的子宫收缩，每小时能达到5～6次以上。

腹部疼痛：孕妈妈感到腹部出现像以前来月经时的疼痛及肿胀，疼痛甚至会蔓延到腹股沟、背部下方。

破水：阴道流出无杂质的透明的水状液体。

阴道出血：阴道排出血性分泌物，并且出血量较多。

早期破水：阴道中有一股温水样的液体，无法控制地慢慢流出，可能还会伴有阵痛。

如果孕妈妈发现自己出现了以上的症状，应该马上去医院就诊。

早产的原因是多种多样的，胎宝宝体重太低、双胎、胎儿畸形、孕妈妈过度劳累、母体疾病、外部撞击以及环境因素等都有可能引起早产。

早产会给胎宝宝和孕妈妈带来极大的危险，因此，孕妈妈一定要关注自身保

健，预防早产。确定怀孕后，要按时产检，从而及时诊断出可能的早产迹象，比如子宫颈张开、多胎妊娠、子宫肌瘤、子宫畸形等等，早发现才能早干预。日常生活中，要避免久站和负重动作。到了孕晚期，要适当减少活动量，运动应主要以散步为主。保持良好的生活习惯，千万不能抽烟喝酒，也不要让自己过度疲劳。尽量不要去人口密集的地方，避免传染疾病以及腹部碰撞。如果出现子宫收缩，必须马上休息。如果宫缩严重的话，应该在医生指导下，服用抑制子宫收缩的药物。

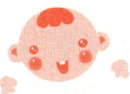

关于早产

胎儿在妊娠28周至不足37周期间出生被称之为"早产"。早产儿出生后一般会被放置到暖箱中在新生儿重症监护室等设施内接受治疗，待身体各项机能达标后方可正常出院。

注意腹部胀痛与出血

造成早产的原因包含上述先兆早产中的全部内容，另外还有细菌感染、母体过度疲劳、精神压力等多种因素。

一般来说在34周以上不足37周期间出生的、体重在1.5kg以上、基本上可以自主呼吸的胎宝宝，可以相对较早地与普通胎儿一样过正常的生活。但是如果在这个时间段之前出生，特别是在不足28周期间出生的胎宝宝，由于身体中的脏器与免疫机能尚未发育成熟，容易发生感染症等各种危险。体重也比正常分娩的胎儿要轻很多，恢复正常可能需要很长的时间。

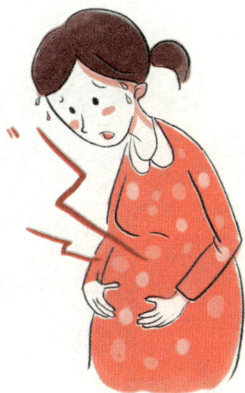

早产的症状与上述先兆早产中所述症状基本一致。特别需要注意腹部胀痛与

出血等问题。有时腹部胀痛会诱发破水等问题。如果孕周过早便出现了破水现象，需要住院观察，通过使用一些防止胎儿被细菌感染的药物来控制事态发展，但如果期间出现子宫环境被污染（即羊水浑浊）等病症时则需要进行剖宫产手术，让胎儿提前出生。

未成熟新生儿需要在暖箱中接受治疗

　　早产儿会被安置在低体重新生儿治疗室内接受治疗，如果所在的医院没有相关设备，胎儿会被转院至有新生儿重症监护室的医院接受进一步的治疗。

　　出生后体重不足2.5kg的新生儿被称为"低体重新生儿"，会在暖箱中接受治疗。根据孕周（在母体内的妊娠周数）、胎儿自身的身体状况等因素，调整暖箱的温度与湿度；如果新生儿不能自主呼吸则需要借助呼吸机等辅助设备，帮助新生儿呼吸。新生儿进入暖箱后在一段时间内是不可以抱孩子或者直接母乳喂养的，需要等待其身体各种机能成长到正常数值后，方可共同生活。

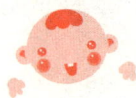

出现先兆早产症状时

　　先兆早产是指在妊娠37周以前出现了腹胀、宫口开始张开等早产前期的症状。通过卧床静养、合理的医疗措施是可以预防早产的。

先兆早产有哪些症状

　　这一时期还不能说胎宝宝在任何时间都可以出生。要想健康地来到这个世界上，胎宝宝还需要在妈妈的腹中待上一阵子，待时机成熟成长发育完全正常后再出生。也就说在预产期

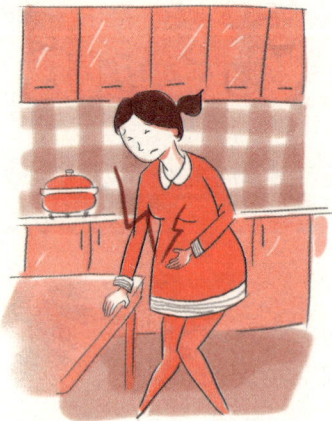

的前3周、后两周之间出生是最理想的。

但是如果在未满预产期前3周即妊娠28～37周期间进行分娩，则被称之为早产。先兆早产是指开始出现子宫收缩、宫口开始逐渐张开等类似早产的状态。如果置之不管，可能会导致早产。如果进行了适当的处理可以预防早产，可以让胎儿继续在母体内完成发育，待长到足够大的时候再进行分娩。

最重要的是需要静养

可以自身发觉的、一些比较明显的先兆早产的症状有腰酸、步履艰难、腹胀、出血等。如果出现上述其中一项则需要注意了，应尽早到医院就诊。出现先兆早产时会有规律性的子宫收缩（腹胀）、子宫颈管张开（子宫口张开）、子宫颈管收缩（子宫颈管变短）等症状。上述症状都是分娩前才会出现的症状，如若置之不理的话，可能会导致孕妈妈开始分娩。如果被确诊为先兆早产，必须要严格遵守医生的指示。

具体的医疗措施根据先兆早产的病情和原因虽有所不同，但无论是哪种情况，首先需要静养。静养也分多种程度，既有可以在家中度过还能做一些简单家务活的静养，也有需要住院观察的绝对静养。

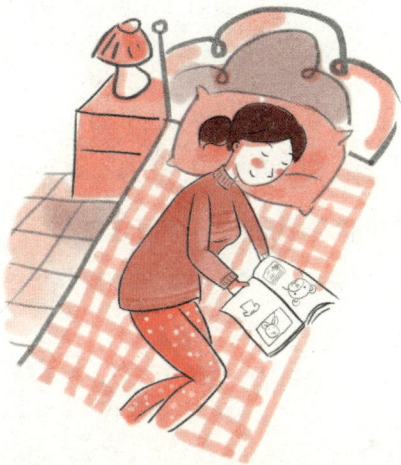

● 出现以下症状时需要注意

如果频繁地出现腹部胀痛、出血等状况，可能是先兆早产，请尽快就医。有些责任感强的孕妈妈排斥静养，其实接受静养以及相关的医疗措施后，可以很快恢复到普通的生活状态中。被诊断为先兆早产时，停止工作也只是一时之需，此时安心静养才是最重要的。

如何度过静养期

出现先兆早产症状后首先要静养。但是，不同的孕妈妈出血的原因和症状不尽相同，出血量和出血的严重程度也不一样，根据具体情况的不同，所采取的静养方法也不一样。

一般静养分为在家中静养和住院静养这两种静养方式。在家中静养时根据自身症状的情况，有些孕妈妈还可以进行一些简单的家务劳动；如果症状比较严重则需要卧床静养。如果宫口已经张开或是出血比较严重，在家中静养就会比较危险，需要住院静养。出现这种情况时也分可以允许少量步行和需要绝对卧床等不同程度的住院静养。

具体需要何种程度的静养，需要听从医生的指导，要绝对遵照医嘱。如果是职场孕妈妈则需要向工作单位请假。

住院静养的注意事项

有些情况是允许下地行走的

行走的距离和时间还需要具体症状具体分析。一定要严格遵守医嘱。

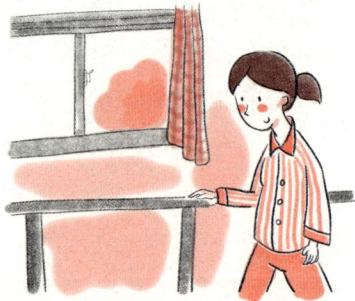

安心度过住院期

不自由的住院生活可能会容易给孕妈妈带来压力或者烦恼。要试着分散自己的注意力，例如想象宝宝出生后的样子，翻看一下母婴用品的杂志等。

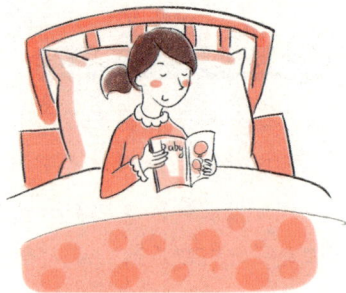

在家静养的注意事项

泡澡需要得到医生的许可

　　在浴缸里泡澡十分消耗体力，最好改用淋浴。严禁自行判断是否可以泡澡，一定要征求医生的同意。

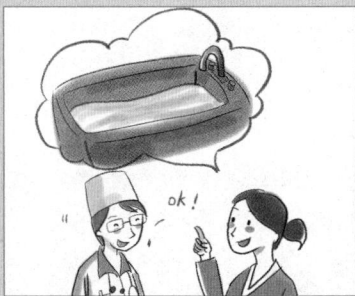

做一些相对简单的家务活

　　最小限度地做家务活。如果必须要自己动手做饭，可以吃一些速冻食品。感觉到累就要马上躺下来休息。如果条件允许最好要求丈夫或者家人帮助。

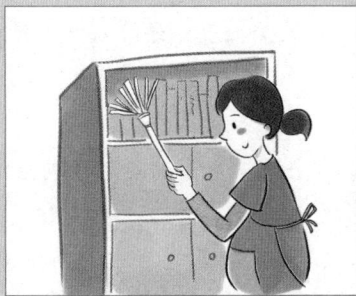

停止工作

　　无论是公司职员还是自营业者都必须要停止工作。如果是职场孕妈妈，可以让医生开具相关的证明，并交由工作单位的人事部门获得休假。

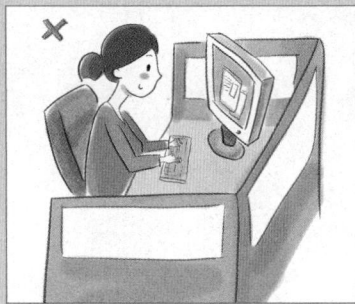

禁止性行为

　　精液中含有的前列腺素是一种可以促进子宫收缩的荷尔蒙，容易造成孕妈妈的腹部胀痛等症状从而导致早产。

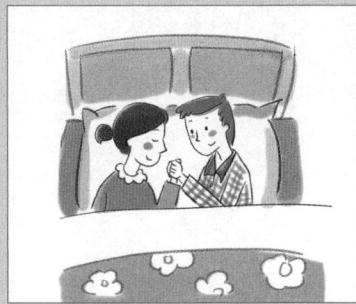

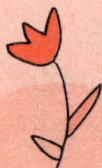

妊娠日记

由于工作很忙忽视了

通辽 丁玲玲（35岁）　女孩 芳芳（7个月）

妊娠30周左右的时候有少量的出血，当时自己认为没有关系，未做任何处置。结果31周时又出血了，赶紧去医院开了一些药，跟单位请了2天假在家中静养。之后上班时又出血了。结果立即住院，一天24小时都在打点滴，一共输了1周的液。由于工作繁忙忽视了问题，差点酿成大错，之后的孕期生活中没有再勉强自己努力工作了。

回娘家之前过于匆忙

日照 范娜（34岁）　女孩 子瑜（6个月）

妊娠31周时，在回娘家的前一天到医院产检，医生说宫口已经开了一指，开了药给我让我回家静养。我心想一定是在准备回娘家之前给家里做了大扫除，一下子干太多活累的。不过医生针对我的症状做了详细的解释说明，自己也没有过多不安。回家卧床静养之后，状态就恢复正常了。

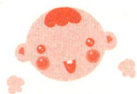

妊娠中期的小症状

有些症状虽然不是十分严重的病症，但是在妊娠生活中或许会给许多孕妈妈带来烦恼。只要稍微用心学习一些方法，大多数的症状都可以得到缓解，减轻症状后就可以继续舒适地度过接下来的妊娠生活了。

腰痛

随着腹部的隆起腰部负担会越来越重

腰痛是妊娠中后期最容易出现的小症状。究其原因是由于腹部逐渐隆起后，为了保持身体平衡，上身便代偿性后仰，身体重心前移，背伸肌持续紧张，造成腰、背部过度疲劳，很容易就腰酸背痛。另外妊娠初期开始受荷尔蒙作用的影响，骨盆、背骨关节和韧带都有一定程度的松弛，受此因素的影响，骨盆会变得不稳定，同时给腰部和背部带来更大的负担。

如果腰部的肌肉产生萎缩就更容易感觉到疼痛。所以要经常做一些伸展腰部周围的肌肉和韧带的运动，使肌肉保持良好的弹性。而且腰部肌肉的运动还可以促进血液循环，也可以相应地减少一些疼痛感。

还有一种方法，可以使用市面上销售的热帖来温暖腰部，达到促进血液循环的效果。可以发热的热宝等也是不错的选择。

另外，穴位按摩也是促进血液循环的良方之一。"委中穴"位于膝盖背面的直线中间，这个穴位可以促进下半身的血液循环，如果下半身的血液循环变流畅的话可以达到促进全身血液循环的作用。不过，站着按摩穴位会给身体带来巨大的负担，一定要坐下来按摩。

伸展腰部周围的肌肉，促进血液循环

1 一边呼气一边用左手尽量向右脚的方向伸展，同时用左手撑住右腿大腿的部分使腰部和背部形成一个弧线形，眼睛直视腹中胎宝宝的方向。

2 接下来，一边吸气一边用左臂的肘部向后背中心位置伸展。应该会有胸部肌肉伸展，背部肌肉收缩的感觉。右侧也同样跟左侧一样再做一遍。

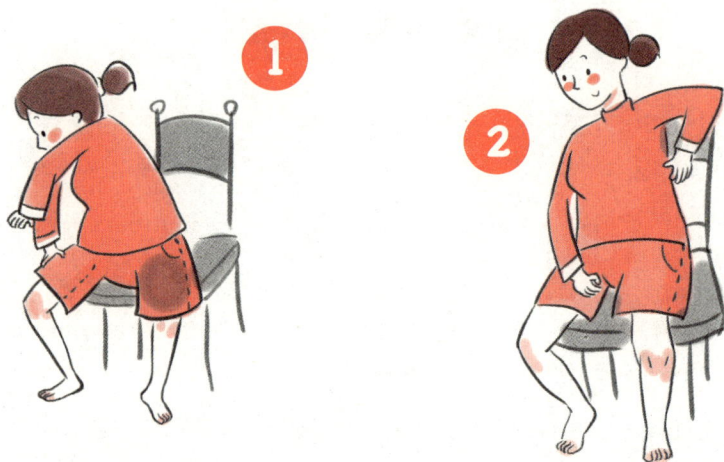

纠正姿势，缓解痛感

妊娠中腰痛的主要原因是日益隆起的腹部所造成的，所以基本上会一直伴随着疼痛直至分娩完腹部变小后。尽量不要做出弯腰或者身体向前倾等容易给腰部带来负担的动作，坐在椅子上时也不要给腰部负担，而是要伸直背部肌肉使用直立坐姿。躺下的时候可以使用腰枕等辅助工具缓解腰部压力。如果上述方法都不能缓解腰部疼痛，甚至剧烈的疼痛影响到正常行走和就寝，则应该征求医生的建议，看看是否需要接受正骨的治疗。

给腰部带来负担的坐姿VS正确的坐姿

臀部坐在椅子外侧会使背部弯曲向后仰，这样会给腰部带来负担。正确坐姿是尽量将臀部向靠近椅背的位置坐，伸直背部肌肉，使腰部可以靠在椅背上。

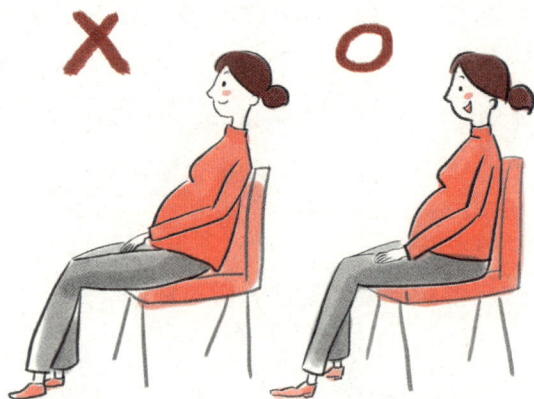

头痛、肩颈酸痛

通过锻炼和穴位按摩解除疼痛

　　头痛是孕期内比较常见的一种症状。初期造成头痛的原因多为情绪紧张和严重的早孕反应。中后期的头痛原因则多为对于即将到来的分娩产生的不安情绪、压力等。当感觉头痛时，可以平躺，缓解一下紧张的情绪；或是让家人帮忙按摩穴位来缓解疼痛。请不要随意服用止痛药。孕妈妈这个时候可以跟自己的主治医师沟通，必要的时候医生会开一些孕妇专用的处方药。

　　造成肩颈酸痛的原因主要有：乳房增大给肩部带来了额外的负担；还有由于体重增加造成身体姿势发生变化等。有时肩颈酸痛还会诱发头痛。多做一些伸展肩胛骨周围肌肉的运动可以缓解疼痛，另外通过穴位按摩、贴一些温服贴也可以达到缓解疼痛的效果。有时肩颈酸痛得到缓解后，头痛自然就好了。

伸展肩胛骨周围的肌肉

　　用觉得比较舒适的姿势坐下来，拉伸背部韧带。肘部弯曲呈90度左右，手臂贴于腋下。同时手臂向背部方向伸展直至感到两侧肩胛向中间并拢，手臂回到原来位置。多次反复做这个动作。

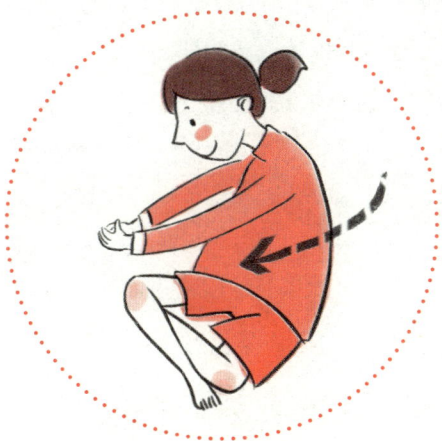

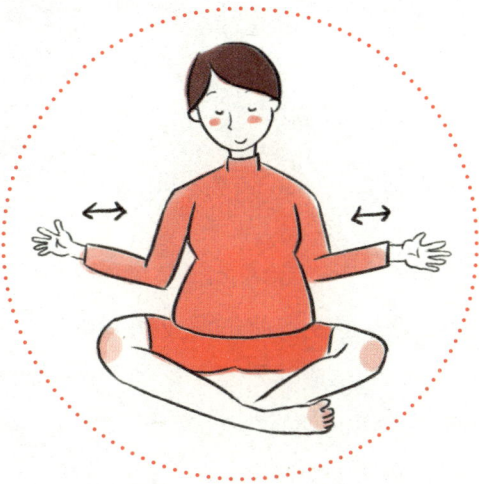

　　接下来将双手在胸前抱合，一边呼气一边将手臂向前方伸展，这时背部会呈弧形状态。

通过穴位按摩缓解头痛与肩颈酸痛

风池穴可以缓解头痛。它位于后颈部，后头骨下，两条大筋外缘陷窝中，相当于耳垂齐平位置。按压这个穴位也可以缓解肩颈酸痛。

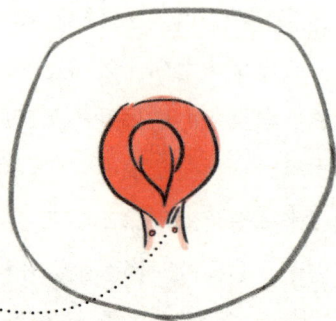

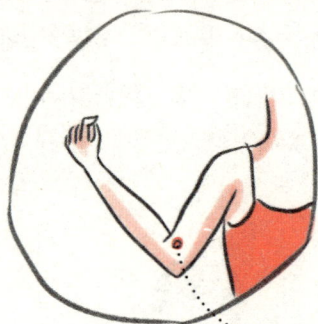

曲池穴是可以缓解肩颈酸痛的穴位。该穴位位于屈肘成直角后,肘横纹外侧端与肱骨外上髁连线中点处，特点是按压后有比较明显的痛感。通过按摩曲池穴可以达到缓解疲劳、牙疼等效果。

白带增多

白带增多是受到荷尔蒙变化的影响

白带是从阴道和子宫颈管分泌出来的黏液，主要是由阴道脱落的上皮细胞、细菌等物质构成的黏着状物体，这些分泌物是维持阴道健康的重要元素。

女性妊娠后身体中的荷尔蒙状态会发生相应的变化，因此在妊娠初期会有一个阶段白带大量增多，之后进入妊娠后期临近分娩期间，又会出现一个白带大量增多的阶段。

平时注意保持清洁，尽量穿透气性能较好的内裤，如果内裤污浊了应尽快更换。职场孕妈妈，更换内裤可能比较不方便，可以使用孕妇专用的护垫，但是一定要注意及时更换护垫。对于皮肤较为敏感的孕妈妈来说，可能会对护垫有皮肤过敏的现象，请慎用。如果出现过敏，或者皮肤瘙痒应尽快停止使用护垫。

应对白带的小窍门

多准备替换用的100%纯棉内裤

白带增多时如果局部持续处于潮湿状态，容易造成皮肤瘙痒，多准备一些透气性能较好的内裤，勤更换。

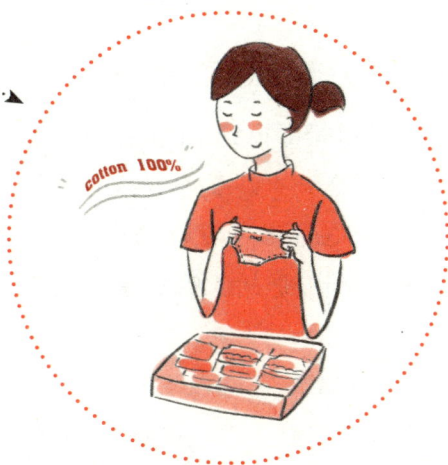

使用热水冲洗即可

如果过度地揉搓清洗阴部会使有益菌群减少，所以洗澡时只需要用热水冲洗一下皮肤表面即可。

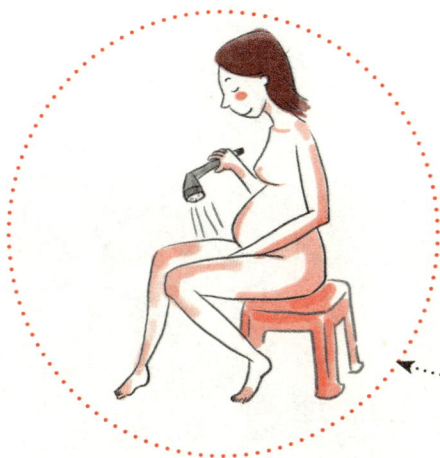

瘙痒或是有异味是有症状的表现

虽然白带增多会带来不适感，但如果只是量增多没有瘙痒和异样颜色、异味等问题，基本上不用有过多的担心，当成是一个正常的生理现象即可。

但是，如果出现瘙痒，或者白带颜色与平时不一样、带有异味等就有可能是患上了阴道霉菌感染等病症。需要咨询妇产科医生并进行适当的处理。

有些工作或家中事务繁忙的孕妈妈，除了接受正常产检以外没有多余的时间去做检查，可能会自行吃一些市面上销售的药物，这种行为极其危险，可能会导致病情恶化，切记妊娠期间不能擅自服用药品。

洗澡的时候可能也会出现阴部瘙痒的状态，这时只需要用热水轻轻地冲洗便可。过分清洁会造成阴道中有自净功能的有益菌群遭到破坏，容易导致恶性菌群肆意滋生。

乳头、乳晕周围的黑斑

为了准备即将到来的哺乳期，皮肤在强化功能所以产生了变化

　　妊娠后女性身体内的荷尔蒙分泌产生了很大的变化，因此导致身体上也发生了诸多的变化。皮肤长雀斑或者蝴蝶斑，乳晕或者腋下、外阴部的皮肤长黑斑，都是由于皮肤的色素细胞受到荷尔蒙的刺激使黑色素增多。

　　对于女性来说，长雀斑是一件非常揪心的事情，但其实黑色素可以使皮肤变得更加强韧。婴儿吸吮乳头的力气很大，试想如果乳晕和乳头还跟妊娠前的状态一样的话，喂奶时就会有十分强烈的疼痛感，甚至导致皮肤撕裂。

　　综上所述，黑色素的沉积是对身体有很大帮助的。待哺乳期结束后，皮肤颜色会慢慢恢复成原来的状态。妊娠期间孕妈妈要与各种身体上的变化共同成长。

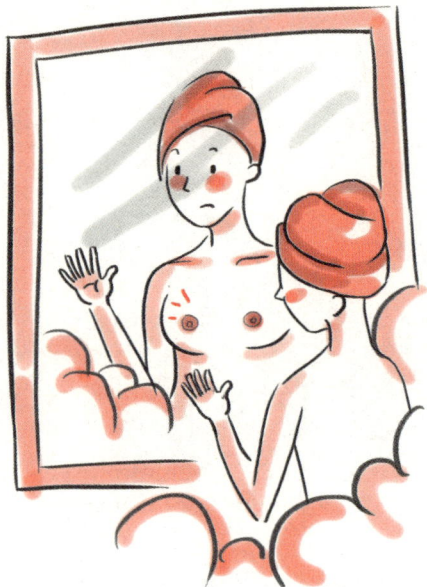

心悸、气短

心慌的时候深呼吸，小憩一会儿

　　妊娠中母体内循环的血液量会增多，这样一来给心脏带来的负担也会增强。随着子宫的逐渐增大会逐渐把横膈膜向上顶起，导致胸腔变小、心脏受到压迫，就会产生心慌气短等感觉。

　　尤其是上楼梯的时候特别容易心慌、气短，遇到这种情况时可以停下来休息一下做几个深呼吸。另外，肋间肌可以辅助呼吸，可以做一些锻炼肋间肌的运动。通过刺激肋间肌可以使深呼吸动作变得更加轻松。

　　做家务活的时候尽量坐下来做，注意适当的休息，不要勉强自己做很多工作。

伸展身体两侧，达到刺激肋间肌的作用

双腿分开，靠紧椅背坐下，同时双眼直视前方。左侧手臂置于大腿面，右侧手臂弯曲做扩胸运动。一边呼气一边使上半身向左侧倾斜，同时肘关节向上伸展。

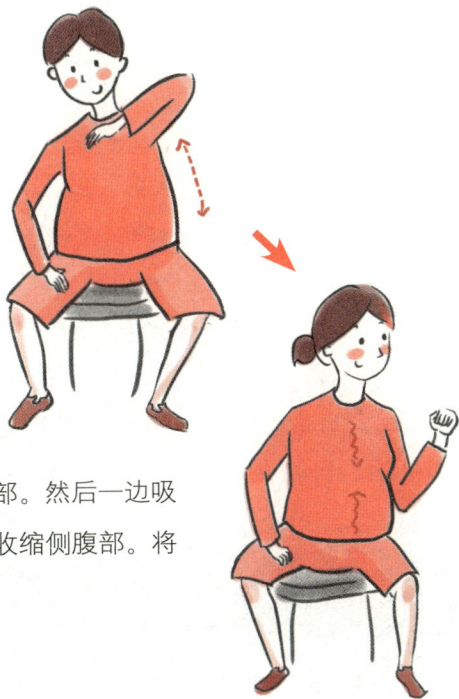

接下来夹紧上臂，将肘部置于侧腹部。然后一边吸气一边让身体倒向侧方（抬臂一侧），收缩侧腹部。将此动作反复做数次。

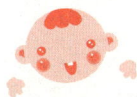

对妊娠中期相关疑惑的解答

在这个阶段，腹部隆起越来越明显，孕妇对妊娠状态已经深有体会。想去旅行，也想去泡温泉，应该多加注意的事情有哪些呢？在平时的生活中又该注意些什么？

Q 正值流感盛行，妊娠期间可以接种流感疫苗吗？

A 在妊娠中、后期完全可以接种疫苗。

流感疫苗是将病原体去除的非活性疫苗，因此不会对胎儿产生不良影响。其实在妊娠中、后期，孕妈妈因流感而住院治疗的风险并不低。考虑到流感可能引起40℃以上的持续高烧以及肺炎等较为严重的病情，接种疫苗是一种明智的选择。

WHO（世界卫生组织）和美国的CDC（疾病控制与预防中心）都提倡孕妇应在妊娠14周以后接种流感疫苗。在欧洲，孕妇跟老人、儿童一样被列为优先接种流感疫苗人群。所以到了妊娠中、后期，孕妈妈应该以积极的心态去接种疫苗。

Q 妊娠期间可以骑自行车以及驾驶汽车吗？有特别需要注意的事情吗？

A 只要心情放松并注意安全就没有问题。

在有些地区，不驾车出行就很不方便。需要时，孕妈妈也可以驾车，但妊娠期间孕妈妈的注意力不够集中，瞬间反应能力也会下降。所以，驾车出行要选择身体状况较好时。如果腹胀或身体不适则不宜驾车。为了安全起见，原则上应该系好安全带。为避免腹部受到压迫，可以将腰部的安全带放至子宫以下的部位。为了避免疲劳，因此应该把连续驾车时间控制在1小时以内。长距离移动时要在途中多停车休息。

骑自行车或摩托车有摔倒的危险，最好不要骑。尤其是腹部已明显隆起的妊娠中期以后，危险系数更高，如果一定要骑也应倍加小心。不要把包或物品放在自行车的前车筐或者挂在车把上，那样容易在骑行时失去平衡。还要避免在交通量大、道路狭窄、路面不平等路况条件下骑车。如果感到有危险，就应立即停下来，改为推着车前行。

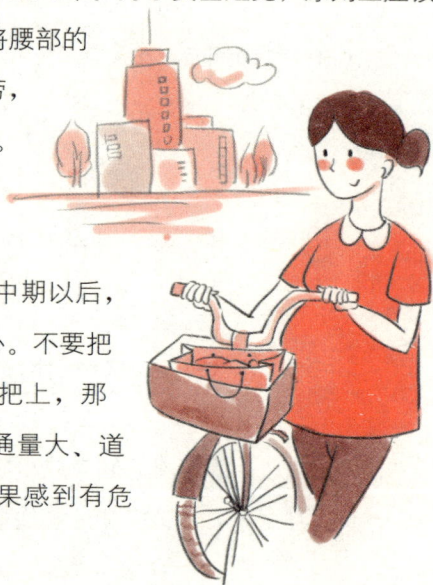

Q 我的情况是奉子成婚。现在想去国外新婚旅行，该如何选择时间及目的地呢？

A 应选择出现紧急情况时能及时就诊的地方。

总的来说，不建议在妊娠期间去海外旅行。如果一定要去，可以先跟医生沟通，在自负责任的前提下前往。妊娠不满16周以及28周以后是高风险期，应避免在这两个阶段去海外旅行。考虑到可能出现紧急情况，要选择医疗、交通都比较

妊娠期出现紧急情况时的英语会话

我妊娠已经20周了。
I am 20 weeks pregnant.

预产期是5月10日。
The expected date is on May 10th.

现在有早孕反应。
I am having morning sickness.

感觉不舒服。
I don't feel well.

感觉腹胀。
I get bloated.

我出血了。
I noticed my bleeding.

发达的地方作为目的地，而且要事先了解从酒店到医疗设施需要乘坐的交通工具以及乘坐的方法。旅行期间要多安排自由时间，不要让行程过于紧张，以免给孕妇的身体增加负担。如果觉得心里没底的话，其实最好还是等到产后再去海外旅行。

Q 可以长时间乘坐飞机吗？是否有需要注意的事情？

A 多活动脚踝并多按揉小腿肌肉。

妊娠期间血液黏稠度往往偏高，所以容易引发深静脉血栓症（旅行血栓症）。如果长时间乘坐飞机，要每隔一段时间就伸展一下脚踝，给小腿肌肉做一下按摩。应选择靠通道的座位，这样上厕所会比较方便。安全带一直要系好，并且要系在骨盆的位置。机内比较干燥，湿度一般都在20%以下，要注意及时补充水分。

关于妊娠后期孕妇的乘机条件，各航空公司有不同的规定。有的航空公司甚至规定必须有医生同行孕妇方能登机，所以一定要事先确认。

此月爸爸须知

性生活次数减少，但欲求仍然很强烈

根据调查数据显示，几乎所有夫妻的性生活次数在妻子妊娠期间都会减少。虽然也有夫妻表示"在稳定期，性生活的频率甚至比妊娠前还要高"，但即使这样，夫妻在妊娠初期和临近分娩的阶段还是会自觉地停止性生活。但是这里说的不过是性生活的次数，实际上夫妻间的亲密接触并不限于性生活。两个人紧紧相拥、主动给对方按摩等行为同样可以增进夫妻感情。只要保持这些亲密的行为就不会让夫妻关系因没有性生活而变得很糟糕。

孕7月产检

孕妈妈第5次产检的常规检查

常规项目检查

孕7月时孕妈妈进入孕晚期，并进行第5次产检。继续进行产前常规检查和产前常规项目检测，以了解准妈妈的身体情况及胎宝宝的发育状况和营养情况，并及时发现孕晚期出现的异常情况。

进入孕晚期，随着胎宝宝的发育，孕妈妈身体负担越来越重，可能会出现各种妊娠并发症。这个月，孕妈妈要密切关注血压的变化，及时进行75克糖筛查，进行一次心电图检查；从第7个月的后期开始，每次产检都要了解胎位情况，必要时还要通过复查B超确定，同时观察胎宝宝生长发育情况和胎盘位置及成熟度等。

血压

孕妈妈可以进行家庭血压监测。一般每周测1～2次，血压波动时每天1～2次。在早晨7～8时和下午7～8时测量，每回测量3次，取平均值并记录。

轻度妊娠高血压的判断：孕妈妈在未孕或孕20周前，基础血压不高，而妊娠20周后血压开始升高，≥140/90mmHg，或收缩压超过原基础血压30mmHg，舒张压超过原基础血压15mmHg，并有水肿。

中度妊娠高血压的判断：血压超过轻度妊高征但不超过160/110mmHg；尿蛋白（＋）；无自觉症状。

妊娠高血压疾病的判断：血压高达160/110mmHg或更高；24小时内尿蛋白量达到或超过5g；可有不同程度的水肿，并有一系列自觉症状出现，同时有头痛、眼花、恶心、胃区疼痛及呕吐等症状，预示将发生抽搐，先兆子痫或子痫。

心电图检查

心电图是反映心脏兴奋的电活动过程，心电图检查对心脏基本功能及其病因分析具有重要的意义。心电图检查可以分析与鉴别各种心律失常，对心肌梗死的诊断有很高的准确性，还可以帮助诊断心肌炎、心肌病、冠状动脉供血不足和心包炎等。

由于胎宝宝的存在，胎盘供血量增加，导致全身循环血量、心排出量增加，实际上加重了孕妈妈的心脏负担。如果心脏储备不足，很有可能出现心动过速和心律不齐。随着孕期进展，孕妈妈肚子越大，需要的能量和营养也就越多，对心脏功能的要求也就越高。所以在孕晚期，医生往往建议孕妈妈做一次心电图检查，其目的是为了了解孕妈妈的心脏功能，确定是否存在异常，及时发现并预防妊娠并发症。

如果孕妈妈心电图确实出现了比较严重的问题，比如房性期前收缩、室性期前收缩、房室传导阻滞等，就需要进一步做24小时动态心电图的检查。动态心电图是长时间（24小时或以上）连续记录动态心脏活动的方法。它能充分反映受检查者在活动、睡眠状态下心脏出现的症状和变化。这种心电图检查主要针对一过性心律失常和心肌缺血，对心律失常能定性、定量诊断并能了解心脏储备能力。

心电图报告

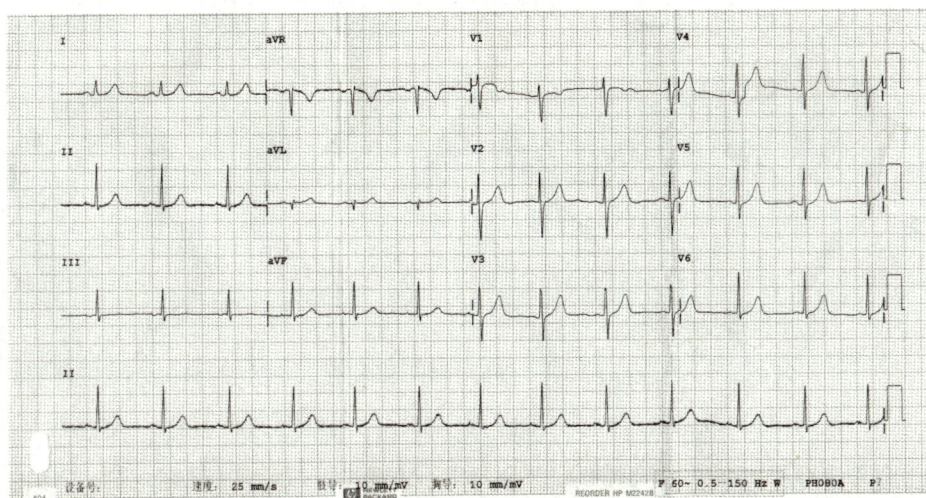

哪些重点检查结果提示异常

子痫

血压＞160/110mmHg（并出现尿蛋白、抽搐或昏迷）提示可能为子痫

妊娠高血压疾病为妊娠高血压的进一步发展。血压可达160/110mmHg或更高；24小时尿内蛋白量达到或超过5g；会有不同程度的水肿，并有一系列自觉症状出现。

妊娠高血压疾病可分为先兆子痫和子痫两个阶段。先兆子痫是在发生妊娠高血压及蛋白尿的基础上，出现头痛、眼花、恶心、胃区疼痛及呕吐等症状，即将发生抽搐。在先兆子痫的基础上进而有抽搐发作，或伴昏迷，称为子痫。

子痫发作时常表现为眼球固定、斜视一方、瞳孔放大、头向一侧扭转、牙关咬紧，从嘴角开始出现面部肌肉痉挛，数秒后全身肌肉收缩，双手紧握，双臂伸直，腿部旋转，迅速发生强烈的抽动、口吐白沫。抽搐时呼吸暂停、面色青紫，约1分钟后抽搐幅度渐减，全身肌肉放松。至此孕妈妈才会恢复呼吸，逐渐清醒。抽搐临发作前及抽搐期间，会神志丧失。抽搐次数少及间隔长者，抽搐后短期即可苏醒；抽搐频繁且持续时间较长者，往往陷入深昏迷。少数患者抽搐后立即清醒，亦可停止片刻再发生抽搐。

在抽搐过程中易发生种种创伤。如唇舌咬伤、摔伤甚至骨折；昏迷中如发生呕吐会造成窒息或吸入性肺炎，亦可能发生胎盘早剥、颅内出血及发动分娩。子痫多发生于孕晚期或临产前，称产前子痫；少数发生于分娩过程中，称产时子痫；个别发生在产后24小时内，称产后子痫。

妊娠合并心脏病

心脏听诊发现舒张期杂音，Ⅲ级或Ⅲ级以上收缩期杂音时长；常规心电图检查显示持续反复的心律失常，如心房颤动或扑动、高度房室传导阻滞、室性快速性心律失常等提示可能为妊娠合并心脏病。

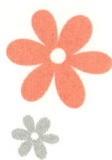

妊娠合并心脏病，以先天性心脏病、风湿性心脏病最为常见，占80%左右，尤以二尖瓣狭窄最为多见，是严重的妊娠并发症，在中国孕产妇死亡原因中占第二位。

妊娠合并心脏病的孕妈妈从怀孕开始至分娩后数周内，循环系统会发生一系列复杂变化。比如：孕期心跳速度比未怀孕女性快，在近足月时每分钟可增加10次左右；血容量于妊娠第6~10周开始增加，至第32~34周达最高峰，较未妊娠时增长30%~50%，易形成生理性贫血；大多数孕妈妈的小腿及脚踝处会发生水肿；而到了孕晚期，由于子宫明显增大，致横膈抬高，心脏呈横位，血管扭曲，右心室压力升高，加重了心脏的负担。

如果合并心脏病的孕妈妈病情较轻、代偿功能良好，对胎宝宝影响不大；如孕妈妈已患有心脏病而心脏功能有所减退时，则此额外负担可能造成心脏功能的进一步减退，会引起心力衰竭、流产、早产，或致胎宝宝宫内发育不良、死产，威胁母婴生命。

心电图检查注意事项：

1 不要空腹做检查。以免出现低血糖，心跳加快，影响检查结果。

2 禁止在检查前做剧烈运动。检查前最好休息一会儿，等平静下来再做。检查时情绪保持稳定，取平卧位，全身肌肉放松，且应保持固定的姿势，否则会产生干扰，影响心电图的清晰度。

3 最好穿一些容易穿脱的衣服，夏天不要穿连衣裙。丝袜和裤袜可能造成导电不良，检查前应先脱掉。金属物品，如手表、皮带扣、拉链等会干扰检查，要提前取下。

4 过去做过心电图，而且有异常的孕妈妈，应把以往报告或记录交给医生以辅助诊断。

孕妈妈第5次产检的特殊检查

75克糖筛查

随着生活水平的不断提高，营养过剩的孕妈妈越来越多，妊娠期糖尿

病的发生率也逐渐增加。所以，孕期进行妊娠期糖尿病筛查已经成了孕检的一项常规项目，可以及时发现妊娠期血糖异常。

由于妊娠期糖尿病几乎没有症状，所以，只有通过检查才能发现。在第五次产前检查中，医生一般会建议孕妈妈做75克糖筛查，来筛查妊娠期糖尿病。

糖耐量试验：

1 抽血前一天正常饮食，晚10时后禁吃东西、喝水。早上8时以空腹的状态先到抽血室进行抽血（血常规、血清铁蛋白、空腹血糖）。

2 抽血后，将75g葡萄糖倒入大半瓶水（约300ml）中化开，5分钟左右喝完，并记录喝第一口糖水的时间。

3 从喝第一口糖水开始计时，1小时后抽第二次血（1小时血糖），2小时后抽第三次血（2小时血糖）。

4 抽血期间不能做剧烈运动，期间也不能进食、进水。

5 检查结果要打印好下次产检时带上。

● 产检小提示

1. 检查前两周，减少淀粉、糖类的摄入，不吃高油脂食品，多吃蔬菜，以补充维生素和纤维素，多饮水并适度运动，以降低体内的糖分。

2. 高危孕妈妈第5次产检仍需要进行糖筛查。如果孕妈妈在之前的常规产检中，尿常规结果显示尿糖含量高，或者被认为是妊娠糖尿病的高危人群，那么孕妈妈需要在孕24周前就进行75克糖筛查。即使结果正常，仍需要在孕25～28周再测一次。

B超检查胎盘（特需人群）

孕7月，胎盘逐渐走向成熟，建议对胎盘进行一次B超检查，以确定胎盘的健康状况，并尽早发现问题。

GP为胎盘分级，根据胎盘的成熟度分为：0级、Ⅰ级、Ⅱ级和Ⅲ级。这些都代表了胎盘的发育成熟度，Ⅰ级为胎盘成熟的早期阶段，Ⅱ级表示胎盘接近成熟，Ⅲ级则提示胎盘已经成熟。孕28周时B超报告单的胎盘级别多数是0～Ⅰ级；到孕36周左右，胎盘级别多数是Ⅰ～Ⅱ级；到孕40周左右，胎盘级别数是Ⅱ～Ⅲ级，提示胎儿已经发育成熟了。

孕晚期还有一种严重的妊娠期并发症，就是前置胎盘。其主要症状为：无诱因的无痛性反复阴道流血。有反复阴道流血的准妈妈，最好进行一次B超检查，以排除前置胎盘。

B超检查可清楚看到子宫壁、胎先露部、胎盘和宫颈的位置，并根据胎盘边缘与宫颈内口的关系进一步明确前置胎盘的类型。胎盘定位准确率高达95%以上，并可重复检查。

B超诊断前置胎盘时须注意妊娠周数。妊娠中期胎盘占据宫腔一半的面积，因此，胎盘近宫颈内口或覆盖内口的机会较多，至妊娠晚期胎盘占宫腔的面积减少到1/3或1/4，并且胎盘可随子宫体上移而改变为正常位置胎盘。若妊娠中期B超检查发现胎盘位置低置者，可认定为胎盘前置状态，应定期随访；若妊娠28周后仍然没有改变，至妊娠36周再做前置胎盘的诊断。此外，B超检查也有助于诊断胎盘剥离。

哪些重点检查结果提示异常

妊娠糖尿病

75克糖筛查有一项达到或超过标准提示可能为妊娠糖尿病

妊娠期糖尿病是指怀孕前未患糖尿病，而在怀孕时才出现高血糖的现象。有一些孕妈妈会出现妊娠期糖尿病，它已成了怀孕期间最常见的健康问题之一。

到妊娠中晚期，孕妈妈体内抗胰岛素样物质增加，使孕妈妈对胰岛素的敏感性下降，为维持正常糖代谢水平，胰岛素需求量必须相应增加。孕妈妈如果胰岛素分泌受限，不能正常代偿这一生理变化就会使血糖升高。

前置胎盘

B超检查异常提示可能存在的前置胎盘

胎盘由胚胎的绒毛和子宫的蜕膜所构成，是母体与胎宝宝间进行物质交换的重要器官。胎盘是胎宝宝在母体内最为忠实且关乎胎宝宝安危的重要器官，胎宝宝的气体交换、消化、吸收、排泄都离不开它。一直到胎宝宝出生后，胎盘才结束自己的一生，可谓劳苦功高。所以，胎盘的正常与否对胎宝宝的健康发育和孕妈妈安全妊娠非常重要。

正常胎盘附着于子宫体部的后壁、前壁或侧壁。若胎盘附着于子宫下段，甚至胎盘下缘达到或覆盖宫颈内口处，其位置低于胎宝宝先露部，称为前置胎盘。

在孕晚期，孕妈妈发生无诱因的无痛性反复阴道流血，就要高度警惕前置胎盘。经B超检查可判断是否存在前置胎盘。

胎盘前置分为完全性前置胎盘、边缘性前置胎盘和部分性前置胎盘。一般来说，阴道流血发生时间的早晚、反复发生的次数、出血量的多少与前置胎盘的类型有很大关系。完全性前置胎盘往往初次出血的时间早，在妊娠28周左右，反复出血的次数频繁、量较多，有时一次大量出血即可使患者陷入休克状态；边缘性前置胎盘初次出血发生较晚，多在妊娠37～40周或临产后，量也较少；部分性前置胎盘初次出血时间和出血量介于上述两者之间。

胎盘早期剥离

B超检查异常提示可能有胎盘早期剥离

胎盘剥离是指胎盘从子宫壁上脱落下来，可以部分或全部从子宫壁剥离下来。正常情况下，除非在分娩后，否则胎盘不会从子宫壁上脱落下来。如果在妊娠20周后或分娩期，正常位置的胎宝宝娩出胎盘前，胎盘部分或全部从子宫剥离，称为胎盘早期剥离。因为胎宝宝主要依赖于胎盘供血，发生胎盘剥离后，胎宝宝就不能再从附着的胎盘上获得供血，会导致胎宝宝死亡。

造成胎盘早期剥离的原因尚不清楚，一些因素也许会增加胎盘早期剥离的发生率，它包括：孕妈妈腹部受到撞击，如遇车祸；脐带太短；子宫大小突然发生改变（分娩或羊膜破裂）；高血压；缺乏营养；子宫异常，胎盘不能正常附着。研究表明，叶酸缺乏也会导致胎盘早期剥离。胎盘早期剥离时，常发生阴道流血，并伴有腹痛。也可能不出现流血现象，血液淤积子宫壁和胎盘间。还有其他一些症状，如缺乏胎动、胎宝宝死亡、子宫或腹部触痛、子宫痉挛等。

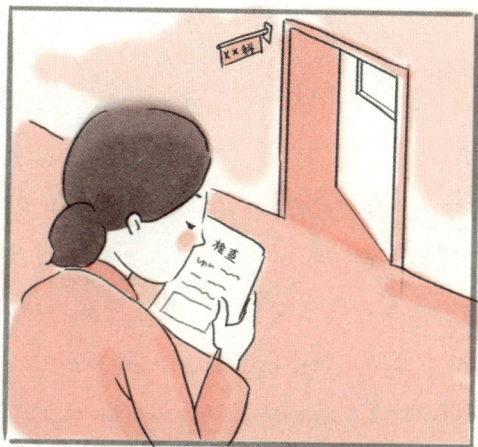

8

孕8月（29～32周）：定时监测，平安度过孕晚期

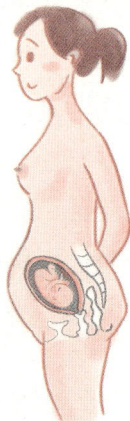

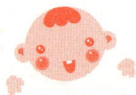

注意妊娠高血压疾病

妊娠高血压疾病是妊娠时期所特有的一种疾病，这种病症主要表现为血管方面的问题，高血压为主要的症状。

血管负担增加，血液黏稠度上升

妊娠高血压疾病是由于妊娠后给孕妈妈的身体带来了巨大的负担，同时血管负荷也相对加重，从而引发的病症。

这种病症是由全身的血管痉挛所引起的。血管痉挛后导致血压上升（高血压），如果血管痉挛发生在肾脏血管中，会出现尿蛋白。

在妊娠20周以后如果出现高血压或者高血压且伴随尿蛋白高的症状就会被诊断为妊娠高血压疾病。过去的检查指标是高血压、尿蛋白和浮肿，如果出现其中一种就会被诊断为妊娠高血压疾病，近年来浮肿这个指标被排除了。浮肿的症状比较常见，约占孕妇总体的30%左右。单纯的浮肿并不会给孕妈妈和胎儿带来危险。

有高血压基因的人容易患病

主要是在进入妊娠后期以后容易患妊娠高血压疾病。这是由于越是到后期，血管和肾脏等器官需要承受的负担越大。这种病症是由于妊娠给身体带来的负荷所造成的，只要还在妊娠期就不能完全治愈。需要等到分娩结束后才可以彻底治愈。

本身患有高血压、肾脏疾病、糖尿病等慢性病的孕妈妈，或者带有高血压遗传基因的孕妈妈容易患妊娠高血压疾病。

确认2个指标

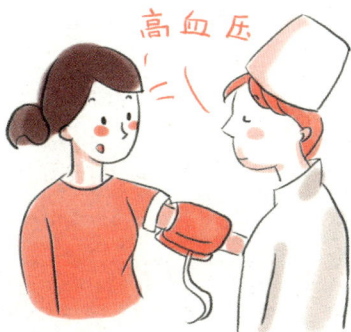

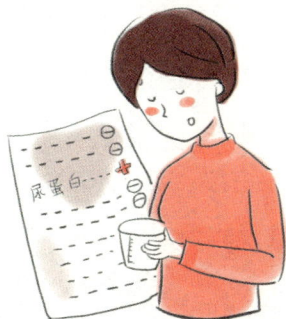

高血压

妊娠20周以后，高压140mmHg以上，低压90mmHg以上的情况。

高血压+尿蛋白

除上述高血压症状以外，尿检中查出尿蛋白高的情况。

此外，血管老化的高龄产妇患妊娠高血压疾病的风险也比较高。也有一些孕妈妈由于妊娠中体重过重、压力过大等因素造成身体上的巨大负荷，导致发病。

通过合理饮食和适度运动达到预防的目的，治疗需要静养

预防妊娠高血压疾病最基本的要素是合理的饮食结构。要时刻注意低盐、低热量、高蛋白质这3个要点，并且多吃一些高钙食品。每天摄取盐分总量的目标为10g以下，如果遵守这个目标很难，就试着找一些可以替代盐的调味品，例如柠檬汁等，稍微用心都会有解决办法的。

另外，没有压力的有规律生活也十分重要。精神方面压力过多的生活与过度劳累，会造成交感神经紧张。交感神经如果持续紧张，容易导致妊娠高血压疾病。无论是工作还是家务事都不要勉强自己。身体条件允许的情况下，还可以坚持每天进行散步等较为轻松的运动。

如果出现妊娠高血压疾病的征兆，医生会首先建议在家疗养，尽量躺在床上休息。如果症状恶化会出现血管痉挛、由于血液黏稠度较高导致给胎盘供血的血流过慢，使胎儿不能得到足够的氧与营养，甚至会导致胎儿发育迟缓等状态。保持静养，尽可能多地给胎盘输送血流，才能保证胎儿正常发育。

　　如果在家疗养没能得到改善就需要住院治疗了。住院后更需要静养，而且要通过血液检查观察母体的肾功能、肝功能以及凝血机能（血液的黏稠度）等，通过无刺激胎心监护（NST）、超声波检查等密切观察胎儿的活跃程度、羊水量、脐带的血流量（脐动脉血流波形）等。

　　产后病症会逐渐得到缓解，通常在产后12周左右血压和尿蛋白指标会恢复正常数值。

容易患妊娠高血压的人群

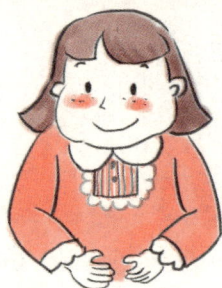

肥胖的人，多有摄取高热量食物的习惯。

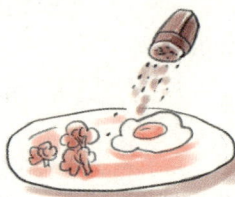

平时口重的人，喜欢吃咸口味的人摄取的盐分过多。

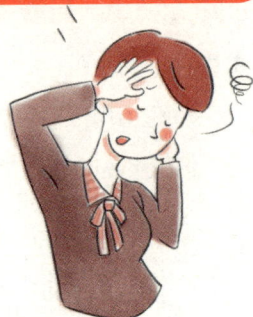

压力过大，因睡眠不足而长期疲劳的人。

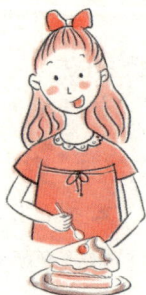

喜欢吃甜食和零食的人，容易摄取过多的热量。

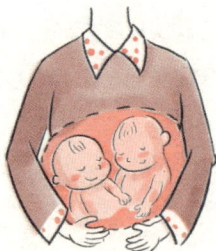

双胞胎或多胞胎的母体，身体需要承受的负担过重。

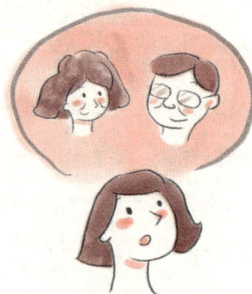

有家族遗传病史的人。

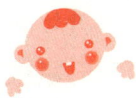

准备待产包

孕8月时，进入妊娠后期，应该着手准备待产包了。给宝宝准备的婴儿房也要开始布置了。

待产包内容明细表

虽然距离预产期还有一段时间，但是提前准备待产包会比较安心。如果不提前准备好，可能住院前会比较仓促，也可能会丢三落四，所以孕8月时就可以开

便携手包

- ☐ 医保卡、病历本、围产卡、准生证
- ☐ 钱包
- ☐ 生育保险凭证
- ☐ 身份证、户口本
- ☐ 手机、充电器、耳机
- ☐ 记事本、笔

住院后马上要用到的物品

- ☐ 前排系扣的睡衣
- ☐ 毛巾
- ☐ 唇膏
- ☐ 钟表
- ☐ 电话卡
- ☐ 纸巾
- ☐ 拖鞋
- ☐ 吸管
- ☐ 眼镜等

其他便利的物品

- ☐ 缓解阵痛的物品
- ☐ 可以让孕妈妈放松的物品

产后要用到的物品

- ☐ 洗漱用具、餐具
- ☐ 洗澡用品、绑头发用品
- ☐ 笔记用品
- ☐ 肥皂、洗衣液、塑料袋
- ☐ 照相机
- ☐ 罩衫
- ☐ 袜子
- ☐ 孕妇内裤
- ☐ 孕妇卫生巾（夜用）、隔尿垫
- ☐ 孕妇文胸
- ☐ 纱布、手巾

出院时需要用的物品

- ☐ 新生儿内衣、外衣
- ☐ 新妈妈出院时穿着的外衣
- ☐ 新生儿纸尿裤
- ☐ 婴儿抱毯
- ☐ 纸袋、环保袋等

始着手准备待产包了。职场孕妈妈也要开始准备工作上的交接了，虽然很多孕妈妈认为为时尚早，还是想继续工作。但是越是工作忙的孕妈妈越是要提早做好准备。

待产包中需要准备的物品非常多，首先列一个物品清单，一项项地开始准备。也可参考下表，酌情添减自己需要的物品。把已经准备好的物品在清单上划掉，可以一目了然地知道，待产包内的物品是否齐全。

最好可以准备两个包，一个便携的手包，主要装手机、钱包等，另一个包要大一些，用来装住院期间需要用到的物品。出院后宝宝需要穿的衣服，可以等分娩后让家人带过来。

做好应急准备

关于住院的细节需要跟丈夫与家人坐下来一起商量一下。设定针对各种情况的应对方法，例如孕妇一个人去住院、与丈夫一起去医院等。另外，产科医院的夜间急诊、出租车的叫车电话等，一些有必要的联系方式也汇总一下做成表格会比较方便。

新生儿的用品也需要提前准备好

在准备孕妈妈用品的同时，也要一起准备宝宝的用品。肚子大了活动起来会很不方便，去商店逛一下就会觉得很累，所以在肚子还没有变得特别大的时候早作准备为好，也可以在网上购买。

与准备待产包一样，最好也把宝宝用品列一个清单。不过，也有一些物品例如吸奶器、奶瓶等，需要等宝宝出生后才能知道是否需要。所以，不需要一次性全部准备齐全，首先准备最基础的必需品即可。剩下的可以等产后根据实际情况购置。逛母婴商店的时候最好也带着准爸爸一起来，这样的话产后他一个人来采购的时候不至于太迷茫。

准备婴儿房的要点

产后会有一段时间是每天跟宝宝一起睡觉、一起起床的。如下页图一般的房间，是最理想的婴儿房，不过也需要考虑到一起生活的妈妈的需要。

　　如果有婴儿床是最好的，既可以保证宝宝的生活空间，抱孩子的时候也不会给妈妈的腰部带来巨大的负担。不过，还是要结合家中的实际情况来考虑。

　　布置房间的时候可能会涉及到移动家具等动作，一定不要一个人做，需要寻求家人的帮助。

适合宝宝居住的舒适环境

※ 使用婴儿床的家庭

　　通风、透气、日光不会直射到房间。

　　头顶上没有物品掉落风险的房间。

　　空调不会直吹到宝宝的房间。

　　婴儿床内不要放多余的物品，为了便于清扫，准备好专门放置婴儿服和婴儿用品的空间。

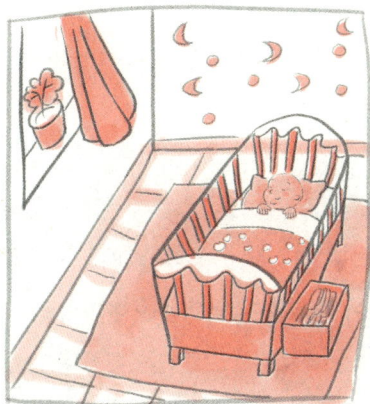

※ 只使用婴儿被褥的家庭

　　如果室内空间比较狭窄，可以使用婴儿被褥。让宝宝睡在妈妈的身边，夜里喂奶的时候非常方便。

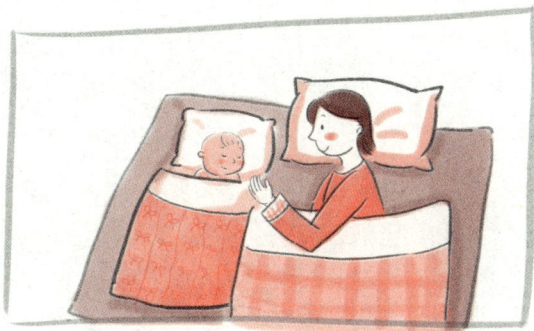

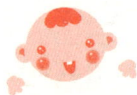

担心出现胎位倒置的孕妈妈须知

腹中胎儿逐渐发育，最终呈头部朝下的状态，但也会出现胎位倒置的情况，也就是胎儿呈腿部朝下的状态。通过练习纠正胎位的体操，胎儿有可能复位。

胎位倒置的分娩多采用剖宫产

正常情况下，腹中的胎儿呈头朝下的状态浮在羊水中。这种状态被称为"头位"。所谓胎位倒置就是与正常胎位相反，胎儿呈腿朝下的状态，这种状态一般被称为"臀位"。

头位分娩时，宝宝的头部最先从妈妈体内露出。分娩过程中，头部最需要有足够的通过空间，头部先出来可以扩张产道，之后身体其他部分就能比较顺畅地通过产道。可是，胎位倒置时，比头部要细的腿部先出来，这会导致产道的扩张并不充分。随后当头部通过产道时，脐带有可能被头部和产道夹住并受到挤压，让胎儿陷入危险状态。因此，如果出现了胎位倒置，为了能确保胎儿安全，一般分娩时都会采用剖宫产。

如后图所示，胎位倒置又分为几种不同的情况。"臀位"最典型，在胎位倒置中占75%。其中包括两腿呈伸展状态的"单臀位"和膝盖弯曲的"复合臀位"。臀位的情况，根据胎儿的大小以及产道的柔韧度，并非绝对不能采用产道分娩。但是，胎位倒置情况下的产道分娩，容易出现早期破水、脐带脱垂、子宫收缩乏力等问题，有可能要在中途改为实施剖宫手术。也有一些医院会要求所有出现胎位倒置情况的产妇都要接受剖宫产。总之，分娩之前应该跟医生进行详细的交流，把情况了解清楚。

至于胎儿呈站立状的"足位"以及呈横躺状的"横位"，从安全的角度出发，分娩时都要采用剖宫产。

⊙ 主要的胎位倒置形态

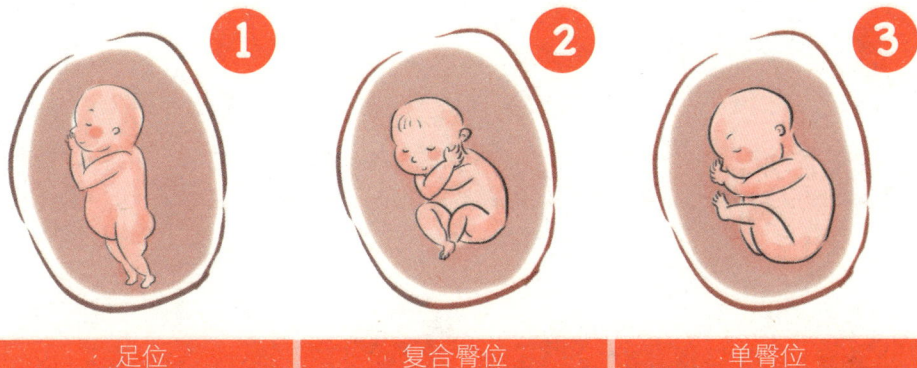

足位	复合臀位	单臀位

通过体操以及针灸疗法可以纠正胎位

即便出现胎位倒置，大多数情况也能自然地转为头位。以往的数据显示，在妊娠24～27周有90%、妊娠28～31周有80%、妊娠32～35周有65%的可能会转为正常体位。在胎位倒置状态下分娩的产妇只占全部产妇的3%～5%，所以就算在妊娠8个月时被诊断为胎位倒置也无须过分担心。而且，通过体操、艾灸疗法、外倒转术等方法进行干预来让胎儿转为头位也并非不可能。

有一种具有代表性的胎位纠正体操，虽然不是百分之百有效，但如果医生同意的话，努力尝试一下也没有什么坏处。不过要切记，练习体操时如出现腹胀或者感到疲惫则应立即停止。

有的医院可以为产妇实施针灸疗法来纠正胎位。治疗时，使用针或灸对脚踝处的三阴交穴、足底的涌泉穴、小脚趾外侧的至阴穴进行刺激。在刺激的作用下，产妇血液循环加快，胎儿的活动也因此变得活跃，最终就有可能让胎位转为正常。但是，要知道有些穴位在妊娠期间是不能受到刺激的，所以千万不可自行按压穴位。

外倒转术是医生或助产士用手在产妇腹部外面对胎儿进行倒转的复位方法。妊娠36周以后可以实施，医护人员通过B超进行观察，用手托起胎儿的臀部进行倒转从而改变胎儿的身体朝向。但是外倒转术有可能引起早产和正常位置胎盘早期剥离（虽然可能性非常低），所以临床上采用此方法的医院并不多。

在妊娠后期，胎位倒置最让人担心的是引发早期破水。如果破水，胎儿的头部无法像正常胎位时那样可以堵住子宫口，因此脐带有可能从子宫中脱垂。当出现破水的迹象时要立即就诊。

胎位纠正体操

胸膝位 ·········►

让双膝及胸部触碰地面并尽量抬高臀部。睡前做5～10分钟。

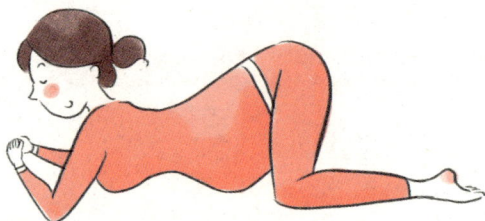

◄········· **侧卧位**

宝宝的背骨位于孕妈妈的右腹部时，妈妈左侧身体朝下侧卧。

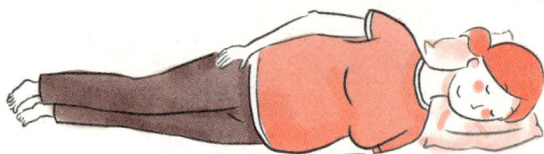

侧卧位 ·········►

宝宝的背骨位于孕妈妈的左腹部时，妈妈右侧身体朝下侧卧。

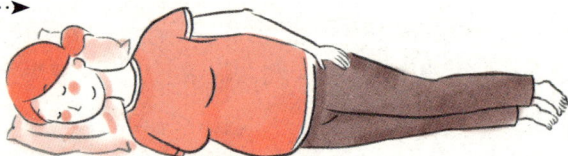

> 胎位纠正体操的动作会给孕妇的身体带来负担，所以有可能引起腹胀。练习这种体操需要得到医生的同意，如果出现腹胀应立即停止。

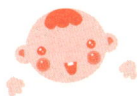

双胎妊娠的注意事项

腹中的宝宝越多，孕妈妈的负担也就越重。怀上双胞胎的孕妈妈，虽然妊娠生活及分娩都会更加辛苦，但产后获得的喜悦也是双倍的。所以，孕妈妈一定要努力克服困难去迎接产后的幸福。

双胞胎有一卵和二卵之分

双胞胎与双胞胎之间也可能存在区别，因为有一卵双胞胎和二卵双胞胎。双胞胎宝宝长得像不像就取决于他们是一卵还是二卵。一卵双胞胎是一个卵子与两个精子结合后分裂而成。因为源自同一个受精卵，所以双胞胎的长相非常接近，性别也相同。

双胞胎的类型

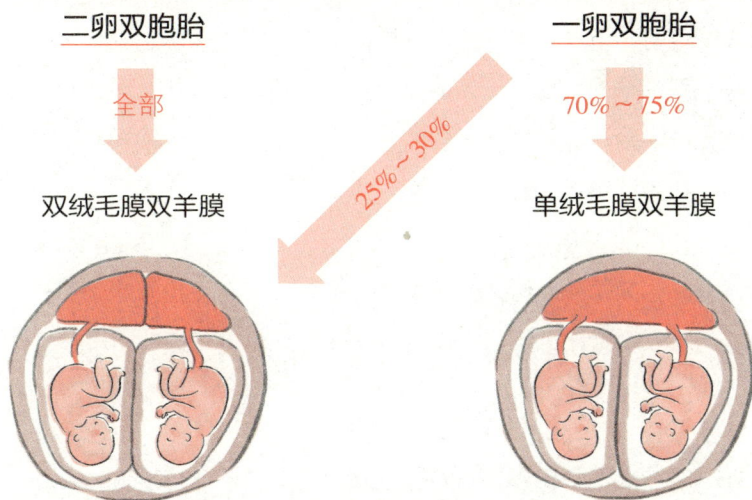

二卵双胞胎

全部

双绒毛膜双羊膜

25%~30%

一卵双胞胎

70%~75%

单绒毛膜双羊膜

双绒毛膜双羊膜双胞胎各自拥有胎盘和羊膜。因此两个宝宝的营养和氧气分别由不同的胎盘供应。

共用一个胎盘，但各自拥有羊膜的是单绒毛膜双羊膜双胞胎（如上图），妊娠期间需要多加注意。单绒毛膜单羊膜双胞胎极为少见。

与此相对，两个卵子分别受精后发育而成是二卵双胞胎。这意味着两个宝宝虽然在同一时间受精，但他们其实源自完全不同的受精卵，所以跟一卵双胞胎相比，他们长得没有那么像，性别也可能不同。

按照胎儿在腹中的状态，双胞胎还可以进一步被细分成几类。一卵生且被同一羊膜包裹，有一个胎盘连接着两条脐带的是单绒毛膜单羊膜双胞胎。一卵生，共用一个胎盘但有两个羊膜的是单绒毛膜双羊膜双胞胎。二卵双胞胎在腹中各自拥有一个胎盘和一个羊膜，所以属于双绒毛膜双羊膜双胞胎。一卵双胞胎中有70%~75%是单绒毛膜双胞胎，剩下的25%~30%是双绒毛膜双胞胎。

单绒毛膜比双绒毛膜更需引起注意

通过对绒毛膜的相关检查发现胎儿为单绒毛膜双胞胎时，要比双绒毛膜双胞胎更需引起注意，应该更加仔细地监控妊娠过程并进行必要的干预。

双绒毛膜双胞胎是每个胎儿都拥有一个胎盘，发育所需的氧气和营养物质通过血液被分别输送至每个胎儿的体内，因此跟单胎妊娠没有太大的区别。

但单绒毛膜双胞胎是两个胎儿共用一个胎盘，通常情况下，两个胎儿可以均等地获得血液供给。不过有时因为某种原因，这种均衡状态也可能被打破，出现名为双胎输血综合征的病症，母体的血液更多地流向一个胎儿而另一个胎儿却得不到充足的血液供给。其结果会导致胎儿发育程度以及胎内的羊水量产生差异，得到过多供血的胎儿容易出现心脏衰竭，供血不足的胎儿容易出现贫血、发育不良等症状。

双胎妊娠时，如果一个胎儿的健康状况恶化，还有可能影响到另一个胎儿。尤其是单绒毛膜双胞胎，出现上述问题的风险会更高。

为预防早产，有时需要住院接受监护

双胎妊娠时，子宫会在较早的阶段就对周围的脏器形成压迫。而且，要给两个胎儿输送大量血液，母体的血液循环量会大大增加，进而各脏器及血管的负担也会加重。因此怀有双胞胎的孕妇中有40%左右的人会患上妊娠高血压疾病。完全杜绝妊娠高血压疾病是非常困难的，但是孕妈妈还是应该通过食用低盐、低

热量的食物来严格控制体重。平时要多测血压，发现血压较高以及尿蛋白有加号时，要听从医生的意见，在家静养。

双胎妊娠中，有约40%～50%的孕妇会早产。妊娠8个月时，腹部隆起程度就跟单胎妊娠10个月的差不多。幅度很小的运动就可能引起腹胀、子宫口打开、宫颈变短等先兆早产的症状。有的医院会在妊娠30周以后，也就是较易出现先兆早产症状的时期，建议孕妇住院接受监护。

另外，双胎妊娠时，孕妈妈容易贫血，而且由于腹中有两个胎儿，所以出现胎位倒置的概率也会升高。虽然也不用过度担心什么，但也要多注意身体上的变化并且不做会给身体增加负担的事情。

产检的次数也要多于单胎妊娠。因为双胎妊娠相对来说更容易出现问题，早期发现问题就能进行及时有效的应对，所以谨慎起见，一般从妊娠初期开始每两周就要做一次产检。

● 此月爸爸须知

在时间允许的情况下，学会自己做家务

在妻子早孕反应期间大多数的丈夫都会帮忙做家务。有些可能会做饭给妻子吃，有些不会做饭的丈夫在回家的途中可能会买一些餐食带回家与妻子分享，当时可能是无意识地做一些简单家务。早孕反应期过后，看妻子的身体状况一天天稳定了，可能又会把做家务的事情交由妻子来做。但是，产后有相当一段时间都是需要丈夫来承担家务工作的。如果平时不加以锻炼，等宝宝出生后可能会手忙脚乱，不知道该如何开始，结果只能按照妻子的指示做家务，这样就会十分被动。有些准爸爸虽然嘴上不说出来，但是对妻子的指手画脚多多少少会有些不快。所以，最好从现在开始多多地练习做家务。

孕妈妈第6次产检的常规检查

常规项目检查

孕8月时孕妈妈要进行第6次产检。继续进行产前常规检查和进行产前常规项目检测，以了解孕妈妈的情况和胎宝宝在孕8月的发育状况及营养情况，并及时发现孕晚期出现的异常情况。

这个时期，也是孕妈妈最容易产生水肿、脚抽筋、贫血、高血压、糖尿病、蛋白尿、异常出血等各种妊娠并发症的时期。所以，孕妈妈要特别重视产前检查，可以根据自身出现的不适或医生的建议进行一些特殊检查，比如乙肝五项（尤其是早期没有检查的孕妈妈）、血钙的检查等。对于胎位不正的孕妈妈，还可以进一步检查以确定是何种胎位。

肝功能

孕晚期，各种妊娠并发症比较容易出现，尤其是妊娠肝内胆汁淤积症、妊娠病毒性肝炎等，具体做哪项检查，应结合病史和症状听取医生建议，选择一组或其中几项检查。

检查要求如下：

1 肝功能检查前不能进食。肝功能抽血检查要求空腹，空腹时间一般为8～12小时。

2 在肝功能检查前一天的饮食要清淡。油腻的饮食可能会造成氨基转移酶等其他指标不正常，这样会使检查结果出现误差。

3 在肝功能检查前不要服用药物。因为有些药物会加重肝脏负担，造成肝功能暂时性损伤，从而影响肝功能检查结果的准确性。

4 在肝功能检查前必须要保证充足的睡眠，不要剧烈运动。剧烈运动会使氨基转移酶升高，从而影响检查结果。

5 检查前一天一定不要喝酒。喝酒会导致氨基转移酶的升高，影响检查结果。

乙肝五项

乙肝五项检查分别是：表面抗原（HBsAg）、表面抗体（抗-HBs）、e抗原（HBeAg）、e抗体（抗-HBe）、核心抗体（抗-HBc）。

乙肝五项定量检查可对乙肝的病程、治疗、预后起到动态监测的作用，可以为医生提供依据，指导治疗。

需要注意的是，孕妈妈如果怀疑或曾经患有乙型肝炎，产前检查时就不仅仅要查乙肝五项，还要做B超检查。

乙肝五项+抗HCV检查报告单

检验编号：1050

姓　名：		性　别：女	年　龄：28岁
门　诊 7082116557		科　别：妇产科	床　号：
病　区：		采样时间：0000-00-00 00:00	标本种类：血清

No	项　目	结果	提示	参考值	单位	检验方法	试剂品牌
1	*乙肝病毒表面抗原	0.00	阴性	<0.05	IU/ml	微粒子发光法	美国雅培
2	*乙肝病毒表面抗体	877.930	阳性	<10	mIU/ml	微粒子发光法	美国雅培
3	*乙肝病毒核心抗体	0.170	阴性	<1	S/CO	微粒子发光法	美国雅培
4	*乙肝病毒E抗原	0.395	阴性	<1	S/CO	微粒子发光法	美国雅培
5	*乙肝病毒E抗体	1.920	阴性	>1	S/CO	微粒子发光法	美国雅培
6	*丙肝病毒抗体	0.120	阴性	<1	S/CO	微粒子发光法	美国雅培

| 接收时间：2010-9-21 10:12 | 报告时间：2010-09-21 14:01 | 备　注： |
| 操作者： | 审核者： | 打印者： |

乙肝五项检查主要是检测体内的乙肝病毒抗原情况，也就是乙肝病毒及机体的反应情况。乙肝五项检查与代谢没有直接关系，进食并不影响抗原抗体的指标，即不影响检查结果的准确性，所以孕妈妈不需要空腹。

乙肝五项结果对照表

临床意义	HBsAg	抗-HBs	HBeAg	抗-HBe	抗-HBc
急性乙肝病毒感染的潜伏期后期	+	-	-	-	-
急性乙肝的早期（传染性强）	+	-	+	-	-
急、慢性乙肝（传染性强，俗称大三阳）	+	-	+	-	+
急、慢性乙肝	+	-	-	-	+
急、慢性乙肝，有一定传染性	+	-	+	+	+
急、慢性乙肝，传染性弱（俗称小三阳）	+	-	-	+	+
乙肝进入恢复期，开始产生免疫力	+	+	-	+	+
急性乙肝感染恢复期，或有既往感染史	-	-	-	+	+
乙肝恢复期，已有免疫力	-	+	-	+	+
接种乙肝疫苗后，或乙肝病毒感染康复，已有免疫力	-	+	-	-	-
急性乙肝病毒感染窗口期，或既往乙肝病毒感染的痕迹	-	-	-	-	+
乙肝恢复，有免疫力	-	+	-		

骨盆内测量

胎宝宝能不能通过骨盆而顺利地降生，既与骨盆的大小有关，也和胎宝宝的大小有关。如果骨盆形态正常，但径线小的话，胎宝宝即使正

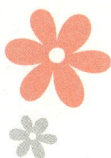

常也可能难产；当骨盆形态异常，而各径线都足够大时，分娩不一定困难。如果骨盆大小正常，但胎宝宝却过大，与骨盆不相称时，也会发生难产；若胎宝宝较小，即使骨盆小一些，也能顺利分娩。骨盆大小及其形状对分娩有直接影响，是决定胎宝宝能否经阴道顺利降生的重要因素。

为了准确了解孕妈妈的骨盆尺寸，减少因骨盆狭窄对分娩造成的危害，孕晚期还要对孕妈妈的骨盆进行内测量，进一步判断能否自然分娩。如果孕妈妈在第一次产检的骨盆外测量中发现异常，也应进行骨盆内测量。骨盆内测量的最佳时间在妊娠28～34周。

进行骨盆内测量时，医生会将手指伸入孕妈妈的阴道，测量骨盆各个面的宽度。孕妈妈可能会有些不适，但一定要放松，医生检查时做深呼吸运动，同时放松腹部肌肉，这样才会准确。有先兆流产史和早产史的孕妈妈可以先做外测量，到临产时再做内测量。

哪些重点检查结果提示异常

妊娠肝内胆汁淤积症

肝功能检查异常提示可能有妊娠肝内胆汁淤积症

血清总胆红素轻度升高且胆汁酸升高，提示：可能有妊娠肝内胆汁淤积症。

血清胆汁酸升高（可为正常的10倍，为本病的特异性征象），提示：可能有妊娠肝内胆汁淤积症。

碱性磷酸酶活性升高，提示：可能有妊娠肝内胆汁淤积症。

氨基转移酶轻中度升高，提示：可能有妊娠肝内胆汁淤积症。

妊娠肝内胆汁淤积症，是妊娠晚期并发症，发病率仅次于病毒性肝炎，约占妊娠期黄疸的1/5。症状为在妊娠中晚期出现瘙痒，或瘙痒与黄疸共存，分娩后则迅速消失。

妊娠肝内胆汁淤积症会使孕妈妈的皮肤持续瘙痒不适，此外胆汁淤积可妨碍脂肪及脂溶性维生素的吸收，影响孕妈妈的营养代谢，易引起

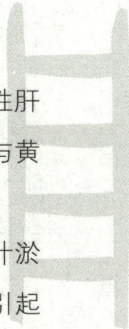

产后出血。妊娠肝内胆汁淤积症的症状在产后会迅速消失，生理改变在产后1个月内也可恢复正常。

妊娠肝内胆汁淤积症的危害主要在胎宝宝身上，因为胎盘组织有胆汁淤积，胎盘血流灌注不足，胎宝宝缺氧，可引起早产、胎宝宝宫内窘迫及不能预测的胎宝宝突然死亡。此外，由于母体脂溶性维生素K吸收减少，影响胎宝宝的凝血功能，分娩时易发生新生儿颅内出血。如新生儿存活，可能会遗留神经系统损害。

妊娠肝内胆汁淤积症是只有孕妈妈才会发生的特殊病症，每100例孕妈妈中有2.3～3.4人发生。皮肤瘙痒是首先出现的症状，大多发生在孕28～32周，最早在孕12周会发生。随着孕期的进展，皮肤愈来愈痒，以躯干及下肢为主，严重者会波及全身，尤其是在夜间影响睡眠。分娩后1～2天瘙痒迅速消失，少数情况下会持续一周。瘙痒数周后约有50%的孕妇出现黄疸，但仅眼巩膜轻度黄染。部分孕准妈妈还会有食欲减退、腹泻、乏力、腹胀等不适，但不严重。

妊娠合并病毒性肝炎

肝功能检查异常提示可能有妊娠合并病毒性肝炎

血清检查中抗HAV-IgM阳性并有消化道症状及黄疸，提示：可能为甲肝。

血清检查中乙肝五项异常，血清丙氨酸氨基转移酶（ALT）升高并有消化道症状及黄疸，提示：可能为乙肝。

血清检查中抗-HCV阳性，HCV-RNA阳性，提示：可能为丙肝。

血清检查中抗HDV-IgM阳性，抗HDV-IgG阳性，提示：可能为丁肝。

血清检查中HEV-RNA阳性，抗HEV-IgG阳性，抗HEV-IgM阳性，提示：可能为戊肝。

血清检查一周内血清胆红素升高，凝血酶原时间明显延长，黄疸严重（不同程度肝昏迷或腹水），提示：可能为妊娠合并重症肝炎。

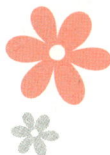

病毒性肝炎是由多种肝炎病毒引起的、以肝脏炎症和坏死病变为主的一组传染病。主要通过消化道、血液或体液传播。临床上以疲乏、食欲减退、肝功能异常为主要表现，部分病例出现黄疸，无症状感染常见。

按病原分类，目前已发现的病毒性肝炎可分为甲、乙、丙、丁、戊等主要类型。其中甲型和戊型主要表现为急性肝炎，乙、丙、丁型主要表现为慢性肝炎并可发展为肝硬化和肝癌。

妊娠合并病毒性肝炎是孕期常见的并发症，也主要包括甲型、乙型、丙型、丁型和戊型，可发生于妊娠的任何时期，以乙肝最为常见，甲型肝炎次之。此病严重威胁孕妈妈的生命安全，占孕妈妈间接死亡原因的第二位，仅次于妊娠合并心脏病，对母婴的危害较大。

妊娠期合并病毒性肝炎会使孕妈妈早孕反应加重，妊娠晚期易患妊娠期高血压综合征。孕妈妈分娩时因肝功能受损，凝血因子合成功能减退，产后出血率增加。若为重症肝炎，会出现全身出血倾向，直接威胁母婴的生命。

孕妈妈如果患上妊娠合并病毒性肝炎，胎宝宝畸形发病率及流产、早产、死胎、死产和新生儿死亡率明显增高。此外，肝炎还会母－婴传播，比如乙肝可经胎盘传播、分娩时经产道接触母血传播、产后经唾液及母乳传播。丙肝也存在母－婴传播，感染后易导致慢性肝炎，最后发展为肝硬化及肝癌，直接危害宝宝的生命。

乙肝

肝功能和乙肝五项检查结果异常提示可能为乙肝

乙肝的实验室检查主要包括两个方面：血液生化检验（肝功能检查）和病毒标记检测（乙肝五项）。

肝功能检查常用的项目有蛋白质代谢功能试验、胆红素代谢功能试验以及血清酶检查。血清总蛋白（TP）、白蛋白（ALB）、球蛋白（GLO），以及白蛋白和球蛋白的比值测定（A/G），主要反映的是肝脏的合成功能，是反映肝脏功能的重要指标。

血清丙氨酸氨基转移酶（ALT）、门冬氨酸氨基转移酶（AST）主要反映的是肝细胞受损的情况。

胆红素代谢功能试验：直接胆红素（DBIL）、总胆红素（TBIL）主要反映的是肝细胞的代谢功能。

总蛋白（TP）低值时，提示：可能为亚急性重型肝炎，且随病情进展相应地加重。

白蛋白（ALB）低值时，提示：可能为急性轻型肝炎或重型肝炎。

球蛋白（GLO）高值时，提示：可能为慢性肝炎，肝硬化时升高较明显。

白蛋白/球蛋白比值（A/G）下降时，提示：可能为慢性肝炎；肝硬化及重型肝炎时，比值明显下降以致倒置（A/G<1）。

丙氨酸氨基转移酶（ALT）和天冬氨酸转氨基酶（AST）高值时，提示：可能肝细胞受损。

总胆红素（T-Bil）、直接胆红素（D-Bil）和间接胆红素（E-Bil）数值异常时，提示：肝功能可能有问题。

孕妈妈第6次产检的特殊检查

产道检查胎位

妊娠28周后需要经腹部、阴道检查胎位。尤其是之前胎位不正的孕妈妈，需要检查一下胎宝宝是否"转正"。

若胎位不正，要及时治疗。如未转为头位，则应选择分娩方式，提前住院待产，避免因分娩时胎位不正造成的严重后果。

医生结合骨盆内外测量的结果，用双手触诊孕妈妈腹部来判断胎宝宝身体的姿势。如果怀疑胎位不正，还要进一步进行B超检查加以确定。

腹型测量观察：测量耻骨上子宫长度及腹围，进一步进行B超检查，观察胎先露与骨盆的关系，还可测量胎头双顶径、胸径、腹径、股骨长度，预测胎宝宝体重，判断能否顺利通过骨产道。

估计头盆关系：检查头盆是否相称的具体方法是：孕妈妈排空膀

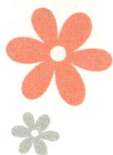

胱，仰卧，两腿伸直，检查者将手放在耻骨联合上方，将浮动的胎头向骨盆腔方向推压。若胎头低于耻骨联合平面，表示胎头可以入盆，头盆相称，称为跨耻征阴性；若胎头与耻骨联合在同一平面，表示可疑头盆不称，称为跨耻征可疑阳性；若胎头高于耻骨联合平面，表示头盆明显不称，称为跨耻征阳性。对出现跨耻征阳性的孕妈妈，应让其两腿屈曲半卧，再次检查胎头跨耻征，若转为阴性，提示为骨盆倾斜度异常，而不是头盆不称。

异常胎位

臀位的诊断：腹部检查子宫呈纵椭圆形，子宫底部可触到圆而硬、按压有浮球感的胎头。耻骨联合上方可触到软、宽而不规则的胎臀。胎心音在脐上方左或右侧听得最清楚。B超检查胎头在肋缘下，耻骨联合上方为臀或足。

横位的诊断：子宫呈横椭圆形，胎头在母体腹部一侧触及，耻骨联合上方较空虚。胎心音在脐周两旁最清楚。

血钙检查

孕晚期，有一些孕妈妈会出现腿脚抽筋，这往往是由于孕期血钙水平低造成的。这时就需要检查血钙予以确认。此外，低血钙是引起妊娠期高血压的原因之一，通过测定，孕妈妈应及时补钙，以降低妊娠期高血压疾病的发生率。

哪些重点检查结果提示异常

胎位不正

产道或B超检查异常可提示胎位不正

胎位是指胎宝宝先露的指定部位与母体骨盆前、后、左、右的关系。孕8月时，胎宝宝的位置基本固定了，由于头重，一般头部自然朝下，多是头下臀上的姿势。在妊娠25～26周时，约有50%的胎宝宝胎位不正，即胎宝宝的头在上面、脚在下面。不用紧张，有些胎宝宝会自己用

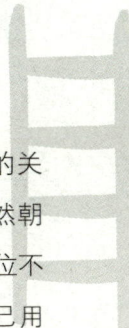

脚去踢子宫壁，在羊水中慢慢地掉头，变成头在下、臀在上的方位。过了30周以后，大约有90%的胎宝宝的胎位是正常的。

胎宝宝出生前在子宫里的姿势非常重要，它关系到孕妈妈是顺产还是难产。胎位有以下几种情况：

头位：如果胎宝宝头在下方，臀在上方，就是头先露，这样的胎位叫头位。头位具体分为枕前位、枕后位、颜面位、额位。

臀位：如果胎宝宝的头和臀颠倒过来，臀在下，头在上，是臀先露。

横位：当胎宝宝的长轴和母亲的长轴互相垂直，且胎宝宝的肩膀或手为先露部位，称为横位。当胎宝宝小于1.5kg或是多胎时，特别容易发生横位。横位具体分为胎宝宝臀位接近母亲骨盆和胎宝宝头部接近母亲骨盆两种。

正常的胎位应该是枕前位，即胎宝宝背朝前胸向后，两手交叉于胸前，两腿盘曲，头俯曲，枕部最低。只有胎宝宝是枕前位，在分娩时，才能自行完成回旋的一系列动作，顺利降生。不过，有些胎宝宝虽然也是头部朝下，但胎头由俯屈变为仰伸或枕骨在后方，就属于胎位不正了。臀部先露（臀位）、脚或腿部先露、甚至手臂先露（横位）等，更是胎位不正。

这些不正常的胎位，等于在孕妈妈本来就很有限的分娩通道中又设置了障碍，因而容易导致难产。以臀位为例，容易导致胎膜早破，造成脐带脱垂或分娩时的出头困难，从而危及胎宝宝的安全。再如横位，由于分娩时先露部分不能紧贴宫颈，对子宫的压力不均匀，容易导致子宫收缩乏力，致使胎儿宫内窘迫或窒息死亡。

妊娠30周后经产前检查，发现臀位、横位、枕后位、颜面位等就称为胎位不正，其中以臀位最为常见。胎位不正如果不纠正，分娩时会造成难产。

一般而言，在妊娠32～34周还是胎位不正，就应该考虑采用何种方式生产。

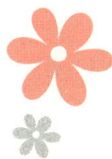

比如，臀位有破水后脐带脱垂可能，分娩过程中有后出头危险，会造成宝宝宫内窒息，甚至死亡。所以应该采用人工外转胎位，或者自然臀位生产，或者直接剖宫产。一般初产妇多做剖宫产，经产妇如果胎宝宝较小、骨盆够大，可考虑阴道分娩。

再比如，横位如未及时处理，会导致脐带脱垂，胎死宫内，甚至有子宫破裂的危险。所以，横位应择期做剖宫产。

缺钙性抽搐

血钙浓度降低提示：可能缺钙

孕期缺钙的主要症状是：缺钙性抽搐、牙齿松动和妊娠期高血压疾病。

缺钙性抽搐是孕期最常见的一种情况。很多孕妈妈在怀孕期间会出现腿部痉挛的情况，俗称抽筋，且多在小腿部位。抽筋不是自然生理反应，它的出现提示身体可能存在某些异常。

孕妈妈缺钙还容易造成牙釉质发育异常，抗龋能力下降，使牙齿的硬组织结构变得疏松不结实。如果孕妈妈出现牙齿松动的现象，并且血钙浓度低于正常值，就说明孕妈妈缺钙了。此时应每天口服一定量的钙片以补充体内钙的需求。

妊娠期高血压疾病的发生也常与孕妈妈缺钙有关。如果出现妊娠期高血压的症状，孕妈妈也应检查是否是缺钙造成的。

孕9月（33～36周）：做做顺产操，进入分娩准备期

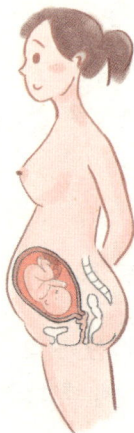

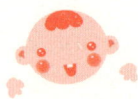

9

胎盘与羊水的病症

前置胎盘（胎盘覆盖了子宫口的状态，注意突然的阴道出血）

　　胎盘通常都会位于子宫底比较高的位置，由于某种原因的作用，胎盘处于比较低的位置时，会覆盖和接近子宫口，这种状态被称为前置胎盘。

　　通过阴道B超可以确认胎盘的位置并且确诊是否为前置胎盘。在妊娠早期前置胎盘并不罕见，但随着子宫的逐渐增大，胎盘的位置也会逐渐向上拉伸，基本上都会恢复到正常的位置。

　　可以最终确诊为前置胎盘的时期是妊娠27～28周以后。如果被确诊为前置胎盘，孕妈妈一定要恪守医嘱，当出现腹部胀痛时需要绝对的静养。

　　当出现胎盘与子宫剥离时，可能会诱发剧烈的疼痛与突然的大出血。一旦出现大出血，孕妈妈与胎儿都会处于危险之中，所以如果感觉有出血的可能性应立即住院治疗。住院后，通过使用子宫收缩抑制剂等药物控制病情，并且需要病人静养。

　　如果是前置胎盘，无论是否有出血，都会在妊娠37周左右进行剖宫产手术。其中，低置胎盘根据具体情况有可能自然分娩，除此之外被诊断为前置胎盘的情况都需要进行剖宫产手术。

胎盘的位置与异位

正常的胎盘

通常胎盘位于子宫底附近（子宫内的上侧）。

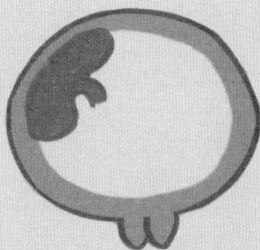

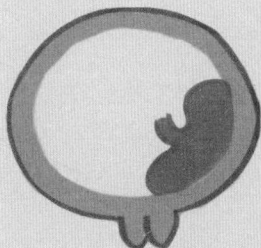

低置胎盘

胎盘位置较低。妊娠后期子宫口与胎盘距离约2cm以下的情况，通常被认为存在一定风险，会被视为前置胎盘来处理。

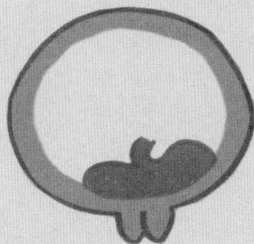

前置胎盘

胎盘位于子宫口的位置，或者完全覆盖住子宫口。可以最终确诊为前置胎盘的阶段是妊娠27~28周以后。

常位胎盘早期剥离

胎盘通常是在分娩后才会从子宫剥离的，但是也偶尔会出现正常位置的胎盘在胎儿娩出前部分或全部从子宫壁剥离，通常被称为胎盘早剥。一旦胎盘发生剥离，胎盘与子宫壁之间会产生出血，这时母体能够给胎儿提供的氧和营养也会随之变少，严重者甚至停止供氧。相关研究表明，这一病症与妊娠高血压疾病有着密切的关联，但目前尚未查明具体原因。胎盘早剥的发病率约占全体产妇的0.5%，重症患者约占0.1%~0.2%。

胎盘早剥的初期症状与先兆早产很类似，会有少量的出血并伴有腹部的胀痛，严重者会出现剧烈的腹痛，腹部会突然变硬。另外，胎动减少，或者完全没有胎动也是一个危险信号。如若出现了上述症状，孕妈妈和胎儿都会有生命危险，应尽快去医院就诊。

如果被确诊为胎盘早剥，在掌握胎儿的具体状况后，院方基本上会立即终止妊娠，进行剖宫产手术。

羊水过多（过少）（羊水的产生和吸收平衡发生了问题）

妊娠中后期的羊水中几乎大部分是胎儿的尿液。胎儿通过喝羊水被消化管（胃和肠）吸收，然后继续排尿。这个过程被称为羊水循环。

羊水过多可能是由于母体患有妊娠糖尿病等致使排尿过多所导致，另外也可能是由于胎儿的消化管畸形引起了吸收障碍。羊水的量在妊娠8～9个月的时候是最多的，羊水过多的患者中有60%～70%都不会对胎儿造成危险，所以不用过分担心。

羊水过少会造成胎儿没有活力，如果排尿量减少则需要格外注意了。这种情况需要静养，以增加胎盘的血流量，尽可能多地给胎儿供给氧气和营养。之后医生会观察胎儿的状况，决定分娩的时间。

胎膜早破（住院后，接受治疗预防感染到胎儿）

前期破水是在阵痛没有到来之前，包裹胎儿的羊膜破裂、羊水随之流出的统称。主要是由于羊膜受到细菌的感染，变得比较脆弱，破水后会引发阵痛，接着会导致分娩，如果是在妊娠37周以后，胎儿处于相对成熟的状态，分娩也不会有很大问题。

如果在胎儿尚未成熟的阶段发生破水，做好预防感染的同时，孕妈妈还需要接受抑制子宫收缩的治疗。

破水量较多时比较容易被发现，量少时容易被误认为是白带增多，一定要多加留意。如果感觉到从阴道流出了比较温暖的液体时，孕妈妈切忌洗澡，并且应该尽快就医。

妊娠37周以后，大多数产妇在破水24小时以内会自然出现阵痛，如果没有出现阵痛，为了防止子宫内感染，会给产妇注射催产素等药物，催促分娩。

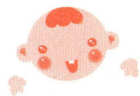

孕晚期的睡眠

　　进入孕晚期，腹部越来越大，宝宝在肚子里也变得更活跃，再加上小腿肚痉挛、腰部酸痛、皮肤瘙痒、尿频等问题，都会使孕妈妈的睡眠质量变差。

　　被失眠困扰的孕妈妈不必担忧，其实，孕晚期睡眠不佳与睡眠模式的改变有很大关系：在临近生产之前，孕妈妈的深度睡眠会大大减少，而且容易被惊醒。这其实是为孕妈妈生产之后在夜晚随时起来给宝宝哺乳做准备，因此，我们又将这种睡眠模式称为"哺乳睡眠"。

　　要想改善睡眠状况，孕妈妈可以从以下几点做起：

做好睡前准备

　　睡前可以洗个舒服澡，使身体放松下来。提前准备两个枕头，一个用来支撑腹部和背部，另一个放在腿部之间承托下沉的背部，这有利于提高睡眠质量。睡前最好不要运动，避免精神过度兴奋。

白天适当运动

　　白天孕妈妈可以做一些简单的运动，比如散步、瑜伽、按摩、游泳等，这样有利于晚上睡眠。

注意饮食

　　睡前不喝含咖啡因的饮品，少吃油炸食物、难消化食物。尿频严重时，上午多喝水，下午和晚上少喝水。少吃精淀粉食物，如白面包、白米饭、甜食等。

适当午睡

　　中午小睡30～60分钟不但可以缓解身体疲劳，还能让孕妈妈更清醒。但注意不要睡太多，以免影响晚上睡眠。

不必强迫自己入睡

如果实在睡不着，也不必过于焦虑，可以看看书、听听音乐，让自己心情放松，尽量不要强迫自己睡觉，这样反而会让自己变得紧张。

除此之外，处于孕晚期的孕妈妈最好不要平卧睡觉，这时候沉重的子宫会对背部的神经和下腔静脉造成压迫，导致下肢血液回流减少，影响血液循环。最佳睡眠姿势是左侧卧，这不但能保证胎宝宝得到更充足的血液和养分，也能确保孕妈妈的心脏、子宫和肾脏的供血。不过，如果孕妈妈感到左侧卧不舒服，也不必因为不能保持左侧卧而烦恼，令你感到舒服的睡姿就是最好的睡姿。

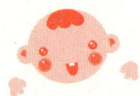

妊娠后期的小症状

为了给腹中胎儿提供更多的营养，母体承受了巨大的负担。接下来介绍一些缓解妊娠后期小症状的方法，好帮助各位准妈妈轻松地迎接宝宝的到来。

腹部胀痛

通过静养可以消除的腹部胀痛不需要担心

腹部胀痛是由于子宫收缩所引起的。胀痛的部位和感觉有很大的个体差异，有些是"腹部下方有坠痛感"，有些则是"腹部整体像气球一样有胀痛感"，还有一些是"腹部好像给皮球打气一样变得硬硬的"等，症状各不相同。大多数都是在母体感觉到疲劳，或者胎儿的胎动比较活跃时所引起的一种生理现象，如果平躺后可以消除胀痛，就不需要有过多的担心。

有些孕妈妈可能从妊娠初期就开始感觉到子宫肌肉拉伸所带来的不适感，还有支撑子宫的韧带被逐渐增大的子宫不断拉起、腿疼腿抽筋等症状。扭动身体时下腹部一侧有痛感，有些可能从妊娠12周开始一直持续到后期，痛感反复出现。

进入到妊娠中期，感觉到腹胀的孕妈妈人数会继续增多，同时感觉到疼痛的部位和范围也会增大。其中可能会有部分人感觉到只有腹部的单侧有疼痛感，原因可能是由于肠道受到了子宫的压迫产生气体或者便秘等所造成的。

进入到妊娠后期以后，子宫的肌肉得到了足够的拉伸，但是由于胎动所造成的剧烈腹部胀痛会逐渐增多。作为"分娩预演"的不规则假性阵痛也会时有发生。如果频率是1小时1次左右，静养后得到了缓解，就不用担心。但如果出现白带过多并伴有出血时，不排除先兆早产的可能性，需要格外注意。

如果躺下来腹痛还是没有得到缓解，或是疼痛感格外强烈时，应尽早去医院就诊，根据具体情况医生可能会开具一些缓解腹胀的药物，或者要求孕妈妈回到家中静养等。如果还没有得到缓解就需要住院治疗了。

尿频、漏尿

不要憋尿，勤去厕所非常重要

尿频的原因是由子宫和膀胱的位置关系所造成的。膀胱位于子宫的前侧，由于受到逐渐增大的子宫的压迫，空间变小从而不能储存更多的尿液，所以排尿会变得比较频繁。妊娠后期尿频会越来越严重，1小时要去2~3次厕所、入睡后会起夜排尿好几次的孕妈妈也为数不少。如果总是憋尿会诱发膀胱炎，所以应该勤去厕所。如果觉得入睡后起夜排尿会影响睡眠，可以在就寝前控制饮水量。

另外，大声笑或者打喷嚏时可能会出现漏尿的现象，这是由于膀胱被子宫所压迫，从而诱发收缩所引起的。受荷尔蒙的影响，骨盆底肌肉变松弛也是原因之一。

为了缓解漏尿，可以进行适当的骨盆底肌肉群锻炼。练习的动作十分简单，就像去厕所时停止尿尿的感觉，收缩阴道周边的肌肉即可，每天要练习几次。这个动作产后也可以作为产褥体操来练习，效果非常明显。

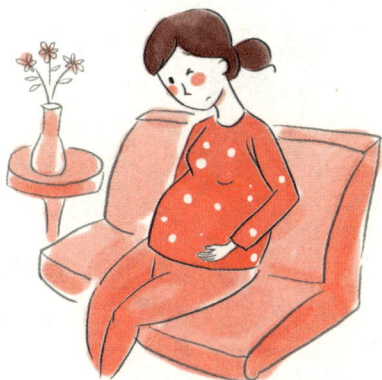

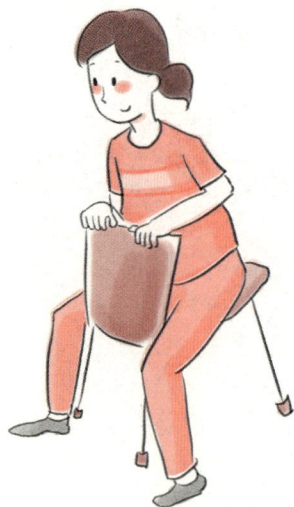

锻炼（试着使会阴部触碰到椅面）

　　面向椅背坐下，尽量使会阴部可以碰到椅面，腰部微微向前倾。腿向两侧伸开，用手扶住椅背，使阴道周围的肌肉收缩，并反复练习。

手麻、腿抽筋

腿抽筋时多做按摩、手麻就要控制盐分的摄取

　　为了支持妊娠中巨大的肚子，孕妈妈腿部的肌肉会十分疲劳。另外，由于子宫压迫了下半身的血管，血流也会变得比较缓慢。还有妊娠后身体中的水分会增多，这也是造成腿部水肿和腿部抽筋的原因之一。腿抽筋的位置各有不同，既有大腿内侧抽筋，也有小腿腿肚子抽筋。在泡澡中做适当的按摩，可以缓解上述症状。还可以让产科医生开一些孕妇专用的药贴来缓解症状。

　　手麻被称作腕管综合征，是由于妊娠后体内的水分增多导致身体容易浮肿所引起的。注意不要摄取过多的盐分。但是水分是不可缺少的，不能因为手麻就少喝水，还是要按照平时摄取水分的量来饮水。

腿抽筋时

　　腿抽筋时，两腿伸直、坐立，用手提起抽筋一侧腿的脚尖，向腹部方向拉伸。如果小腿肚子的肌肉得到了充分的拉伸会感觉舒服很多，经常做还有预防抽筋的效果。

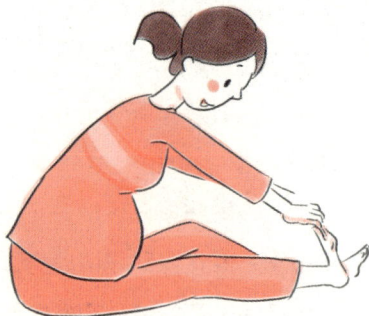

失眠

进入到妊娠后期，由于逐渐增大的子宫压迫大静脉，会导致胸闷气短，甚至很难进入深度睡眠。另外，越是临近预产期，孕妈妈脑子里就会容易思考一些问题，例如"分娩到来的时候应该是什么样子呢？""我能不能忍受阵痛呢？"等等，神经也会变得紧张起来。如果孕妈妈有了这些心事，一定不要憋在心里，可以找丈夫或者医生聊一聊，分散一下精力。

穴位（通过穴位按摩，使处于兴奋状态的身体变安定）

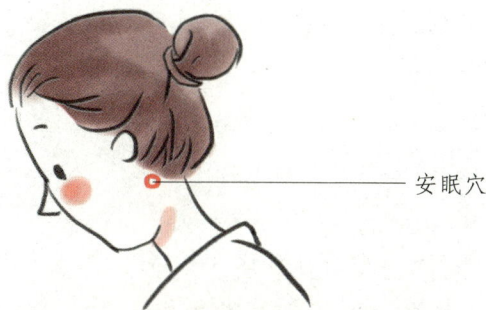

安眠穴

耳垂后的凹陷与枕骨下的凹陷连线的中点处，有一个穴位叫作"安眠穴"，通过按摩可以达到安神助眠的作用。按摩方法是用双手抱住后脑勺，然后使用大拇指按压安眠穴。

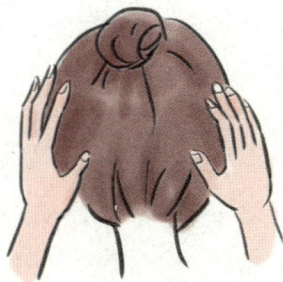

⊙ 穴位按摩

如果连续几天持续失眠的话，可以找朋友聊聊天，或者外出散散步，让自己的生活丰富一些。另外，做一些助产操活动一下身体，效果也是很不错的。睡午觉虽然不能达到深度睡眠，但是补充睡眠也是非常有效果的。

夜间，要想睡个好觉最主要还是要安抚自己的情绪。按摩安眠穴可以抑制兴奋，缓解失眠症状。也可以试着听一些喜欢的音乐入睡，或者通过读书等，营造一个相对放松的环境帮助身体入睡。

● 可以放松睡个好觉的方法 ....

睡前3小时内不吃东西

睡前喜欢吃点甜品的孕妈妈一定不少吧？为了保证睡眠质量和控制体重，睡前3小时以内一定不要吃东西，使胃部处于休息状态。

使用温水泡澡

用温水泡澡可以使身体得到舒缓和放松。冬季水温大约40℃，夏季是38℃左右比较合适。泡完澡后直接上床睡觉。

睡前喝杯热牛奶

牛奶中含有诱人发困的成分，建议可以加热牛奶至人体体温左右的温度，睡前喝上一杯。

芳香疗法可以使人放松

使用一些有安神助眠效果的香薰精油，可以帮助睡眠。推荐用电子的香薰炉，因为比较安全、省事。妊娠中建议使用柑橘系的精油。

半卧位可以使睡眠质量提高

妊娠后期推荐用单侧的膝盖弯曲、侧身睡眠的姿势入睡，这种姿势是极好的安眠体位。也可以买个孕妇抱枕，将膝盖枕在抱枕上。

听一些助眠的音乐

在临睡前可以听一些有助睡眠的音乐，边听边冥想。此时，腹中胎儿也会跟着妈妈一起听。

耻骨痛、股关节痛

关节受到子宫的压迫变松弛

妊娠后期临近分娩时，胎儿的位置会逐步下移，这样一来耻骨会受到压迫，大腿根部会有痛感。另外，由于荷尔蒙的作用使关节变松弛，也是产生痛感的一个原因之一。当耻骨或者股关节疼痛时，很多孕妈妈就不想走路了，但是如果不运动反而会更痛。

出现疼痛时可以做一些缓解股关节疼痛的锻炼动作来缓解疼痛。如果在锻炼中，耻骨部位很疼的话，立刻中止锻炼。

马上就要到达妊娠期的终点站了，疼痛也是临近分娩时期的一个象征，不要过分扩大自己的疼痛，放轻松，准备迎接最后时刻的到来。

锻炼（扭动大腿根部的健身操）

1 仰面躺下，使双脚分开、弯曲膝盖。手放于膝盖之上，下巴向上扬，保持视线可以看到大腿内侧。

2 双手用力，将双腿分开使大腿根按照画圆的方向运动，这时双脚自然离地。如果腹部过大，可以单腿做。

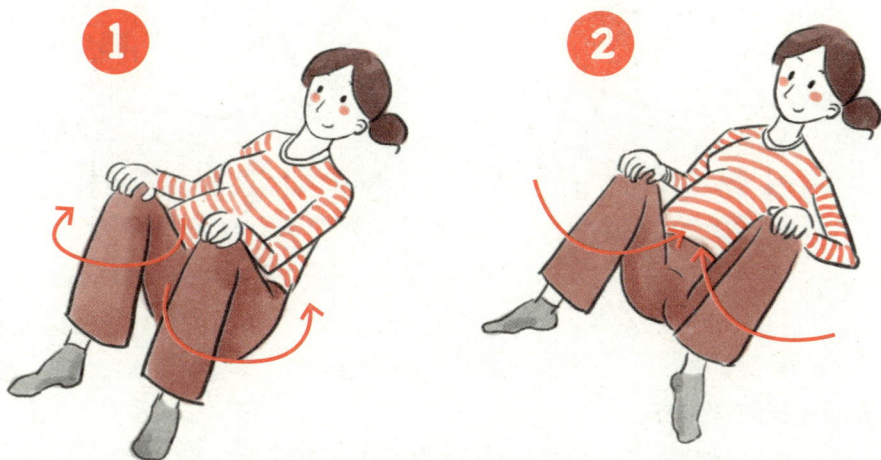

手脚浮肿

控制盐分、做适量的手足运动促进血液循环

妊娠后身体中的水分会比以前增加30%左右。下半身受到日益增大的腹部的压迫，血液循环会变得越来越差，这就是造成浮肿的原因之一。傍晚，身体疲惫的时候手脚比较容易产生浮肿。如果一觉醒来就消肿了，基本上不用有过多的担心，这种浮肿属于正常的生理现象，不要摄取过多的盐分便可。

就寝时孕妈妈可以把脚部垫高一些，可以有效地改善腿部浮肿的状态。泡澡时适当地做一些手部的按摩，有缓解手部浮肿的效果。

锻炼（通过松手握拳的动作可以缓解手部浮肿）

　　1 充分地张开双手，让指尖尽力向上伸展，保持这种状态10秒。

　　2 将张开的双手紧握，变为握拳的姿势。尽可能小地握住拳头，停留10秒。
上述动作反复练习几次。

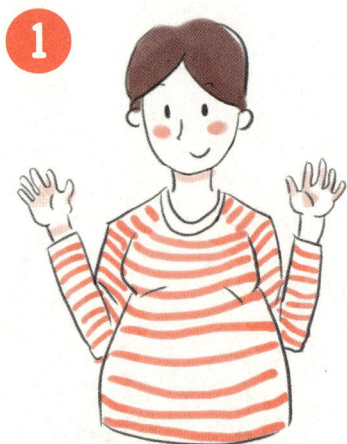

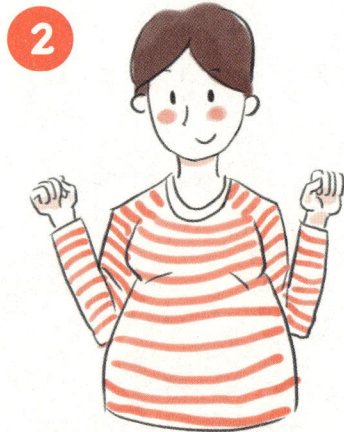

静脉瘤

尽量避免长时间站立

　　子宫变大后会压迫到腹中的大静脉，妨碍下半身静脉的流动。因此，在血流出现缓慢和滞留的部分血液会凝固，使静脉扩张或者弯曲，从而形成静脉瘤。也有研究表明，妊娠后母体内的黄体酮增加，而黄体酮会阻碍静脉壁收缩从而诱发静脉瘤的产生。

　　静脉瘤一般容易在小腿肚子的部分出现，也有些可以长在大腿或者外阴部等部位。目前没有根治的办法，可以通过避免长时间站立、抬高下肢休息等方法来缓解疼痛。或者用弹性绷带和弹力袜进行压迫，促使静脉血回流，也可以达到减轻症状的作用。

　　妊娠中的静脉瘤不是病，而且会在妊娠的过程当中逐渐减轻。如果伴有疼痛，一定要咨询医生。

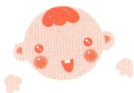

对妊娠后期相关疑问的解答

如果在与自己的身体以及腹中宝宝有关的问题上存在疑问的话，可以逐一寻求解答，消除这些疑惑。为此，首先要做到的就是如果感到身体不适应该在产检时向医生说明情况或者及时就诊。

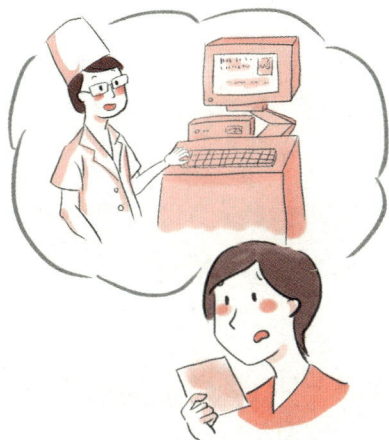

Q 医生说我腹中的宝宝体型偏小。宝宝是否发育正常呢？我很担心。

A 即便是体型偏小，只要在正常范围内就没关系，可以继续观察。

B超可以观察到胎儿身体的大小，但多少会有误差。只要发育程度处于正常范围内，即便属于"偏小"也没有什么问题。检查胎儿发育情况时，比体型大小更重要的是所有数据是否均衡，也就是说宝宝是否在均衡地发育才是更值得关心的。体型偏小可能引起的麻烦是胎儿本来一直在正常发育，但体重突然停止增长或者检查结果的数值未能达到正常标准。如果医生没有特别地指出什么问题，基本上就可以放心，只要继续注意观察胎儿发育的进展状况即可。胎儿的发育也会存在个体差异，体型偏大一些或者偏小一些都是很正常的。

Q 医生说我的子宫口还没有开，但胎位似乎要开始下降。有没有早产的可能呢？

A 子宫口还没有开的话，没必要担心。

如果胎儿头部位置下降且子宫口已经逐渐打开，则预示着有早产的可能。如果医生已经检查过子宫口状态并做出了无异常的诊断，就不用过度紧张。只要不出现强烈的子宫收缩，就说明子宫口还没开。

如果出现严重的腹胀、腹痛或者发现出血，则要联系医院，听从医生的指导。平时要多注意身体，以保证胎儿足月之前能在妈妈腹中平稳地发育。

Q 开始只是感觉手腕略微有点麻，现在发展到从手指尖到肘部都很疼，有没有事呢？

A 要控制盐分的摄取，并在每天洗澡时坚持做按摩。

妊娠期间，很多孕妈妈都会感到手指、手腕发麻，这是腕管综合征的症状。妊娠后，孕妇体内的水分比平时多30%，因此很容易出现浮肿。浮肿的组织压迫手腕神经就会引起酸麻感。

让血液循环变得更加通畅是缓解手麻症状的关键。可以在洗澡时从手指尖开始按摩并一直按摩到肘部，或者反复做手掌开合的动作，这样能让症状得到一定的缓解。

如果想避免出现手麻的症状，平时就要注意控制盐分的摄取，不让身体出现浮肿。产后症状会自然消失，但妊娠期间如果感到手腕麻得比较严重的话，应该及时就医。

Q 目前为止，我还没有感到过阵痛，阵痛究竟是一种什么样的状态呢？

A 阵痛感可能会因人而异。在妊娠过程中慢慢就能知道这种感觉。

子宫收缩，腹部变硬向外胀，让人感到很不舒服就是阵痛的症状。在具体的感受上会存在个体差异，有的孕妈妈即便出现了腹胀自己也感觉不到。最初可能不易被察觉，但是只要把注意力集中在腹部，有意识地去体会，就能知道阵痛时与平时的感觉有什么不同。

如果感到阵痛，可以躺下休息，看看症状如何发展。休息一会儿腹胀消失则说明并无大碍，如休息后还是会一阵阵地感到腹胀则要引起注意。

在妊娠30周之前，1个小时出现3次以上阵痛的话，就应该咨询主治医生。妊娠30周以后，如果1个小时之内腹胀的次数超过5次，就有可能出现宫颈缩短、打开的情况。宫颈缩短、打开就意味着先兆早产，需要接受治疗。出现阵痛时，如果担心会发生意外，要及时向医生咨询。

Q 我有腹部肿胀、变硬的感觉，并伴有绞痛，1天要反复4～5回，不知道有没有事？

A 有的孕妇会因子宫周围韧带的拉伸而出现下腹部疼痛的情况。

腹股沟附近有对子宫起支撑作用的韧带。随着子宫不断变大，韧带被拉长，有时会导致下腹部有如同痉挛般的疼痛感。不过，这种症状对孕妇妊娠过程以及胎儿的发育都没有影响，无须担心。如果静养后腹胀和疼痛也不见好转，可以联系医院。

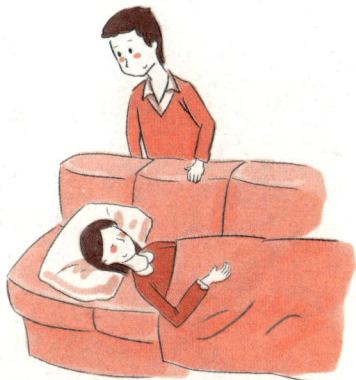

Q 我1个小时就要小便1次，晚上也睡不好。为什么会如此尿频呢？

A 如果觉得频繁起夜很不方便的话，可以在睡前减少饮水。

妊娠期间，受激素的影响，膀胱黏膜会变得比较敏感。随着胎儿发育，紧邻子宫的膀胱会受到挤压，让孕妈妈更加尿频，这是妊娠期的正常生理现象。特别是到了临产月份，胎位下降，即便尿液尚未充满膀胱，也会产生尿意。这种情况下，如果憋尿的话，有可能引起膀胱炎，所以要多上厕所。不过，夜间频繁上厕所会让孕妈妈很辛苦，为了避免出现这种情况，在临睡前可以适当减少饮水。

Q 刚上过厕所，但总觉得小便没有排干净，最近排尿时还有痛感。这是怎么回事？

A 有尿不尽的感觉时，表示有可能患上膀胱炎。如果有疼痛感则更要引起重视。

排尿后有残尿感、疼痛或者尿中带血，则应该怀疑是由膀胱炎或尿道结石引起的。如果不进行干预的话，有可能发展成肾盂肾炎，还可能引起高烧，这都会对腹中胎儿产生影响，所以应该及时就诊。

到了妊娠后期，膀胱被变大的子宫挤压，会导致尿液不能排净。进入临产月份，胎位下降，胎儿的头部也会压迫到膀胱，因此孕妈妈往往会有刚去过厕所马上又想去的感觉。

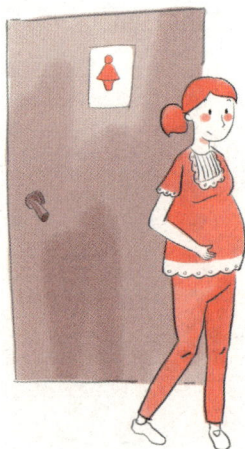

如果总是有残尿感，而且不清楚这是妊娠引起的正常生理现象还是膀胱炎引起的病症反应，那么自己不要擅自做出判断，应该去医院就诊。

Q 我被楼梯绊倒后腹部遭到了碰撞，是否会对宝宝有什么影响呢?

A 先要接受检查，如无异常则说明没有对胎儿造成影响

产检时跟医生讲明情况，如果内诊检查和B超检查都没有发现异常就不需要担心。腹中的小宝宝处于母亲的脂肪、子宫肌肉、羊水三重保护之下，来自外界的冲击不会直接作用到宝宝身上。

不过，如果碰撞较强烈，虽然极为少见，但也有可能导致正常位置胎盘早期剥离。在腹部已明显隆起的妊娠后期，孕妈妈很难看到自己脚下的情况，因此走路及活动时要十分小心。驾车或乘车时，要在不让自己感到不适的前提下系好安全带，始终都要有保护腹中宝宝的意识。

● 此月爸爸须知

关于分娩方法、产后的育儿计划等要尽可能详细地跟妻子沟通

距离分娩日期越来越近了，这一时期的准妈妈，伴随着一天天增大的肚子和腹中的胎儿，担心自己能否顺利生产的不安情绪也会逐渐增多。这时最需要准爸爸的安慰，切记不要说例如"宝宝如果能顺利生下来就好了！"等无关紧要的话，一定要尽可能具体地跟妻子聊聊分娩的方法、步骤及产后生活等内容。夫妻双方共同掌握一些关于分娩的基础知识，万一出现状况时可以坦然应对。对于计划陪产的准爸爸来说，学习这些知识也是陪产前的预热准备。

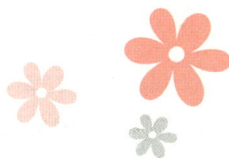

准妈妈第7~8次产检的常规检查

常规项目检查

从孕9月开始，孕妈妈需要每半个月进行一次产检，即这个月进行第7~8次产检。继续进行产前常规检查和产前常规项目检测，以了解孕妈妈的身体情况和胎宝宝在孕9月的发育状况及营养情况，及时发现孕期出现的异常情况。

怀孕第9个月，孕妈妈身体负担非常重，会出现一些意想不到的状况，比如便秘、痔疮等，产前检查要更加细致。

肛肠外科检查

孕妈妈是痔疮的高发人群，发生率高达76%。痔疮的检查在肛肠科进行，做直肠指诊一般即可明确有无痔疮、痔疮的类型、痔疮的严重程度等。如果没有特别情况，建议孕妈妈不要采用肛肠镜检查，以免刺激和影响到胎宝宝。

哪些重点检查结果提示异常

痔疮（外科检查肛门可提示痔疮）

痔疮通常出现在妊娠的第28~36周，特别是分娩前一周会有便秘出现，造成局部静脉曲张而形成痔。对孕妈妈来说痔疮是常见病。

在怀孕期间，为了保证胎宝宝的营养供应，孕妈妈盆腔内动脉血流量增多。随着胎宝宝发育，子宫日益增大，又会压迫盆腔，使痔静脉内的血液回流受到阻碍；加上孕妈妈常有排便费力或便秘的情况，使直肠下端及肛门的痔静脉丛血液淤积，即可诱发痔疮或使其加重。

痔疮的症状有便血、痔块脱出、肛门瘙痒、坠痛，其中便血发生在

排便过程中或便后，血色鲜红，血与粪便不混合。孕妈妈的痔疮如果长时间得不到改善，便会引起不同程度的贫血，从而影响胎宝宝的正常发育。

静脉曲张（外科检查可提示静脉曲张）

妊娠末期，和便秘、痔疮同样容易发生的就是静脉曲张。

有些孕妈妈由于体质的关系，下肢大静脉、骨盆部分的静脉受到子宫的压迫，外阴部、膝盖内侧、脚踝、足底等处的静脉部分会浮现出青色的肿块，这就是所谓的静脉曲张。阴道和外阴部的静脉曲张有时会伴有疼痛，在分娩时还有可能引起大出血。

静脉曲张产生的原因是：妊娠后变大的子宫使血管受到压迫，血液循环不良，加上黄体激素的增加，使原本紧张的静脉变得松弛，致使静脉曲张的产生。

准妈妈第7～8次产检的特殊检查

高危妊娠者需做胎心电子监测

到了孕9月，孕妈妈需要进行胎心电子监测。胎心电子监测是指通过电子胎心监护仪来检测胎儿心率的动态变化，并了解胎心与胎动及宫缩间的关系，从而为医生提供判断胎宝宝宫内是否缺氧以及胎盘功能的依据。

正常情况下，20分钟内应该有3次以上的胎动，胎动后的胎心率会增加到15次/分以上。胎心电子监测一般在妊娠32周以后进行，建议孕36周后每周进行一次胎心监护，高危孕妈妈应该每周进行2次正常胎心监护。

B超检查脐带（特需人群）

脐带是从胚胎的体蒂发育而来的，是一条索状物，胚胎通过它悬浮于羊水中。它是连接母体和胚胎的枢纽。脐带的一端连接于胎宝宝腹壁的脐轮（就是后来的肚脐），另一端附着于胎盘。如果把胎盘比作一把雨伞的话，脐带就是伞把。

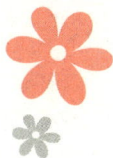

胎宝宝通过脐带和胎盘与母体连接，进行营养和代谢物质的交换。脐带如果受压，血液将被阻断，会危及胎宝宝的生命。在产前，脐带发生的主要问题是扭转、打结甚至缠绕。因此，产前通过B超检查脐带是非常必要的。

哪些重点检查结果提示异常

脐带绕颈（B超检查可提示脐带绕颈）

脐带的表面被羊膜所遮盖，呈灰白色和螺旋状扭曲，里面有1条脐静脉和2条脐动脉。足月妊娠时，脐带长45～55cm，直径为1.5～2cm，大多数长为50cm左右。1条脐静脉和2条脐动脉呈"品"字形排列，中间有胶状结缔组织充填，保护着血管。

脐带将胎宝宝排泄的代谢物和二氧化碳等送到胎盘，由孕妈妈帮助处理。这是由脐动脉完成的，也就是说，脐动脉中流的是胎宝宝的静脉血。脐带从准妈妈那里获取氧气和营养物质供给胎宝宝。这是由脐静脉完成输送的。也就是说，脐静脉中流的是胎宝宝的动脉血。

因脐带本身有代偿性伸展，不拉紧至一定程度不会发生临床症状，所以对胎宝宝的危害不大。但脐带绕颈后，相对来说脐带就变短了，如果胎宝宝在子宫内翻身或做大幅度运动时，可能会引起脐带过短的现象，导致胎宝宝缺氧窒息。另外，脐带绕颈对胎宝宝的影响与脐带本身的长短、绕颈的圈数及缠绕的松紧程度等诸多因素有关，其危险性需要医生根据检查时的具体情况来判定。

脐带绕颈是通过B超发现的，有时脐带挡在胎宝宝的颈部，并没有缠绕到胎宝宝的颈部，但B超可以显示出脐带绕颈的影像。所以，当发现脐带绕颈时，应复查，排除假性脐带绕颈。

10

孕10月（37～40周）：做好准备，迎接新生命的到来

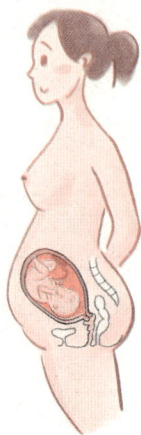

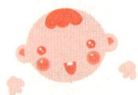

为住院做准备

为了更好地迎接新生命的降临，也为了避免突发事情带来的措手不及，孕妈妈及其家属要提前做好住院准备。比如如何办理住院手续，住院需要准备哪些衣物，哪些卫生用品是必需品等。越早了解这些问题，越早准备妥当，越能顺顺利利地迎接"小天使"的到来。

临产前应把办理住院手续的相关证件放在家里显眼的位置，包括身份证、母子手册、准生证等，并要告诉家人相关证件放在哪里，以便遇到突发情况能第一时间带好东西赶到医院，避免在紧要关头手忙脚乱。

要准备好住院所需的衣物，做到有备无患。睡衣最好是前面系扣的衣服，而且要柔软、宽松，这样医生可以方便地进行检查。产后的最初几天恶露量较多，要多备几套。外衣可以是对襟毛衫，在亲朋看望时穿着。还要备一件适合冬天穿的长大衣，以便去卫生间或是离开病房时穿着。准备大号文胸或是背心2～3件，纯棉袜子2～3双，拖鞋一双，出院的衣服一套。

此外，还要准备好住院要用的卫生用品，包括洗脸毛巾、洗澡毛巾、洗下身毛巾各一条；消毒棉垫或是纱布垫若干（哺乳时用来清洁乳房）；小盆一个（洗下身专用）；牙刷、牙膏、梳子、护肤品等洗漱用具；纸巾、卫生巾、塑料袋若干。

对于上述物品的准备宜早不宜迟，决不可认为预产期未到就拖延。

住院所需物品一览表

1	随身携带证件	身份证、就诊卡、医疗保险卡、孕期检查手册和所有检查单据、准生证（计划生育服务手册）、现金或信用卡等。这些证件最好装在一个文件袋里，需要时可以随时拿出来用。
2	婴儿用品	婴儿衣服、纸尿裤、抱被、浴巾、隔尿垫、小勺、奶瓶、奶粉。
3	妈妈用品	洗漱用品、毛巾、睡衣、哺乳文胸、帽子、拖鞋、换洗衣服、保温水杯、吸管、一次性内裤、护理垫、卫生巾、一次性马桶垫、卫生纸、吸奶器、脸盆、餐具、手机、电池、充电器、照相机或摄像机以及可以补充体力的食物。

　　要注意的是，很多医院会提供部分母婴用品，所以最好事先向分娩医院了解一下。每个医院需要准备的东西是不同的，孕妈妈们可以根据具体情况来进行准备。不必担心自己准备的东西不够，其实，入院后如果有所欠缺也可以让家人临时准备。

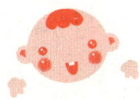

足月时的异常症状

　　妊娠满37周，就是足月了，恭喜孕妈妈，这场艰辛的旅程马上就要到达终点了。不过，越是到临产前，越要关注自己的身体状况。如果出现异常症状，就要马上就诊。除胎动外，出血、疼痛、宫缩等是孕妈妈们观察的重点。

出血

　　有些孕妈妈发现自己有阴道出血的症状，并伴有黏液流出，就以为"见红"了，于是非常担心，急忙赶去医院。其实，"见红"是分娩的先兆，大部分孕妈妈在"见红"12~48小时后临产，但如果只是"见红"，没有其他症状，孕妈妈可以不必急着去医院，等到宫缩规律或破水后再去也不迟。不过，如果流出的是鲜血，并且量较大，千万不能掉以轻心，要尽快去医院检查。

疼痛

在妊娠的最后一个月，很多孕妈妈会偶尔感到腹部疼痛。如果疼痛并不规律，有可能是假性宫缩，不必在意。大约在临产前一个月，宫缩就已经开始了。有些孕妈妈刚开始时还没感觉，只有用手去摸肚子时，才会感受到宫缩。足月后，这种无效宫缩会经常出现，并且频率越来越高。如果宫缩逐渐规律到六七分钟疼一次，就应前往医院做检查。

头疼

孕晚期如果孕妈妈突然出现头痛的现象，必须引起注意，这有可能是子痫的先兆，尤其是有血压升高或严重浮肿症状的孕妈妈更不可忽视，可能是患妊娠高血压疾病。如不及时诊断治疗，还会诱发抽搐、昏迷，甚至危及母子生命。

水肿

足月后，有些孕妈妈会发现自己的手、脚以及下肢明显比以前浮肿，这是怀孕后内分泌的改变，引起体内水钠潴留，妊娠子宫压迫盆腔到下肢的静脉导致的，一般不需要特别处理。不过，如果肿胀特别明显，腿部水肿超过膝盖，就需要去医院。

阴道少量水样液体流出

孕晚期，有些孕妈妈会发现阴道有少量水样液体流出来，这有可能是破水，也有可能是白带样的物质流出。有上述现象的孕妈妈，最好亲自跟医生确认是不是破水为好，防止一旦破水之后继发感染。

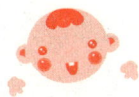

临产征兆

开始出现临产征兆并不代表宝宝马上就要出生了。但是，事先了解一些临产征兆方面的知识，正确认识破水和见红的原理，有助于消除对分娩时所产生的恐惧和紧张情绪，同时也会使分娩过程变得更加顺利。

可能会同时出现多种临产征兆

临近预产期的时候几乎每天心情都会比较紧张。自然分娩的临产征兆主要有见红、阵痛（前驱阵痛）、前期破水。产前征兆是因人而异的，也有些孕妈妈是同时出现多种征兆。这些征兆出现的顺序也各有不同。

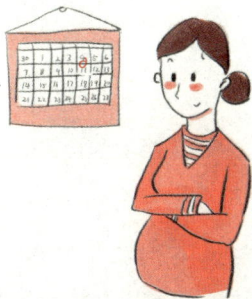

其中，出现前期破水征兆的人数还是相对要多一些的，只要处理得当不需要有过多的担心。当然，对于初产的孕妈妈来说多少会有些不安的情绪，如果提前了解了分娩的具体过程和临产征兆的话会有些帮助，不至于在出现征兆时手忙脚乱。

阵痛和破水是临产不可或缺的要素，是自然分娩的必经之路。孕妈妈们要正确对待身体发出的信号，准备迎接分娩时刻的到来。

见红（出现少量出血时是临产的征兆）

临产前会出现轻微的宫缩，这时包裹胎儿的卵膜与子宫壁之间会出现剥离现象，从而产生少量的出血，这种出血的现象被称为"见红"。

出血量存在着一定的个体差异。颜色多为鲜血混杂着茶色的血渍，还会有宫颈黏液附着在其中，特点是比较黏稠。大多数的人都是在上厕所的时候发现的。

出现见红后，大约在几天之内就会发生阵痛，但也有些孕妈妈阵痛来得比较晚，大约一周后才有阵痛。见红出现的时间也是因人而异的。见红后不会马上出现规则性阵痛。如果出现大量出血，说明可能出现了异常，需要尽快就医。

阵痛（*每间隔10分钟出现一次规则性阵痛，需要联系住院*）

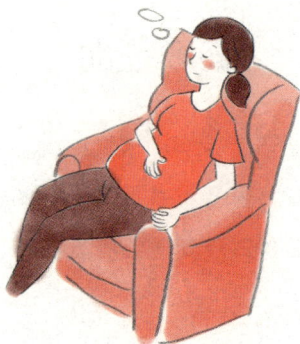

越是接近预产期，不规则阵痛出现的频率也越高。这些不规则阵痛被称为前驱阵痛，是产前阵痛的预演。如果出现的话，强烈阵痛的时间间隔大约为10分钟一次，反复且有规律的话，就是真正的阵痛开始了，这时应立即联系医院。阵痛开始后有些孕妈妈会容易出现紧张的情绪，注意不要着急，调整呼吸放松自己。

分娩是一个长时间的过程，在阵痛间歇期间应该积蓄体力，注意呼吸节奏。用鼻子吸气、用嘴呼气可以调整控制呼吸的节奏。

前期破水（*羊膜破裂使羊水流出，前期破水是指出现在阵痛之前的破水*）

包裹胎儿的羊膜破裂使羊水流出，被称为破水。通常是先出现阵痛，待阵痛持续一段时间后子宫口全开或者开合到一定程度时才会出现破水，但是也有在阵痛前出现的破水，这种时候被称为前期破水。

在胎儿足月后临近预产期时发生的前期破水不属于异常范围，受到破水的刺激阵痛会随之而来。破水的程度也各有不同，既有大量破水也有少量破水（类似漏尿一样）。移动身体时羊水会流出，可以缓冲子宫对胎儿的压迫，尤其是对胎儿头部的压迫，但羊水是不会全部流出的。

破水后胎儿会有细菌感染的可能性，所以禁止洗澡。无论破水量是多少，都需要尽快联系住院。另外，出现大量破水时应避免步行去医院，乘坐交通工具去医院时要选择卧位。使用夜用或者产妇专用的卫生巾，同时在座位下面垫一块浴巾会更好。

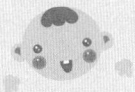

出现临产征兆后相关问题的解答

临产征兆突然出现后，首先应该冷静对待。无论是出现了哪种征兆都不要慌乱。

Q 担心临产征兆随时发生不敢出门。临产前，身体会有哪些征兆出现呢？

A 会出现多种前序征兆，例如阵痛、尿频、股关节疼痛等。

临产征兆因人而异。有些人可能会出现食欲大振的现象，这是因为胎位下降对胃肠的压力得到了缓解；一些人会频繁地有尿意或便意感，还有些人会出现便秘等现象。另外，还有感觉腹部、腰部容易胀痛，这是身体在为阵痛前的子宫收缩做准备。

如果胎位下降至骨盆的位置，会很难感觉到胎动。这时子宫颈管的分泌物会增多，白带也会比之前更多，这是身体为了胎儿可以顺利通过产道做准备的一种表现。

外出时为了应对突如其来的状况，一定要随身携带卫生巾和写有家人紧急联系方式的物品等。

Q 子宫口张开2～3cm，还可以在家继续过普通的生活吗？

A 即便是子宫口张开，阵痛开始的时间也是因人而异的。

子宫口通常会伴随轻微阵痛而缓慢张开，受到荷尔蒙的影响子宫颈管会变软，但也有个别产妇会在预产期之前出现宫口张开的现象。有些人在宫口张开2～3cm后会马上出现阵痛，也有些迟迟未出现阵痛，这些症状都是因人而异的。

如果出现宫口张开的时间比较提前，胎儿还未达到2.5kg时，还需要让胎儿在母体内成长一段时间，孕妈妈需要静养。生活上的注意事项和下一次的产检时间应该和主治医生沟通，遵守医嘱。

Q 内诊后有出血现象，以为是"见红"了，但好像不是。真正的见红可以马上知道吗？

A 多数是在上厕所的时候发现的。

见红是包裹胎儿的胎膜与子宫壁发生剥离所产生的出血。多数时候是在上厕所的时候才发现的，颜色多为粉红色、赤色、褐色等。

见红出血的特征是比较黏稠，因为其中混杂了子宫黏膜分泌出的黏液。出血的量也是因人而异的，既有像月经时那样的大量出血，也有只是弄脏内裤程度的出血量，有些甚至因为出血太少而很难发现。

见红后不一定需要马上住院，一般都是可以等到出现阵痛后再准备住院。足月后，医生在进行内诊检查时可能会用手指刺激胎膜与子宫壁之间，受到这个因素的影响可能会也有出血的现象。当自己无法判断出血是否为见红时，应该询问医生。

Q 因为破水量比较少，所以未能及时发现前期破水。过了一天以后才发现会对胎儿有影响吗？

A 发现破水后，马上接受检查应该没有大问题。

发生破水时应该感觉到有股温暖的水流从阴道流出。大量流出时很快会有感觉，但如果只有少量从阴道渗出，或是正在就寝则很难发现。

破水后比较容易发生子宫内的细菌感染。需要尽早进行预防感染的处置措施。如果出现大量破水，并且经过24小时以上，则出现细菌感染的可能性就会比较大。

高位破水是由于羊膜的破裂位置高，出来的羊水量也少，所以比较难被发现，有时可能会误认为是尿液，如果感觉到阴道湿滑有液体滑出时应尽早接受检查。

Q 每隔10分钟来一次阵痛，去医院以后被医生告知不是真阵痛，让我回家休息，这是为什么？

A 离产前阵痛还有一段时间，被医生告知在家等待的产妇也是为数不少的。

真正的产前阵痛来临之前会有前驱阵痛持续发生，间隔时间虽然有规律但是不会持续很久，可能有些还会中途停止。如果在这一时期接受检查，医生会进行内诊确认子宫口的开合程度，使用分娩检查装置确认是否为规则性阵痛。如果确认距离分娩还需要一段时间，会指示产妇回家休息，有待观察。如果孕妈妈认为回家会很不安，可以申请提前住院。

Q 从家里去医院有一段距离只能开车。如果一个人在家时出现阵痛，可以自己驾车去医院吗？

A 一个人在家时如果出现阵痛，请叫出租车载您去医院。

阵痛开始后自己驾车去医院是一件非常危险的事情。如果在驾驶途中出现阵痛变剧烈，间隔变短等现象，很容易造成交通事故。所以如果出现一人在家发生阵痛时，请叫出租车或者给附近的家人、朋友打电话让他们带您去医院，一定要提前做好应对措施。

临近预产期时，一定要多准备几家出租车公司的叫车电话放在比较醒目的地方，以备不时之需。可以跟准备住院的医院提前联系，如果家距离医院较远，可以提前将住院用的待产包放到医院。

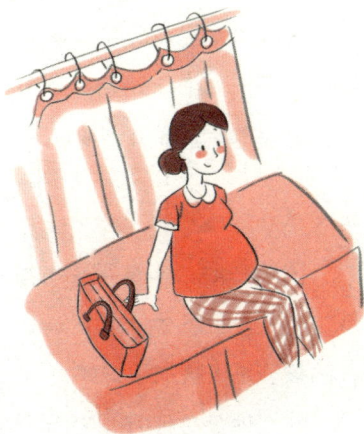

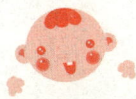

怀孕后期急救

到了怀孕后期，孕妈妈感到身体不适是非常正常的，不过，如果出现了以下的症状，则表明身体出现异常不适或是分娩的前兆，必须要充分重视起来。

胎膜早破

有些孕妈妈在妊娠30周以上，会出现胎膜提早破裂的现象，也就是胎膜早破。羊水一旦破裂，脐带很容易脱出，脐带脱垂会导致宝宝在宫内缺血缺氧，严重时甚至会宫内窒息甚至死亡。这种情况非常常见，一旦发现羊水提前破裂，孕妈妈要把臀部抬高，防止脐带脱垂。如果孕妈妈有脐带样的物质脱出，要立刻拨打急救电话，或者到离家最近一家医院进行诊治。

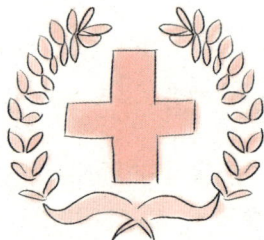

妊娠期急性脂肪肝

怀孕后期，非常罕见的妊娠期急性脂肪肝会出现。这种病发病率虽然非常低，但是一旦发生，死亡率高达80%。这种病多发于双胞胎、妊娠期高血压或者怀的孩子是男孩的孕妈妈身上。

妊娠期急性脂肪肝的早期症状表现为全身乏力、恶心呕吐或者上腹部不舒服。这些症状通常会被孕妈妈误以为是子宫增大导致的，因此没有及时到医院就诊。一周后，孕妈妈很有可能出现黄染的现象，出现巩膜的黄染或者周身皮肤黄染的现象，也就是黄疸。到这时，母婴的健康乃至生命都会受到严重威胁，宝宝随时会出现胎死宫内的状况。即便终止妊娠，孕妈妈也会出现血液不凝的现象。

所以，如果孕妈妈发现自己有全身乏力、食欲不好，或者出现恶心呕吐，尤其是上腹不舒服，或者疼痛的现象，必须马上到医院急诊，以免贻误诊治时机。

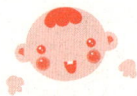

选择顺产的情况

顺产是最好的分娩方式，它不但对孕妈妈的伤害比较小，也会给宝宝带来很大益处，比如宝宝通过子宫的天然挤压，可以降低肺炎和窒息的发病率，减少了呼吸系统疾病的发病率，获得更强的免疫力。因此，如果孕妈妈符合以下条件，一定要选择顺产：

胎位合适：胎位正常是顺产的必要条件，如果有横位、臀位等其他不正胎位最好不要选择顺产，风险比较大。

羊水量正常：生产时如果羊水量太少，会导致宝宝在经过产道时缺少润滑，延长产程，给宝宝带来危险。

无妊娠高血压或者其他疾病：有妊娠高血压或者其他影响顺产的疾病是不能顺产的，因此顺产前需要进行检查。

胎儿不是巨大儿：如果宝宝过大，极有可能导致难产。

产道正常：产道是指宝宝分娩时的"通道"，是由孕妈妈的骨盆大小以及形状所决定的，如果存在异常，有可能导致难产。

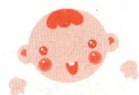

关于难产

难产，在医学上被称为"异常分娩"，指的是产道、胎儿、产力等因素的异常而造成的分娩困难。难产通常会导致生产时间延长，对孕妈妈和胎宝宝会造成危害，危急时甚至会影响母子二人的生命安全。

可能会造成难产的情况

产力不足：子宫肌肉的收缩力量是非常重要的，它能将胎宝宝和胎盘从孕妈妈的子宫里逼出来。不过，如果孕妈妈消耗大而全身乏力、过度紧张或者用力不当，都有可能导致产力不足，进而难产。

产道异常：产道指的是宝宝出生时的通道，产道异常最常见于骨盆异常，比如骨盆过于狭窄、小儿时患佝偻病引起的扁平骨盆、男性化的漏斗骨盆以及各种失去正常形态和对称性的骨盆畸形等。生殖器官的异常也属于产道异常，比如会阴瘢痕、息肉、肿瘤，以及双子宫、双角子宫畸形、子宫肌瘤等问题。

胎儿异常：胎儿发育过大，造成巨大儿，或畸形，或胎位异常，并且在盆腔内旋转受阻，如持续性的枕横位、枕后位。

母体疾病：孕妈妈患有某些严重的全身性疾病，如糖尿病、心脏病、肾炎、贫血等。

降低难产概率

难产是每个孕妈妈都不希望遇到的情况，降低难产概率需要从孕期做起。

按时产检，尽早发现不良因素

产检时，医生会对孕妈妈的身体状况以及胎宝宝的生长和发育情况进行检查和监测，可以及时发现孕妈妈是否存在易造成难产的因素，及早发现，可以采取有效的措施进行纠正，并做好应对预案。

合理膳食，预防胎儿过大

胎宝宝过大，是导致难产的一个重要原因。在孕期，孕妈妈千万不要拼命补充营养，以为越胖对宝宝越好。其实，只要合理膳食，保障胎儿发育所需的养分就足够了。

注重锻炼，助力分娩

孕妈妈在孕期需要适当运动，加强自己的心肺功能及各方面的身体状况，为顺利分娩积蓄体力和能量，避免在生产过程中没有足够好的体力来维持，导致分娩时间过长，从而造成胎儿缺氧。

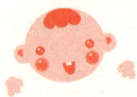

矫正胎位

胎位指的是胎宝宝在妈妈子宫里的位置与骨盆的关系。正常的胎位应该是胎头俯曲，枕骨在前，分娩时头部最先伸入骨盆，医学上将其称为"头先露"，这种胎位有利于顺产。除此以外的其他胎位，就是属于胎位不正了，包括臀位、横位及复合先露等。

在怀孕的不同月份，胎位不正的发生率也是不同的。在妊娠五个月时，大约有33%的胎儿是属于胎位不正的；而在八个月时，胎位不正的发生率下降至8.8%；到了怀孕九个月时，只有5%左右的孕妈妈会被诊断为胎位不正。可见，在怀孕中期发现胎位不正的胎儿，通常会在足月时转变成为正常的胎位。

因此，在妊娠七个月之前发现的胎位不正，只需要加强观察即可。因为在妊娠30周前，胎儿在子宫内拥有较大的空间，有活动的余地，会自行纠正胎位。如果在妊娠30～34周仍然胎位不正，则需要进行矫正。

调整侧卧式睡姿可以帮助孕妈妈矫正胎位，以前习惯左侧卧睡的妈妈，可以换成右侧卧睡，而原本习惯右侧卧睡的则可以换成左侧卧睡。不正的胎位可以由此得到矫正。

●此月爸爸须知

"做父亲的感觉"在宝宝诞生后油然而生

看到妻子从医院带回来的超声波图像后感觉"宝宝马上就要降生了"的准爸爸为数不少。还有陪妻子一起去产检时，看到显示器里的超声波图像中宝宝的手脚在摆动的时候，医生在一旁解释"这里是心脏、这里是手……"的时候都会感动到快要流泪的准爸爸。不过也有一些准爸爸，虽然觉得宝宝很可爱，但是在没有看到宝宝真正降生之前，当父亲的感觉不是很明朗。令人不可思议的是，无论是已经感觉自己是真正的父亲了，还是仍然没有做好准备当一位父亲的准爸爸，在宝宝降生后，在双手抱起孩子的一瞬间，父爱会油然而生。通过身体的接触，体温与体温之间的感触会让做父亲的意识爆发出来。目前妻子的分娩之日近在咫尺，担心自己是否能够成为一位好父亲的准爸爸们，等待宝宝降生的那个瞬间的到来吧。

孕10月产检

孕妈妈第9～12次产检的常规检查

常规项目检查

孕10月时孕妈妈已经进入怀孕的最后一个月，也即将进入临产期。从第10个月开始，孕妈妈需要每周进行一次产前检查。继续进行产前常规检查和产前常规项目检测，以了解孕妈妈的身体情况和胎宝宝在临产前的发育状况及营养情况，及时发现临产前出现的异常情况。

由于临近产期，要密切监测胎动，必须进行最后一次B超检查，以确定胎宝宝临产前的生长情况，同时为生产做好准备（胎位不正的孕妈妈可能还要做好剖宫产的准备），进行一次血小板的测定。

血小板测定

孕妈妈血小板减少的症状最早出现在孕20周，大部分孕妈妈血小板减少出现在妊娠晚期。因此，临产前孕妈妈必须进行一次血小板检测，检查血小板是否正常，为生产过程中可能出现的意外做准备，以防产程中孕妈妈阴道撕裂或剖宫产时血液不易凝固而发生意外。

胎动监测

妊娠晚期对胎动的严密监测就是监护胎宝宝的生命安全，正常胎动为每天30～40次。怀孕28～32周时，胎动最强烈。孕晚期，尤其临近产期的孕38周后胎动的幅度、次数有所减少，孕妈妈感觉为蠕动。孕妈妈应该以24小时作为一个周期，来观察宝宝的胎动是否正常。一般早晨胎动最少，孕妈妈数胎动的时间最好固定在晚上8～11时，每天要坚持数宝宝胎动3次，每次1小时，如果1小时内胎动3～5次就表明胎宝宝情况良好。晚上胎宝宝常常活动6～10次。

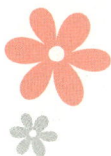

当胎动的规律出现变化，胎动次数少于或者超出正常胎动次数时，要格外小心。如果发现宝宝的胎动规律明显异于平时，比如1小时胎动次数少于3次，应再数1小时。如果仍少于3次，则应立即做进一步检查。

哪些重点检查结果提示异常

胎动异常

胎动减少或停止提示可能为脐带绕颈

宝宝的胎动一般有4种模式：

全身性运动：整个躯干的运动，例如翻身。这种运动力量比较强，而且每一下动作持续的时间也比较长。

肢体运动：伸伸胳膊、扭一下身子等，每一个动作的持续时间约为5～15秒。

下肢运动：也就是孕妈妈常常能感觉到的宝宝的踢腿运动。这种动作很快，力量比较弱，每一下胎动的持续时间一般在1秒以内。

胸壁运动：比较短而弱，一般孕妈妈不容易感觉得到。

如果急促胎动后突然停止，往往是脐带绕颈的现象，也就是胎宝宝被脐带缠住后因缺氧而产生窒息。

胎动突然加剧、随后减少提示可能宝宝缺氧

如果胎动突然加剧，1小时超过20次，12小时超过200次，随后慢慢减少，往往是胎宝宝缺氧或受到外界不良刺激时的反应。

血小板减少症

血小板检查中，血小板计数少于100×10^9/L，提示可能有血小板减少症。

血小板是从骨髓中产生的，在血液中的寿命是7～10天。正常女性的血小板为100×10^9～300×10^9/L。血小板有营养和支持毛细血管壁的作用。血小板减少症是指血小板数值低于正常值。血小板数量减少时，毛细血管易破裂，皮肤黏膜就会出现出血点（紫癜）。

正常的孕妈妈妊娠后血小板数目、外形、功能均无明显改变。孕妈妈血小板减少症有两种情况：一种是原发性的血小板降低，另一种是继发性的血小板降低。如果是继发性的，要治疗引起血小板降低的原发病。如果是原发性的，也称为特发性，往往是因免疫功能异常引起的，主要进行免疫治疗。

孕妈妈患有血小板减少症对胎宝宝一般没什么影响，主要是易造成出血。孕妈妈如果发现自己身上有皮下出血点或黏膜出血，血小板计数小于$50×10^9/L$时则需要去医院进行治疗，且很有可能在整个孕期内都需要持续接受治疗。如果经过治疗，血小板仍然无法增多，只能在生产时输血小板进行治疗。

孕妈妈生产后要监测血小板是否能恢复正常。

羊水浑浊

B超检查时，羊水中可见浓稠、致密的光点提示可能羊水混浊。

早期妊娠羊水为无色，随胎宝宝器官成熟后，羊水中有形成分增加而稍有混浊。足月时羊水较混浊，可见由胎膜、体表脱落上皮细胞等所形成的片状悬浮物。此外，孕妈妈胆汁淤积也会造成羊水混浊。

过期妊娠

妊娠超过预产期14天还未生产提示过期妊娠。

准确地说，从受孕到胎宝宝降生，平均为280天。但有的胎宝宝在妈妈腹中已超过280天，仍然没有任何降生的征兆。约有8%～10%的孕妈妈妊娠超过预产期14天而不生产，称为过期妊娠。过期后出生的胎儿，被称为过期产儿。

过期妊娠最大的问题是胎盘的功能会随着过期而老化，也就是说超过的时间愈久，胎盘老化的可能性愈大。对于妊娠已到期、尚未生产的孕妈妈，应坚持自己监测胎动次数。如果已经超过预产期两周还未生产，首先要再次核实末次月经日期，弄清月经是否有规律，还要确认胎动开始的时间，以及检查子宫增大的记录，以确定是否是过期妊娠。有的孕妈妈逾期不生产，是因为月经周期延长，这时就要将生产日期向后推算，千万不可因判断失误而导致早产。

当然，由于生活条件越来越优越，很多孕妈妈在孕期比较注重养胎，造成逾期不生产的情况也开始增多。为了防止"瓜熟蒂不落"的现象发生，孕妈妈在怀孕期间既要注意休息、注重营养，也要注意活动。

胎盘老化

B超检查时，过期妊娠胎盘Ⅲ级提示可能胎盘老化。

胎盘的成熟度共分四级：0级、Ⅰ级、Ⅱ级和Ⅲ级。正常情况下，越接近足月，胎盘越成熟，而胎盘功能则随胎宝宝的成熟逐渐下降。多数孕妈妈将近足月时，胎盘成熟度都在Ⅱ、Ⅲ级，这很正常。

胎盘功能减退，多是过期妊娠，或孕妈妈存在妊娠并发症，如妊娠高血压、糖尿病等，都会导致胎盘血液供应减少，加速胎盘老化。

所谓胎盘老化是指胎盘的作用减退，其结果是造成胎宝宝缺氧、营养不良、发育迟缓以及胎儿窘迫，甚至是死胎、死产、新生儿窒息等。远期后果是造成胎宝宝脑细胞坏死、发育不良，最终生出弱智儿。

孕妈妈第9~12次产检的特殊检查

B超检查确定产前胎情

这是孕妈妈在产前检查中进行的最后一次B超检查，主要是为了全面检查和了解胎宝宝接近完全成熟、即将分娩前的宫内情况，确定最终的胎位、胎宝宝大小、胎盘成熟程度、有无脐带绕颈、羊水是否混浊等，进行临产前的最后评估。

在预测孕妈妈正常顺产可能性的同时，对异常情况及时进行判断和处理，再决定是顺产还是剖宫产。

姓　名　　　　　性别女　年龄 29 岁 科别 产科门诊　　门诊号
住院号　　　　床位　　　　　临床诊断
检查项目 晚孕超声检查　　　　孕周[LMP]　37W0D　申请医师

超声测量：默认[cm]

名称	测值[cm]	名称	算值	名称	测值
双顶径BPD	9.0	FL/BPD	0.8	脐动脉　S/D	2.47
头围　HC	32.6	HC/AC	0.98	胎盘厚度	3.97
腹围　AC	33.4	FL/AC	0.22	胎儿心率	152
股骨长 FL	7.2	体重[克]EFW	3095±	羊水指数	6.5

超声所见：

　　经腹壁扫查：

　　胎头耻上，颅骨呈环形强回声，脑中线居中，双侧脑室对称；

　　胎儿脊柱连续性好，排列整齐；四肢、双手、双足部分可见；

　　胎心胎动可见，四腔心切面显示清晰，未见明显重大异常；

　　胎儿腹部内脏：肝、胆、胃、双肾、膀胱可见；胎儿颈部皮肤未见压迹；

　　胎盘位于前壁，III级。宫颈显示不清。

超声提示：1、超声孕周36周6天，单活胎，头位　2、羊水少

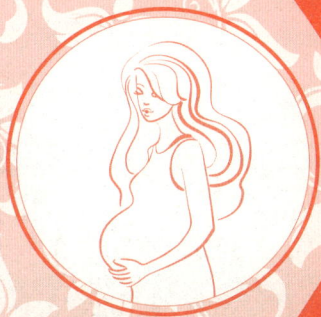

分娩，迎接新生命的到来

① 选择适合自己的分娩方法

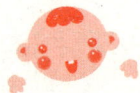

各种分娩方法

分娩方法并不唯一，而且越来越多样化。分娩前可以多了解分娩方法以及这些方法之间有什么区别。

不要过分拘泥于方法，更重要的是自己的心情

不同的分娩方式在地点、产床的种类、分娩姿势、呼吸方法上会有很多区别。毫无疑问，顺利生下宝宝是最重要的，但是也需要从妊娠期间就开始考虑自己要以何种方式分娩。这样不仅可以让自己能够积极面对即将到来的分娩，对今后的育儿生活也会有很大帮助。可以充分考虑妊娠过程及精神方面的因素，然后根据自己的标准去选择医院。要事先了解清楚为自己的妊娠、分娩提供医疗服务的医院究竟采用什么样的分娩方法。即便医院已经确立了统一的流程，但孕妈妈也可以跟医护人员进行沟通，让医院尽量满足自己的要求。

用自己喜欢的姿势分娩

主动分娩的一种：自由体位分娩

自由体位分娩不拘泥在仰卧在产床上的分娩姿势，产妇觉得什么样的姿势更舒服，就可以采用什么样的姿势分娩。这种方法属于主动分娩的一种，产妇可以按照自己的意愿决定如何生下宝宝，其特点是能够将女性本身具有的"分娩能力"调动出来，并且可以营造出较为轻松的分娩氛围。目前很多医院都允许产妇选择自由体位分娩。阵痛开始后，完全随着身体的反应而动，采用相对舒服一些的姿势忍过阵痛阶段，并以最能够让自己用上力气的姿势完成分娩。

坐姿

类似蹲着上厕所时的姿势。可以让产床仰起，孕妈妈呈坐姿，后背垫上枕头，自己用手抬起双腿，还可以让丈夫在后面撑住孕妈妈的身体。

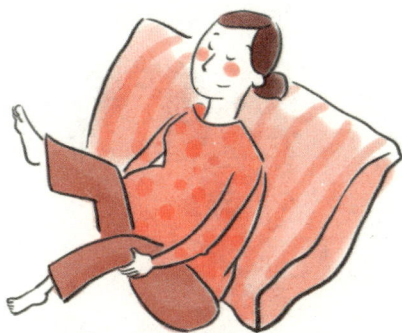

双手膝盖触地

趴在产床或地面上，用双手和双膝支撑身体。腰部放松，骨盆自然舒展，优点是利于胎儿通过产道。

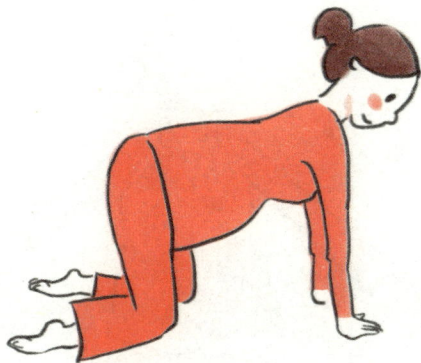

膝盖触地支撑

双膝跪于产床上，双手抱住丈夫的脖子，身体上下运动。在引力的作用下，胎儿更容易从母体内出来。这种姿势会对子宫口产生刺激，从而促进分娩。

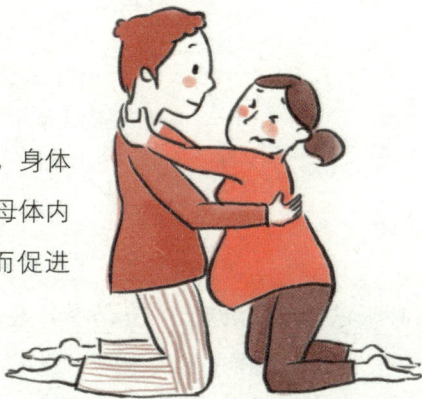

呼吸法与意念训练：冥想放松分娩法

冥想放松分娩法是在自然分娩的过程中，产妇通过对自己身体的控制来提高分娩力量的一种分娩方法，其特征是需要在妊娠期间进行放松训练及意念训练。通过这些训练，可以让产妇不对宫缩引起的疼痛产生抵抗反应，而是从积极的角度把宫缩转化为分娩的动力。训练还能消除产妇对分娩的恐惧，让迎接新生命

⊙ 增强产妇自身力量的主动式分娩

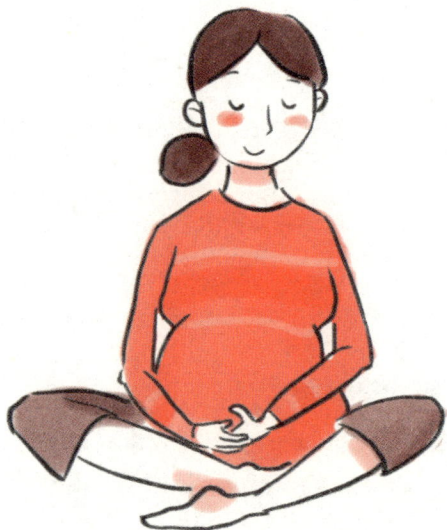

的喜悦充满产妇的内心。放松训练中有禅修、心灵瑜伽等内容，孕妈妈还要进行有益于分娩的呼吸法和分娩姿势的练习，以此来达到从容面对分娩的目的。

⊙ 在了解分娩过程的基础上学会如何放松

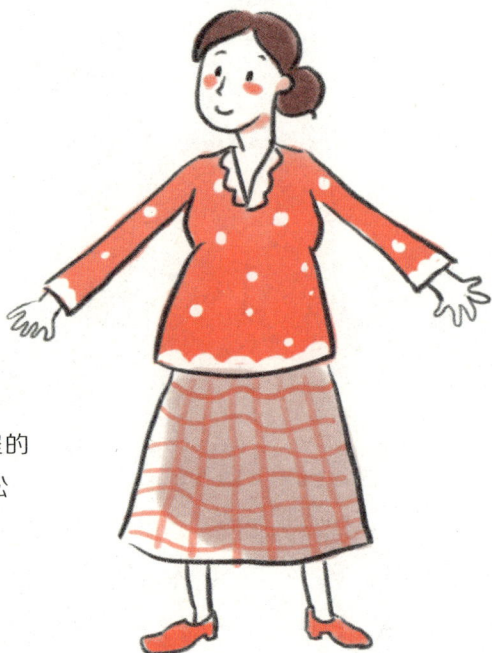

呼吸法与辅助动作：拉玛泽分娩法

这是由法国的拉玛泽博士创立的一种分娩方法。产妇在分娩前充分了解分娩的过程，在此基础上通过呼吸法及辅助动作让自己在放松的状态下进行分娩。人体具有一个特点，那就是当人的意识集中于某种刺激时，对其他的刺激就会变得不太敏感。拉玛泽分娩法的独到之处就是利用人体的这一特点，让产妇把意识集中于呼吸来减轻宫缩带来的疼痛感。事实上，医院的父母课堂中介绍的呼吸法有很多都是以拉玛泽分娩法为理论基础的。在实际的分娩过程中，不用担心自己不能严格地按照平时训练的方法进行呼吸，只要听从医护人员的指挥就能顺利完成分娩。

主动分娩的一种：水中分娩

主动分娩就是由产妇自己来选择自己所希望的分娩方式并通过自己的努力和摸索来最终完成分娩，水中分娩是主动分娩的一种。这种分娩方法利用在浴缸中泡澡可促进血液循环的原理来缓解阵痛，让产妇可以在放松的状态下完成分娩。具体方法是将天然盐溶入30℃左右的温水，让水的浓度与羊水的浓度相当，之后让产妇进入水中分娩。阵痛及分娩时，产妇在水中可以任意选择能让自己感到相对舒服一些的姿势，助产士会负责接生。

不过水中分娩需要一定的设备条件，所以目前可进行水中分娩的医疗设施并不多。

⊙ 水中沐浴的效果可以起到缓解阵痛的作用

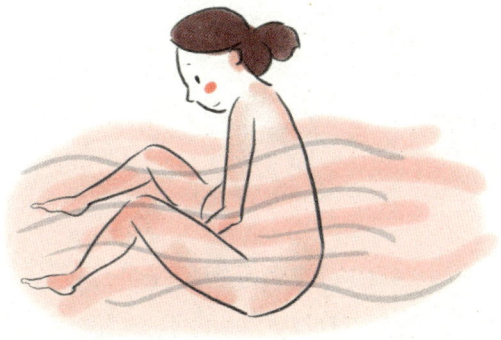

使用药物来帮助分娩：无痛分娩

无痛分娩法是根据分娩进程及疼痛的部位而使用不同的药物来缓解阵痛的分娩方法。实施这种分娩需要医院有熟悉麻醉的产科医师和麻醉医师，在适当的时机为产妇进行用药量适当的麻醉。

阵痛得到缓解后，产妇心中的不安也就能有所缓和，心情和身体都放松下来，产道的肌肉就能变得比较柔软。这样就能让分娩进行得更加顺利。无痛分娩的另一个好处是当遇到紧急情况时可以直接实施剖宫产手术，这样不会耽误时间，也就意味着提高了分娩的安全性。这种分娩方法基本上可适用于所有产妇，但主要针对的人群是对分娩抱有极度恐惧以及容易惊慌失控的产妇。

使用硬脊膜外麻醉的方法，麻醉后产妇仍会处于意识清晰的状态，可以听到自己宝宝的第一声啼哭。

无痛分娩的种类

无痛分娩也包括若干种不同的方法，可以在阵痛开始前便实施麻醉，也可以在分娩进程中实施麻醉。

在分娩进程中实施麻醉的无痛分娩跟自然分娩一样，都是分娩开始后才住院。阵痛开始前就实施麻醉的无痛分娩要在子宫口已经变得有些柔软的妊娠39周时住院并使用促进宫缩的药物来诱发分娩。

无痛分娩也在普通的产房进行。子宫口打开前，产妇待在病房接受麻醉，此时医生要经常检查用药量是否合适。等到分娩开始后产妇可进入产房。

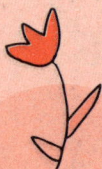

无痛分娩 Q&A

Q 麻醉的效果是否存在个体差异？

A 对痛疼的感觉可能会因人而异，但至于麻醉的效果，一般来说不会有个体差异。基本上不存在麻醉的方法不适合或者麻醉不产生作用的情况。当然，在不同的时间点实施麻醉其效果也可能不同，因此有时产妇也会感到疼痛。

Q 麻醉药对产妇有影响吗？

A 进行无痛分娩时一定会有精通麻醉的医生来精确地掌控麻醉药物的用量。不过，麻醉药物有可能导致宫缩变弱以及腹部用不上力的情况出现。如果宫缩乏力，有时会让产妇服用促进宫缩的药物或者采用真空牵引助产。产妇要按照医护人员的指挥，有节奏地用力。

Q 会不会在产后感到疼痛？

A 因为没有经历强烈的阵痛，所以在产后子宫收缩时，有的产妇可能会感到比较疼。一般来说，疼痛的程度都在可以忍受的范围内，如果痛感非常强烈，医生会让产妇服用镇痛药。

无痛分娩基本上都不会给母体和宝宝带来什么不良影响，但是偶尔也会出现产妇血压下降、宫缩不足的情况。决定采用无痛分娩前，要与医生进行充分的沟通，弄清楚何时进行麻醉、使用何种药物以及医院实施过多少例无痛分娩，做到心中有数。

无痛分娩的流程

1 在准备分娩的前一天住院

有计划准备接受无痛分娩的孕妈妈，需要通过确认子宫口的柔软程度与胎儿的下降指标来决定分娩的日期。在准备分娩的前一天住院，主要是提前为了让子宫口全开做准备。

2 准备插入导管

为了注射阵痛药剂需要插入导管。所以要提前确认插管的位置，并且进行消毒。然后对皮肤表面进行局部麻醉，使注入导管时不会感觉到疼痛。

3 插入导管

为了插入导管，需要在硬膜外插入一只注射针。然后经由此针，将一条非常精细且柔软的导管置入产妇的硬膜外腔，在脊椎的硬膜外腔注射镇痛药和麻醉药。

4 麻醉测试后固定导管

注入极少量的实验药物来进行测试，确认是否有排斥反应和其他异常反应。确认无异常后需要将导管进行固定。

5 通过分娩监测装置进行监测

通过分娩监测装置观察产妇以及胎儿的状态。有些情况下可能会在开始监测前注射催产素，以便促进宫缩诱导分娩。

6 开始麻醉

开始出现阵痛，注入镇痛药、麻醉药或者两者的混合药。通过分娩监测装置观察阵痛的间隔与强度，调整用药剂量。

⑦ 宫口全开

宫口全开后，将产妇移动到产房。虽然可能会没有痛感，但还是可以感觉到腹胀的，要听从助产士的指令用力。

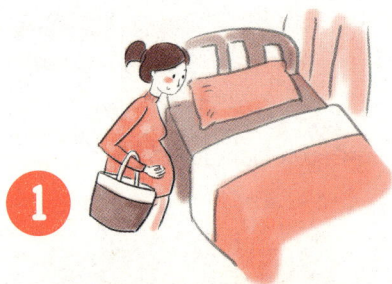

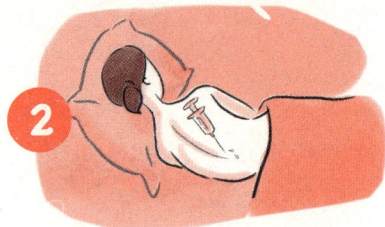

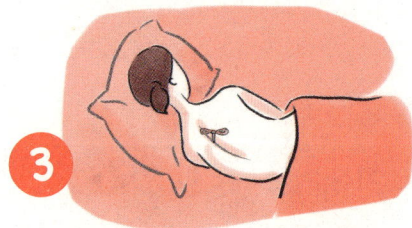

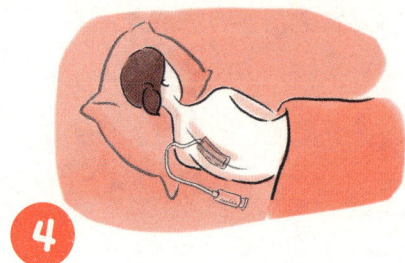

⑧ 胎儿娩出

既有通过数次用力就可以顺利将胎儿娩出的，也有用时较长的情况。分娩后何时移除导管，不同的医院有不同的标准。

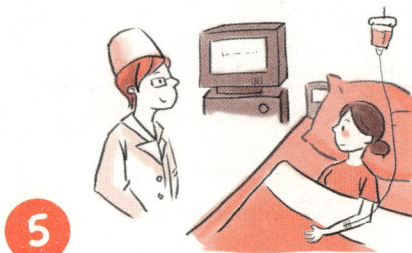

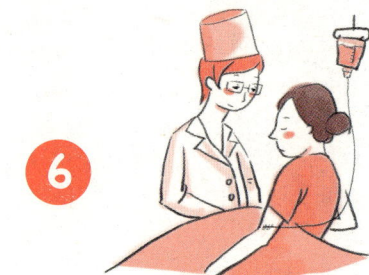

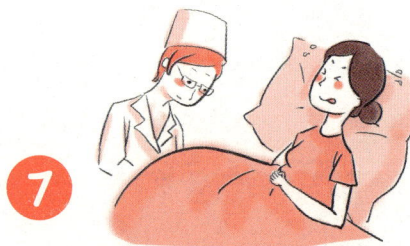

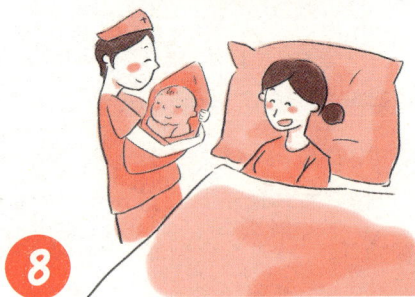

分娩姿势很特别：坐姿分娩

人的骨盆出口处很窄，而且呈向前弯曲的形状。坐姿分娩的优点在于产妇的姿势利于宝宝自然地从母体中出来。产妇自己坐起来，在后背垫上靠垫，让人从后面扶住产妇的双膝，然后开始分娩。有的医院备有专门的产床，就不需要别人来支撑产妇的膝盖，也不会给产妇增加负担，能让产妇更加放松，这对产妇本人以及宝宝都有很大好处。产床的靠背能调节角度，产妇可以选择最合适的分娩姿势。

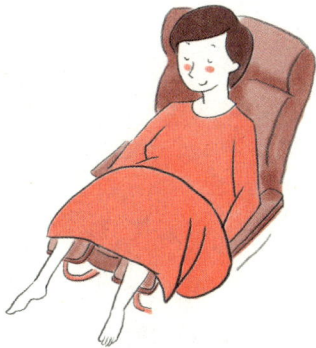

⊙ 以坐着的姿态进行分娩

产房很特别：LDR

在医院分娩，子宫口全开之前，通常产妇都待在病房里，开始分娩后再转移至产房。LDR产房是配备有分娩所需的设备，从阵痛（Labor）到分娩（Delivery）再到产后恢复（Recovery），都可以让产妇度过的单人病房。其特点是，在即将分娩时，病床可以变为产床，产妇能够在轻松的氛围中进行分娩。

拥有LDR产房的医院目前还很少，如果希望在这样的环境中分娩，需要尽早开始查询。

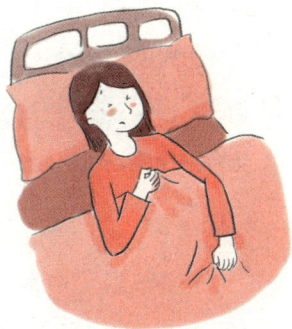

⊙ 从阵痛开始到产后恢复期都住在同一房间

用香气来缓解疼痛：借助于芳香疗法的分娩

使用100%天然精油，让精油中的成分对人体自律神经产生刺激以达到放松身心的效果。精油的香味或者使用精油来进行按摩能够起到缓解疼痛的作用，将芳香疗法引入分娩过程的医疗机构正在增加。

使用精油时，一定要先弄清楚其功效和用途。如果平时喜欢闻一闻精油的味道，自然可以随意，但是要想在分娩时使用精油则一定要听取医生的意见，可以事先去医院咨询一下。

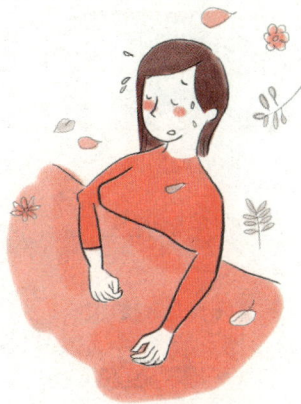

⊙ 通过香气和按摩来缓解疼痛

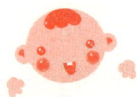

如何选择适合自己的分娩方法

分娩的方法多种多样，想在哪里分娩、用什么样的方法分娩都需要提前决定好。这里介绍一下分娩的方法与需要的设施以及其中的特点，以便孕妈妈进行选择。最理想的是按照孕妈妈意愿选择进行分娩的地点和方法。但还是存在许多现实问题，例如距离上、物理上的因素等。选择好准备分娩的医院后，可以跟工作人员咨询，把自己的分娩意愿传达给医生。可以参考下面的表格进行挑选。

选择分娩方法时需要确认的要点

选择分娩的设施	大型综合医院·大学附属医院·有NICU（新生儿重症监护室）的医院·私立医院·个人诊所·自家
选择分娩的场所	与自家的距离·与娘家的距离·从阵痛开始到分娩一直在同一个房间（LDR）·产科的分娩台·可以使自己放松的地方·水中·没有特别的要求·进入产房时想要带上的物品
关于催产素	绝对不想用药（做好剖宫产的准备）·尽量不希望用药，必要时可以使用·可以用药，但是需要提前告知·想有计划地诱发分娩，希望用药·一切听从医生的安排·没有特别的要求
关于疼痛	通过呼吸法（拉玛泽分娩法）缓解·希望无痛分娩·希望通过意念训练或者冥想放松分娩法减轻疼痛·遵循自然规律可以忍受疼痛
会阴切开	没有特殊要求·必要时可以切·尽可能不希望切
产前灌肠	没有特殊要求·必要时可以·尽可能不希望灌肠
剃毛	没有特殊要求·必要时可以·尽可能不希望剃毛
期待见到宝宝	希望产后给宝宝喂奶时见到宝宝·希望抱宝宝的时间可以长一些·没有特殊要求
关于母乳的要求	希望喂初乳·如果可能尽量母乳喂养·根据实际情况而定·没有特殊要求·在必要的时候希望接受母乳按摩
关于母婴同室的要求	希望母婴同室·没有特殊要求·希望母婴分开·根据实际情况而定（夜间同室等）

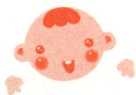

分娩中的常见问题

在生产之前，孕妈妈会尽自己所能做好准备。不过，在分娩这个未知的过程中，总难免会出现一些始料不及的问题，甚至是意外，所以，孕妈妈有必要了解分娩中的常见问题。

羊水异常

羊水过多（羊水量超过2000ml）、羊水过少（羊水量少于300ml）都属于羊水异常的情况。除此之外，胎宝宝宫内缺氧造成肛门括约肌放松，把胎便排入羊水，使羊水污染，也属于羊水异常。羊水是胎宝宝赖以生存的环境，因此羊水一旦异常就会对胎儿造成各种伤害甚至导致胎儿死亡。

宫内感染

胎膜能将胎宝宝与外界隔绝开来，使子宫内部保持无菌状态。如果孕妈妈患了阴道炎或出现胎膜破裂的现象，外界的细菌就会从阴道顺势而上进入子宫内，引起感染。发生宫内感染首先是子宫内膜炎，造成羊水过多，或流出的羊水有臭味。子宫内感染不但会危害到胎宝宝的安全，还有可能导致产后新妈妈患产褥热、子宫内膜炎、败血症等。所以孕妈妈在孕期要积极治疗阴道炎，破水后积极住院治疗。

宫缩乏力

当分娩开始后，正常情况下，孕妈妈子宫收缩的力量会越来越强。但有时也会出现宫缩乏力的症状：随着产程进展，宫缩没有增强，反而越来越微弱，间隔时间也变长。这时，医生通常会给孕妈妈打催产素，如果依然未能解决问题，则会采用剖宫产。

产程延长

通常而言，初产妇平均总产程为8～16小时，最长不超过24小时，如果超过24小时为滞产。第一产程中初产妇一般需要11～12小时，经产妇需要6～8小时。超过16小时为第一产程延长。第二产程约需1～2小时，超过2小时为第二产程延长。第三产程约需5～15分钟，超过30分钟为第三产程延长。产程延长会使胎宝宝在产道中长时间受到挤压，造成宫内缺氧，孕妈妈由于长时间不能分娩也会导致体力过度消耗、产后出血、产后感染等问题。

胎盘早期剥离

正常情况下，胎盘是在胎儿被分娩出来后才开始剥离娩出的。不过，出于一些原因比如外伤、妊娠高血压疾病血管痉挛等，会导致胎儿还没有娩出的时候，胎盘就提前从子宫壁剥离，这种情况是非常危险的。通常医生会立即进行剖宫产术。

产后大出血

产后大出血指的是胎宝宝娩出后，经阴道生产的产妇出血超过500ml或经剖宫产的产妇出血超过1000ml。产后大出血属于分娩期严重并发症，必须引起足够警惕。它既有可能在产后立即发生，也可能产后一天甚至出院数天后才发生。出现这种情况，必须马上就医，并要防止产褥期感染及再出血的发生。

2 了解自然分娩全过程，将顺产进行到底

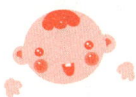

分娩时的医疗措施

为了产程可以顺利进行，临产前会做一些医疗措施。对于这些医疗措施的必要性，医生们也是各抒己见的，所以每个医院实行的产前措施也各不相同。在进行这些医疗措施之前医护人员会征求孕妈妈的意见。

灌肠（可以使产程顺利、有利于卫生）

在分娩用力时粪便可能也会一同被排泄出来，容易造成会阴部的伤口细菌感染，而且胎儿也有被污染的可能性。出于卫生层面的考虑，产前会为产妇进行灌肠。另外，直肠紧邻胎儿娩出的产道，如果肠内堆积着大量粪便，分娩时往往会影响胎头从产道下降及旋转，妨碍产程的进展。

有些产妇可能在分娩前会自然排出粪便，有些产妇对灌肠持排斥情绪，如果很在意的话，可以跟医护人员沟通，按照医院的医疗方针，以及自身的实际情况来决定。

剃毛（可以使会阴部的伤口缝合变得容易进行）

阴毛中暗藏着许多细菌，为了避免产妇和胎儿的伤口感染，产前会将会阴的部分阴毛剃掉。另外，如果分娩过程中出现侧切或者会阴撕裂，在没有阴毛的情况下更加容易缝合伤口。如果是剖宫产则需要从腹部开始一直剃到阴部周围。

有些医院要求产妇必须要剃毛，而有些则可以自由选择，还有不进行剃毛的医院。不过，即便不剃毛产前也一定会进行会阴部的消毒。

分娩监测装置（可以监测宫缩和胎儿的状态）

这种装置与产检时使用的NST（胎心监测仪）是同一种仪器，可以确认宫缩的间隔与强度，还能监测胎儿的心跳。在产妇的腹部围上一条带子，其中有两个探测器，一个用来监测胎心，另一个是用来监测宫缩的间隔时间与强度的。如果总是带着监测仪会行动不便，对于缓解阵痛也没有什么帮助，所以是隔一段时间在必要的时候才会进行监测。

但是，如果在产程中出现了异常，或者注射了催产素等，需要时刻掌握宫缩的状态以及胎儿的变化，需要始终都要带着监测装置。

输液（为了以防万一需要确认血管的位置）

有些医院为了防止在分娩中出现不可预知的状况，会提前确认血管的位置，所以会进行输液。

如果产程没有问题，会输一些葡萄糖或者生理盐水。有必要时可能会注入一些促进阵痛的催产药剂。有些医院可能只有在预测到产程中有风险时才会进行输液。输液可能会使阵痛的强度增强。

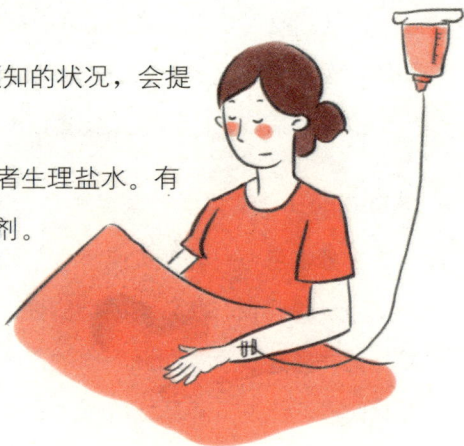

导尿（针对不能去厕所的产妇）

由于膀胱紧邻产道，如果尿液大量积蓄会导致宫缩强度变弱，胎儿下降受阻等问题的发生。为了防止出现这种情况，医生会将导尿管插入产妇的尿道，将尿液导出。

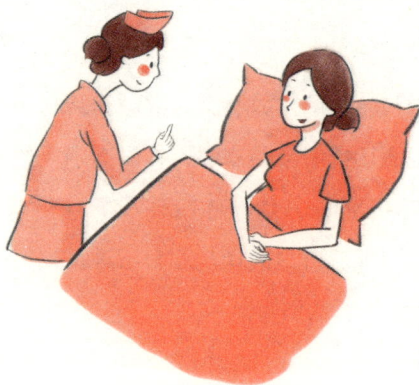

当阵痛十分剧烈时可能会影响对尿意的感知，或者在临盆前身体无法动弹的时候，根据需要会为产妇进行导尿。另外，根据实际情况也有可能在产后出现导尿的现象。导尿管插入尿道时可能会有些不舒服，但也不至于很疼。

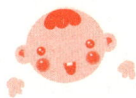

需要使用促进宫缩的药物时

促进宫缩的药物听上去可能觉得有些可怕，其实在使用时医生是十分慎重的，不需要担心。在宫缩比较乏力、产程过长时使用这些药物非常见效。

宫缩乏力、产程较长时

虽然有宫缩但是没有达到可以娩出胎儿的强度，持续的宫缩乏力十分消耗产妇的体力，这时一般会使用促进宫缩的药物来推动产程的顺利进行。说到这里可能有些孕妈妈会觉得人为地促进宫缩比较恐怖，但是使用这些药物的时候医生们都是十分慎重的，通常用药的剂量和用药过程都是严格监控的，在必要的时候使用这种药物非常有效果。

需要注意的一点是，用药过度可能会导致宫缩过强。但是导致宫缩过强的情况是少之又少的，如果感觉到阵痛剧烈、呼吸困难，或者觉得有突然的变化时需马上通知医护人员。如果在用药过程中出现了任何可疑点，也要尽快联系医护人员询问原因。

诱发分娩和促进宫缩

促进宫缩的药物有两种成分，分别是"催产素"和"前列腺素"。这两种都是女性身体中可以自然分泌出的荷尔蒙，药物中的成分是通过人工提取后合成的。根据病情的需要将使用目的分为两种，一种是诱发分娩，即在宫缩没有开始时为了诱发宫缩而使用。另一种是促进宫缩，即虽然有宫缩但是强度不够，为了加强宫缩而使用。

使用促进宫缩的药物诱发分娩主要有以下原因：过了预产期还没有出现自然宫缩，导致胎盘功能下降，需要尽早将胎儿娩出时；出现破水且发生宫内感染的可能性较高时；胎儿的状态不是很稳定，需要尽早娩出时；产妇患有妊娠高血压疾病等病症，导致母体与胎儿存在危险时；希望按预日期限分娩时等。

使用促进宫缩的药物促进宫缩主要有以下原因：产程过长时；产妇如果持续现在的状态不可能分娩时。

使用方法与用量有严格标准

使用促进宫缩的药物时需要慎重用药与严格监控，这一点产科医生守则中有严格的规定。

在用药时通常会使用输液泵精确地控制用药量。为了最有效、最少量地用药，还会辅助使用分娩监测装置对宫缩以及胎儿的状态进行监控，根据实际情况调节用药量。如果用药1天未见效果时，会暂停用药观察变化。然后再次对子宫收缩的状态、宫口的张开程度等进行评估，针对实际情况决定第二天的用药（根据情况还可能会更换用药的品种）。

在产妇用药期间，医护人员会进行24小时监护，随时确认药效和变化，然后根据产妇的实际情况加减药量。有些设备先进的医院里可能有无线监控设备，在护士站或者医生办公室就可以通过监视器监测产妇的情况。

不能使用促进宫缩药物的情况

可以使用促进宫缩药物的产妇，基本上都是可以自然分娩的产妇。

但是，前列腺素这种药物有使支气管收缩的作用，患有哮喘病的产妇是不能够使用的。另外，如果做过剖宫产手术、或者做过子宫肌瘤等妇科手术且在手术中切开过子宫，可能会有子宫破裂的危险，这种情况一般也不使用促进宫缩的药物。

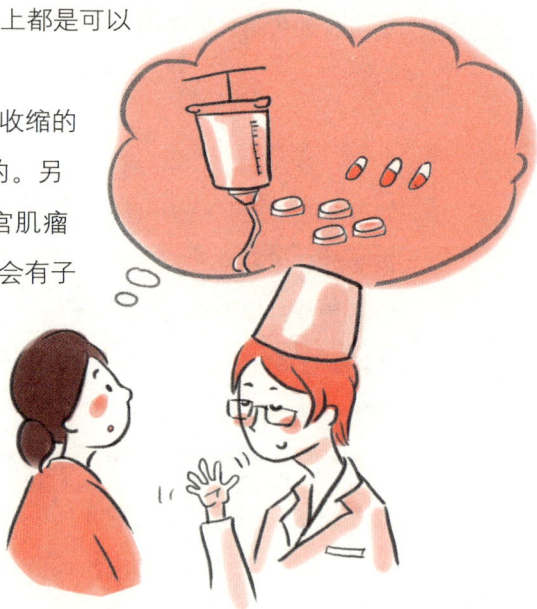

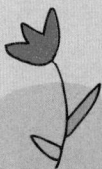

促进宫缩的药物 Q&A

Q 促进宫缩的药物的药效存在个体差异吗？

A 在使用促进宫缩的药物后，有立刻见效的产妇，也有逐渐显现出效果的产妇。根据药物的成分效果也各不相同，即便是相同的成分，也会存在着一定的个体差异。所以，才会在用药时严格地监控每个人的变化。

Q 用药后阵痛会与自然分娩的阵痛有所不同吗？时间间隔会发生变化吗？

A 与自然阵痛相比，用药后达到有效阵痛的用时可能会短一些。但是，痛感和时间间隔是有一定个体差异的。

Q 不想用药应该怎么办呢？

A 应该提前跟医生沟通好。使用促进宫缩的药物，需要得到产妇的同意才能用药。有些情况下比起用药存在的危险性，不用药可能会使产妇和胎儿双双陷入危险中。医生会对用药的理由做详细的阐述，应该认真听取医生的建议，在互相理解的基础上做决定。

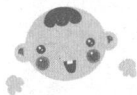

会阴切开

在宝宝即将从母体中娩出时，为了防止会阴部撕裂，有时会实施会阴切开。接下来可以了解一下如何切开以及是否有必要切开的问题。

会阴部是否能充分扩张是关键

即将降生的胎儿头部直径约为9cm。胎儿从最后一道关口，也就是阴道口出来，需要阴道口与肛门之间的会阴部有充分的扩张。如果会阴部扩张不够充分，胎儿的头部就有可能被卡住，导致产程过长，还可能造成会阴撕裂。会阴切开术就是为了避免发生这些情况而进行的医疗措施。

会阴部是人体极其脆弱且敏感的部位，因此产妇会有很多顾虑，不愿意接受切开。不过，有些医护人员会使用会阴保护法，慢慢地帮助胎儿从母体中出来。通过这种方法虽然也会出现微小的自然撕裂伤口，但有时可能不需要做会阴切开。事实上，只要保护得当，很多情况下其实是不需要做会阴切开的。

医护人员会用手按住产妇的会阴部，防止胎儿突然冲出阴道。这种方法会让分娩过程进行得更慢一些。

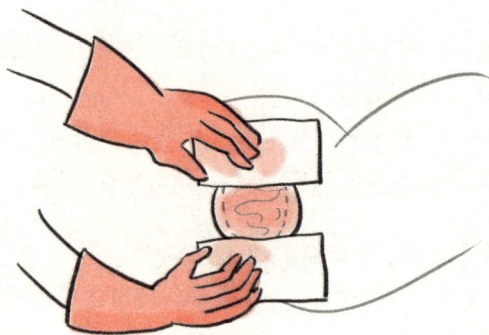

⊙ 会阴保护法

要事先认真思考是否接受会阴切开

会阴切开与不切开各有利弊，应该在深思熟虑后做出选择。采用会阴保护法的分娩，用时会比较长。如果分娩时出现胎儿心跳变缓等需要让胎儿迅速离开母体的情况，即便产妇不愿意接受，但为了孩子的安全也必须要实施会阴切开。

另外，如果已经预判出普通的分娩会让产妇的会阴部出现较深、较大的裂伤，那么则应该采用切开术，好处是可以让产妇的身体恢复得更快一些。了解了上述这些知识后，就可以对医院的分娩方针进行确认。如果坚决不想做会阴切开的话，应该事先跟医护人员进行商讨，在权衡利弊的基础上慎重地做出决定。

局部麻醉后切开一处

当宝宝已经"露头"时，如果医生认为有必要，就要实施会阴切开。对需要切开的位置进行局部麻醉，然后使用圆头剪刀剪开。医生一只手持剪刀，另一只手伸入会阴部内侧，挡住宝宝的头部，所以切开时不会伤到宝宝。

一般情况下，只切开一处，究竟切哪里，要看具体情况和医生的想法。有从阴道口向肛门切的"正中切开"、从阴道口中间偏下部位向左或右斜切的"中侧切开"以及从阴道口中间偏下部位上方2cm处向侧方切的"侧切开"这3种切法。要避开肛门括约肌，从不会对肌肉造成影响的皮肤上切开。

分娩结束后要对切开部位进行缝合。即便使用可溶线缝合，有的医院也会在产后第4天左右拆线。缝合是在麻醉状态下进行，不会有痛感。拆线时不进行麻醉，会有一些痛感。多数情况下，在拆线后，紧绷感和疼痛都会减轻。

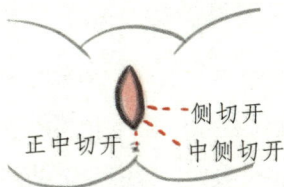

正中切开　侧切开　中侧切开

可进行切开的位置有3处。从哪个位置切开，要视宝宝的头部大小以及医生的具体考量而定。

⊙ 会阴切开的位置

● 如果出现会阴裂伤将会怎样？

如果会阴部的弹性不好，或者宝宝的头部、肩部过大有可能导致会阴出现自然撕裂，被称为"会阴裂伤"。根据伤口的深度和长度，裂伤被分为4级。会阴切开属于最轻微级别之上的级别。裂伤严重时，伤口可达肛门、阴道、直肠，需要接受外科处理。

为了增强会阴部的弹性，防止裂伤，从妊娠期间就要锻炼骨盆底部肌肉群。盘腿而坐，让大腿尽量向外侧伸展来增加髋关节的柔韧度。另外，在洗澡时按摩会阴部，也可以起到同样作用。会阴裂伤一般发生在宝宝的头部或肩部通过阴道口时。此时产妇要保持放松的状态，按医护人员的指令行事。

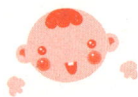

推进产程的3大要素

　　分娩可不单单只是随着时间的推动顺利向前推进的过程。分娩的过程存在一定的个体差异，不仅母体需要做好身体与心理上的准备，胎儿也在努力为冲出狭窄的产道而用力加油。所以说分娩的成功是妈妈与宝宝共同努力的结果。如果出现阵痛时，可以想想宝宝在和妈妈共同努力，这样期待见到宝宝的心情也一定会战胜疼痛。

　　推进产程的3大要素为：第一是宫缩，宫缩是为了将胎儿往身体外侧推的一种生理现象，一般都伴随着阵痛；第二是产道，产道是胎儿顺利娩出的必经之道；第三是胎儿本身，胎儿的大小和回旋能力决定是否能顺利分娩。

通过宫缩进行分娩

　　子宫收缩痛贯穿整个分娩过程，可帮助胎儿顺利娩出。宫缩最直观的感受是阵痛。随着阵痛的加剧，宫口会慢慢地张开，胎儿也会一点点地下降。当阵痛变得有规律时，疼痛感是最强烈的。随之宫口会完全张开，这时胎儿才能顺利地通过宫口，下降到产道。到了产道之后胎儿才能顺利娩出。

　　关于阵痛的周期、时间以及长短也存在着一定的个体差异，一般来说，初产妇从开始阵痛到子宫口全开大约需要10～13个小时。可以通过深呼吸或者变换姿势来放松身体，缓解宫缩带来的痛感，顺利度过宫缩阵痛的浪潮。

产道的宽度和柔软度

　　胎儿需要穿过产道才能顺利娩出，而产道分为骨产道和软产道两个部分。软产道是由子宫颈管、阴道、骨盆底软组织构成的通道，临近分娩期会受到体内荷尔蒙的影响而变柔软从而容易拉伸。骨产道是指包围在软产道外侧的骨盆，分娩时也同样会受到体内荷尔蒙的影响，使骨产道整体稍稍变宽。

　　产道的开合程度，以及伸缩程度也存在着一定的个体差异。产道的开合程度和宽度与胎儿身体的大小也有着十分密切的关系。另外，如果妊娠过程中产妇过于肥胖，产道可能会积蓄过多的脂肪，造成产道狭窄。妊娠期间可以做一些锻炼骨盆底软组织的体操，体重管理也是促进顺产的一个重要因素。

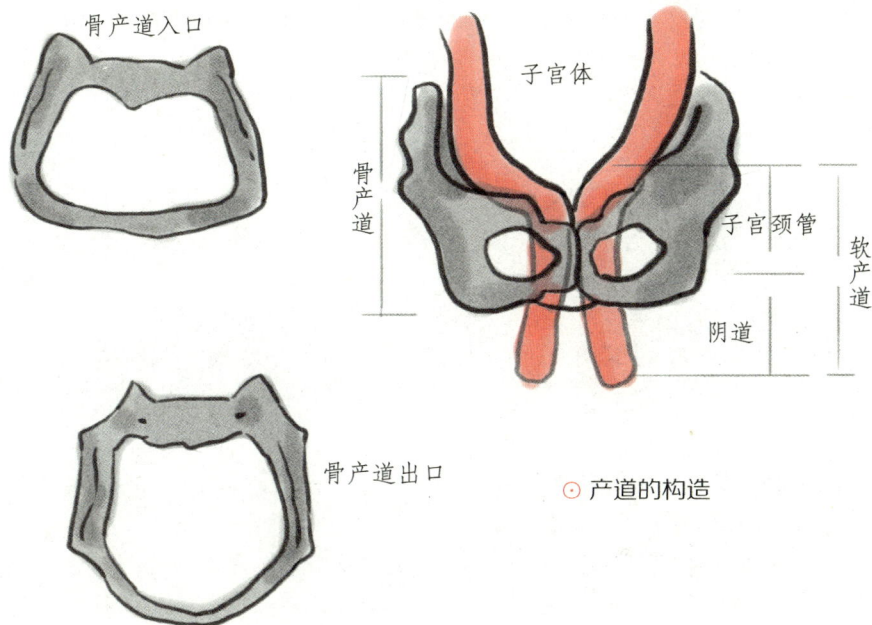

骨产道入口

子宫体

骨产道

子宫颈管

阴道

软产道

骨产道出口

⊙ 产道的构造

胎儿的大小与回旋力度

顺利通过产道的另外一个重要因素是胎儿的大小和胎头塑形机能、回旋程度。所谓胎头塑形机能是指，胎儿为了可以通过狭窄的产道颅骨接缝处会互相重叠、使头部尽可能变小的一个行为。这一时期胎儿的头骨十分薄，骨头与骨头之间接合的部位还没有完全固定，所以是可以承受这种变化的。

首先，胎儿会将下颌尽可能地贴近胸部。然后，配合产道以及骨盆的形状，胎儿会旋转身体使自己可以快速地通过产道，这种动作被称为回旋。如果回旋进行得不是很顺利，可能会造成产程过长。

胎儿的回旋运动

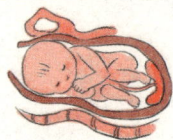

1 首先胎儿将自己的下颌贴近胸口，使身体缩成一个圆球，向骨盆方向推进。

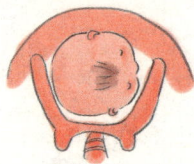

2 对于胎儿来说，骨盆的入口处比较宽敞。这时胎头是横在母体内向前推进的。

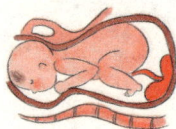

3 接下来进入到纵深较长的骨盆出口处，为了配合母体结构的变化，此时胎头应该是面向母体的背部。

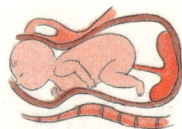

4 头部通过骨盆后，配合着产道的弯度，胎儿会将贴近胸口的下颌向上扬，使头部向后扬。

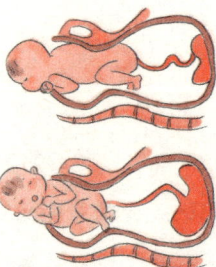

5 头部从产道顺利通过后，胎儿会侧身使肩膀容易通过狭长的阴道口。

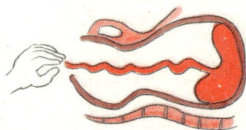

6 胎儿的身体顺利娩出后，还会有轻微的宫缩，这时胎盘也就出来了。

③ 关于剖宫产

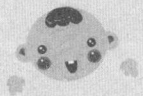

什么是剖宫产

剖宫产是指分娩过程中，婴儿无法顺利地从阴道自然降生，由医生采取开刀手术取出胎儿的一种方法。在妊娠过程中，由于各种原因，可能需要采用剖宫产手术，也有在分娩过程中出现意外状况需要马上进行剖宫产手术等情况。随着现代医疗器械和技术的发达，早期就能够发现胎儿和母体的各种危险因素。为了降低出生时的风险，采取剖宫产的手术比例在逐渐增加。剖宫产手术有两种情况。一种是在妊娠过程中提前预测到自然分娩存在困难的风险，提前制定了剖宫产手术计划，通常被称为既定剖宫产；另一种则是在妊娠中或者分娩过程中，母体或者胎儿出现了紧急情况，需要尽早将胎儿取出，这种情况被称为紧急剖宫产。

尽管手术的具体流程根据各个医院有所不同，但主要是以下几个步骤：在进行输液、测心电图、测量血压等前期准备后，进行局部麻醉，麻醉见效后使用手术刀切开子宫，取出胎儿。

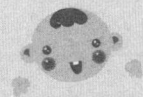

既定剖宫产

当出现胎位不正、胎盘位置异常等情况时，经由医生诊查可以提前预测出很难进行阴道分娩，这种情况会事先制定好剖宫产的手术方案。一般是在妊娠中诊断，在妊娠37周以后指定其中某一天为手术日期。导致既定剖宫产的原因主要有以下几种：

前置胎盘

当胎盘部分或者完全覆盖住了子宫口时，在子宫口张开后胎盘会从子宫壁剥离，这时容易造成大出血，所以一般会选择进行剖宫产。

妊娠高血压疾病

当妊娠高血压疾病较为严重时，会出现胎盘功能低下、胎儿缺氧等恶性影响。根据母体与胎儿的情况需要尽早制定剖宫产手术计划。另外，也有因为妊娠高血压疾病住院静养，却突然紧急进行剖宫产手术的情况。

胎位倒置

通常在子宫中胎儿的头部是朝下的，但由于某些原因导致胎儿的腿部或者臀部位于下方，这种情况就是胎位倒置，也叫臀先露。由于这种情况下往往是头部最后才出来，可能会导致中途压迫到脐带，从而发生危险，医院需要根据胎儿位置的具体情况来决定是否需要进行剖宫产。

胎头骨盆不均衡（头盆不称）

当事先诊断出由于胎头比母体的骨盆大，或者母体骨盆形状存在某种问题，会使胎儿很难通过产道下降，此时会进行既定剖宫产手术。特别是体型较小或者骨盆严重狭窄的孕妈妈，以及在B超检查中发现胎儿头部过大的孕妈妈，都需要接受X射线检查确认是否为头盆不称。

多胎妊娠

腹中胎儿为双胞胎时，根据两个胎儿的位置，有些情况是可以自然分娩的，但有些情况可能会在分娩过程中出现危险，为了安全起见可能会建议进行剖宫产手术。而三胞胎以上的情况风险系数会更高，基本上都会考虑采用剖宫产手术。

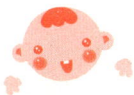

紧急剖宫产

当分娩开始后，由于某种原因的影响，导致胎儿宫内窘迫时，为了可以尽早将胎儿取出，需要进行紧急剖宫产手术。除此之外，当出现对母体不利的情况时也可能会在征求家属的同意后，迅速地进行剖宫产手术。

滞产

当宫缩开始后，未能出现足够可以将胎儿娩出的有力宫缩，子宫口迟迟不张开，导致产程过长的现象被称为滞产。即便是在进行了助产的措施以后，还是没有良好的效果，持续下去会对母体和胎儿造成伤害，此时会采取剖宫产。

回旋异常

通常情况下胎儿会将身体蜷曲，一边回旋一边通过狭窄的产道，当这个回旋不能正常发生时被称为回旋异常。回旋异常可能会造成胎儿宫内窘迫，情况十分危险时会进行剖宫产。

常位胎盘早期剥离

在胎儿出生之前发生的胎盘剥离被称为胎盘早剥。这种情况会导致胎儿缺氧或者营养不良，致使胎儿处于危险的状态。也可能会引起母体的宫内大出血，十分危险。如果出现与正常宫缩不同的强烈疼痛时，应尽快就医。

胎心异常

在分娩过程中由于脐带绕颈、胎盘功能低下等原因，造成胎儿缺氧导致胎儿宫内窘迫等情况发生时，会进行紧急剖宫产手术。

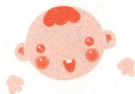

剖宫产的流程

1 术前准备

临手术前需要输液，确保血管流畅。然后插入导尿装置，配备好血压和心电图装置。

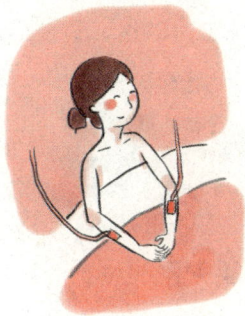

2 进行麻醉

进行全身麻醉或者半身麻醉。半身麻醉需要从背部注射麻醉药。

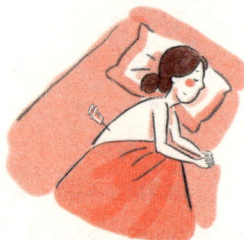

3 切开

注入麻醉药后，平躺，待药效见效后，进行腹部切开。

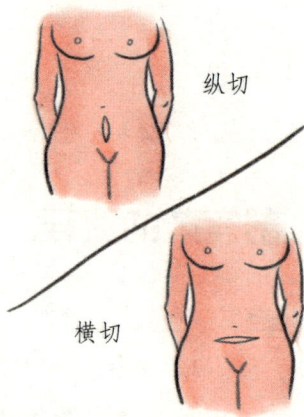

纵切

横切

4 胎儿娩出

腹部切开后，大约需要5~10分钟将胎儿从子宫内取出，至此胎儿成功诞生。随后将胎盘娩出。

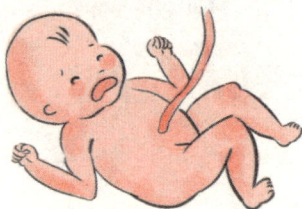

5 刀口缝合

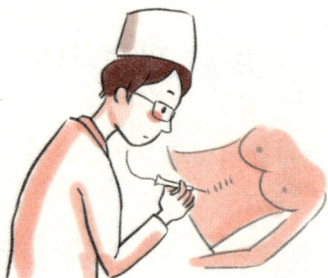

使用可以自然吸收的线对子宫进行缝合，依次是腹膜、肌膜、腹壁、皮肤。从开始麻醉到缝合结束大约需要1小时左右的时间。

6 住院休息

术后需要对血压、脉搏、出血量进行确认，经确认没有异常后，转入病房休息。

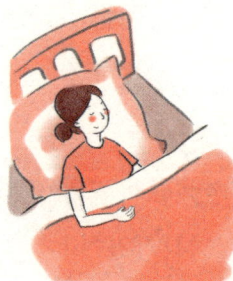

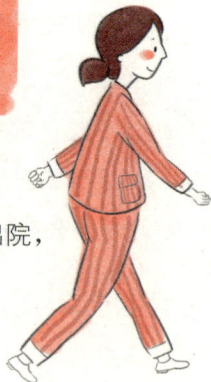

大约1周后可以出院，尽早进行身体锻炼。

如果未见异常的话，大约在术后2～3天时停止输液。为了防止术后在下肢形成血栓，应在医生的指导下尽快自行走路去厕所。剖宫产手术很容易出现血栓，即便是躺在床上也需要多多地活动脚尖，防止血栓的形成。术后当天便可以开始进行母乳喂养了，排气后餐食也恢复为正常饭菜，可以吃一些粥或者汤。缝合伤口的线大约在术后5天左右可以拆除，拆线后不适感会得到缓解。如果是用可吸收线缝合的，就不需要拆线。住院一周后便可以出院回家了，但是根据医院和个人情况，也有10天左右才出院的。

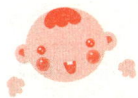

剖宫产的方法：纵切和横切

剖宫产手术有两种切法，分别是纵切和横切。纵切的切口伤疤不太美观，但是从手术开始到娩出胎儿用时较短；横切的切口伤疤不明显，而且恢复较快、痛感也比较轻。具体采用哪种切法，是根据各个医院的医疗条件和产妇进行剖宫产的原因，以及麻醉方法、紧急程度等来决定的。

横切

从皮肤开始到肌膜使用横切，至子宫壁再横切。

纵切

从肚脐下方朝耻骨方向下刀。从皮肤到腹膜都是采用纵切的方法，子宫壁使用横切法。

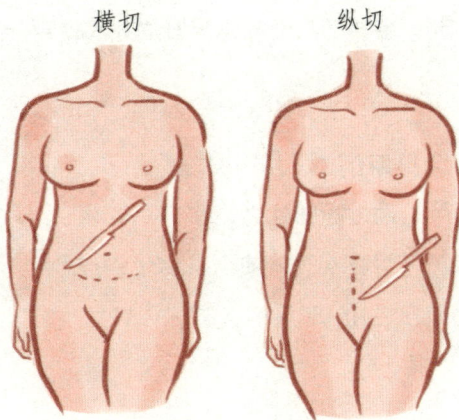

横切　　　　纵切

⊙ 剖宫产手术的两种切法

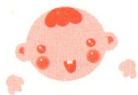

针对分娩进行的麻醉

　　到胎儿娩出为止对下半身进行局部的麻醉，主要是通过硬膜外麻醉、腰椎麻醉等方法进行麻醉。由于上半身没有被麻醉，所以产妇还是有意识的，手术中都处于清醒状态，还可以听见胎儿的第一声啼哭。

　　麻醉后不会感觉疼痛，术中即便出现宫缩也不会疼。

硬膜外麻醉

　　在脊髓的硬膜外腔插入一根导管，通过导管注入麻醉药。药效可以维持较长时间，一般用于长时间的手术。

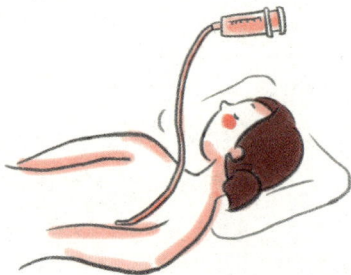

腰椎麻醉

　　将麻醉药注入到蛛网膜下腔。持续的时间比硬膜外麻醉药短一些，如果手术用时较长，会搭配其他的麻醉方法共同使用。

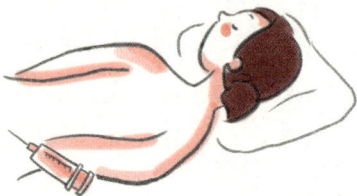

全身麻醉

　　通过静脉注射麻醉药后，再用气管吸入气体使全身麻醉。产妇分娩时处于麻醉状态。

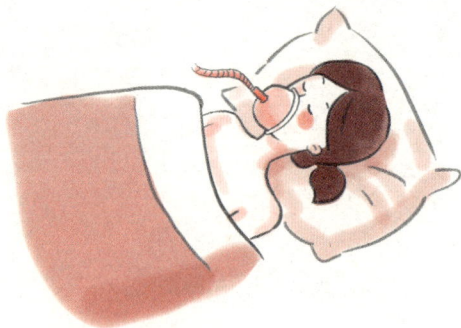

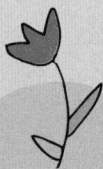

剖宫产 Q&A

Q　麻醉的药效是多长时间?

A　腰椎麻醉的药效在术后2小时左右基本上就会消失。硬膜外麻醉可以在术后继续注入麻醉药物，用来缓解疼痛。当麻醉药效消失后，醒来时可能会有轻微的头痛、恶心等症状，随着时间的推移会逐渐消失。

Q　下次分娩采用剖宫产的可能性会增高吗?

A　由于母体的体质例如产道狭窄、产道僵硬等问题导致的剖宫产，在下次妊娠分娩时采取剖宫产的可能性较高。另外，有些医院规定剖宫产后的再次分娩必须采取剖宫产。如果希望采取自然分娩需要慎重讨论才能决定，同时也需要随时做好剖宫产的准备。

Q　产后多久才能有性行为? 与下次妊娠之间的间隔是多久?

A　产后42天进行产后检查时如果没有问题，基本上就可以开始有性行为了。考虑到子宫壁的恢复问题，最起码需要1年左右的恢复期，才可以进行下一次妊娠。剖宫产的产妇最好2年后再进行下一次妊娠。

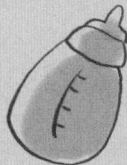

④ 出现难产时

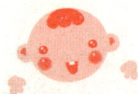

宫口僵硬不张开

产程的进度是因人而异的。当然其中也不乏出现一些预料之外的状况。临产前子宫口会受到荷尔蒙的影响变得柔软，同时为了保障胎儿可以顺利地通过也会自然张开。但如果由于各种原因导致子宫口过硬，很难产生宫缩，胎儿不能下降就会出现难产。如果在胎盘功能和胎儿都良好的状态下，宫口僵硬并无大碍。但过了预产期一段时间还是宫口僵硬不出现宫缩的话，就应该人为地让子宫张开，所以可能会进行诱发宫缩的医疗措施。每个医生的治疗方案和使用的医疗器具可能会有些出入，但基本上宫口张开1cm左右的程度时会使用高分子宫颈扩张器或者海绵扩张器，3cm左右的程度时大都会插入球囊宫颈导管。在使用上述器械之前都会先行使用软化子宫颈管的药物。

高分子宫颈扩张器（棒形的子宫颈管扩张器）

高分子宫颈扩张器是一种由亲水性的高分子聚合物制成的棒形器具。插入子宫颈后会吸收颈管内的水分膨胀2～3倍，通过这种膨胀的力量逐渐使子宫口扩张、拉伸。

海绵扩张器（插入由干燥的海草制成的海绵卷）

这种扩张器是由海绵制成的，遇水会膨胀，通过这种力量可以使子宫口慢慢张开。在诱发分娩时，子宫口只自然张开0～1.5cm时会将此器具插入宫颈。

球囊宫颈导管（插入球囊使其膨胀）

这种器具类似一个水气球，所以被称为球囊导管。导管的前端是一个未充气的气球，在这种状态下插入子宫口，然后用注射器将灭菌注射用水注入其中使其膨胀。膨胀的部分可以达到扩张子宫口的作用。当海绵扩张器不起作用时，或者子宫口张开2～3cm时会使用这种器具。不仅可以使子宫口扩张，还有促进宫缩的效果。

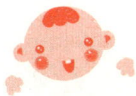

胎儿很难娩出时

子宫口开全后，有的时候胎儿在应该娩出时出现了特殊情况，虽然可以看见胎头，但是胎儿处于很难下降的状态，这时可能会出现胎心强度减弱、胎儿缺氧等现象。出现这种情况时，一般医生会判断让胎儿尽早娩出最为安全，可能会采取吸引分娩或者产钳分娩的医疗措施。具体情况有：胎头过大导致卡在产道中途时、胎儿脐带绕颈时、胎儿在下降途中发生转向问题时等。出现这些情况时，可能会导致胎儿缺氧从而逐渐丧失活力，如果判断有上述可能性的话，会进行辅助的医疗措施。

如果采用吸引分娩或者产钳分娩都不能将胎儿取出的话，还会在中途采取紧急的剖宫产手术。至于难产时是采用吸引分娩还是产钳分娩，根据具体情况各有不同。近年来，采用吸引分娩方法的案例逐渐增多。

吸引分娩（将帽状吸盘置于胎头诱导分娩）

吸引分娩是使用金属制或者柔软的硅胶制圆形吸盘紧贴胎儿的头部，牵引胎儿娩出的方法。当宫缩剧烈、产妇用力时配合使用吸引器，可以将胎儿顺利牵引出来。

胎儿娩出后吸盘吸引过的位置会留有肿胀的痕迹，不过胎儿的头部十分软，过一段时间肿胀就会自然消失。新妈妈最初见到自己宝宝头上有个肿块可能会比较担心，其实只要操作得当，这种方式不会对胎儿的大脑造成任何伤害。

将吸盘置于胎儿头部的位置，降低吸盘内的压力使其可以紧贴胎头。

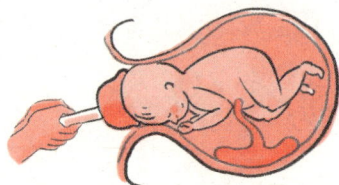

⊙ 吸引分娩

产钳分娩（使用金属制的器具将胎头两侧夹住）

　　产钳是金属制的，有两个相互对称的叶片。使用这种器具可以将胎儿头部的两侧从下颚到头顶夹住，当产妇用力时顺势将胎儿牵拉出产道。这种牵拉的力度比吸引的力度要强一些，医生们都是经过严格训练后才可以使用产钳的，如果使用得当，可以安全快速地将胎儿尽早娩出。

　　使用产钳辅助分娩时，胎儿的头部可能会留有一些印记，随着时间的推移印记会逐渐消失。

从胎儿的下颚到头部用产钳夹住，牵拉出产道。

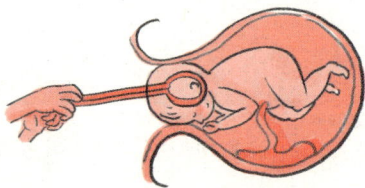

⊙ 产钳分娩

⑤ 准爸爸陪产必修课

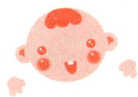

分娩是两个人共同完成的事情

希望携手共同迈过分娩这道关口、共同迎接新生命的伴侣正在增加。关于陪产，两个人要认真商量，这一点非常关键。

陪产是指从分娩开始到宝宝降生，夫妻二人共同面对分娩的过程并迎来新的生命。陪产有很多种形式，不过，有的只是在产妇阵痛时陪床，也有的只是在产房陪同产妇分娩。陪产意味着并非由妻子单独面对分娩这道关口，而是丈夫也尽力参与其中，两个人共同迎接新生命的到来。陪产的好处是能增进夫妻之间的情感，让两个人更乐于共同承担今后的育儿工作。

在陪产之前，夫妻二人需要提前做好准备，了解一下需要注意的事项。不仅要共同了解分娩的过程，还要一起商量分娩、育儿的事情。此外，丈夫还要思考如何才能给予妻子更多的支持。只有在此基础上，夫妻二人才能共同体验迎来新生命的喜悦。

并非所有的医院都能陪产，在选择是否陪产之前需要提前向医院咨询。而且，有些医院要求选择陪产的夫妻必须参加父母课堂，也需要提前做好准备。

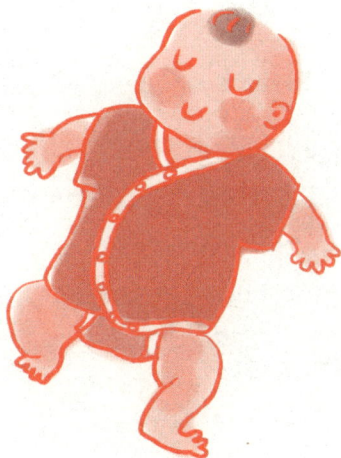

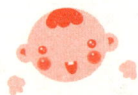

陪产不必强求，关心妻子的途径有很多

陪产的基本原则是夫妻二人一定要达成一致意见。如果有一方对此有抵触情绪，即便在分娩中陪产，最终也可能出现不好的结果。尤其是丈夫不愿陪产时，勉强行事往往会给以后的夫妻生活造成影响。有时会发生并非计划之中的陪产，事后很多夫妻也会觉得非常感动，但是最好还是事先认真地协商。

夫妻二人要先弄清楚为什么希望陪产或不希望陪产，探讨丈夫究竟能够做到哪一步以及两个人可以达成什么样的共识。

分娩的过程

1 分娩征兆

分娩前会出现一些征兆，具体表现因人而异，有临产见红、阵痛、破水等。

2 与医院取得联系后前往医院

3 病房、待产室

在病房以及待产室等待子宫口全开。在这段时间，阵痛会逐渐增强，其间隔也会变得越来越短，但程度会因人而异。

4 子宫口全开

当子宫口开到10cm时，意味着分娩即将开始。

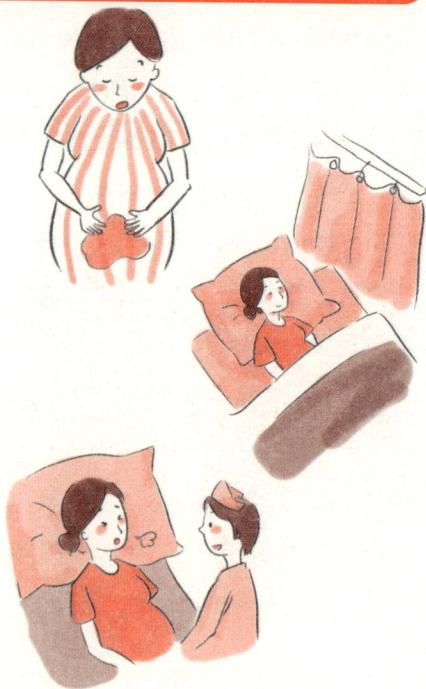

5 进入产房

宝宝马上就要降生，腹部用力的感觉变得越来越强烈。产妇要按照医护人员的指令调整呼吸。

6 分娩

经过产妇、宝宝和医护人员的共同努力，宝宝顺利降生。之后，胎盘也被排出体外。

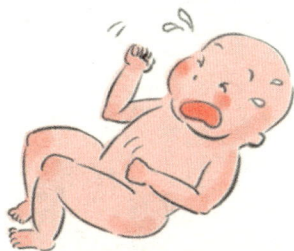

身体上的支持

引导呼吸

分娩开始时，所有产妇都会紧张。为了让产妇能够放松下来，准爸爸应该引导产妇正确地呼吸。

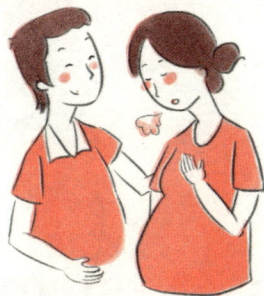

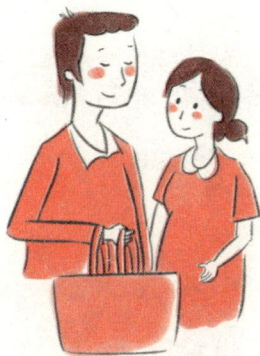

运送住院物品并做好应对破水的准备

准爸爸要担负起运送住院物品的责任。陪同产妇一同前往医院，要准备好浴巾以应对破水。

腰背部按摩

产妇阵痛时，准爸爸应用手揉搓产妇腰部，向上推揉臀部来帮助缓解疼痛。可以一边询问产妇的感受，思考怎样能使产妇感到更舒适一些，一边进行按摩。

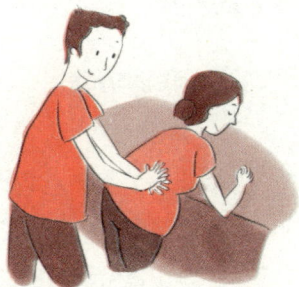

陪产妇在医院里走一走

散步可以帮助宝宝在腹中下降，促进分娩。准爸爸可以从后面托住产妇，两个人一起缓慢地上下台阶。

擦拭汗水并进行鼓励

跟医护人员一起引导产妇按照有利于分娩的方法进行呼吸。鼓励产妇，并时而帮助产妇擦拭汗水、补充水分。

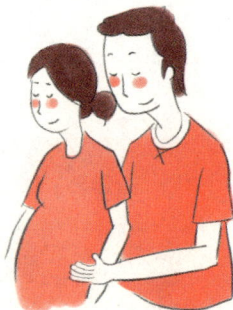

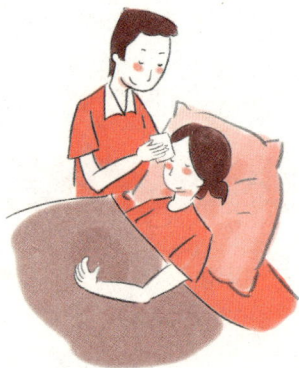

心理上的支持

用积极的语言来鼓励产妇

处于阵痛中的产妇会十分紧张、不安。准爸爸可以通过"我陪着你，不用担心"、"咱们马上就能见到宝宝了"等语言来鼓励妻子，让妻子更有勇气去面对分娩。

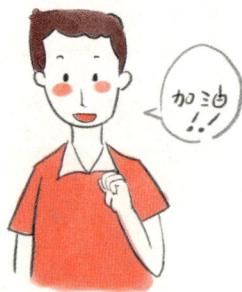

帮助产妇转换情绪

在阵痛的间隔期产妇需要放松。准爸爸要引导妻子完成情绪上的转换。

1 握住妻子的手，妻子会感到很安心。

2 幽默是最好的放松方法，跟妻子开些小玩笑也能让妻子放松。

3 还可以播放妻子喜爱的歌曲或者能唤起两个人共同回忆的歌曲。

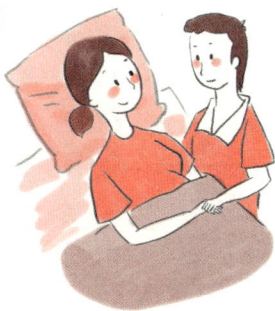
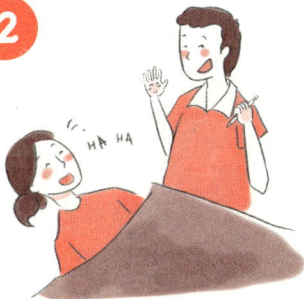
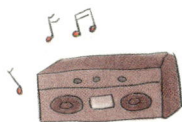

要向妻子表达自己的感激之情

一边鼓励妻子，一边等待宝宝的降生。妻子完成分娩后，要用"谢谢你"、"辛苦了"等语言向妻子表达谢意。

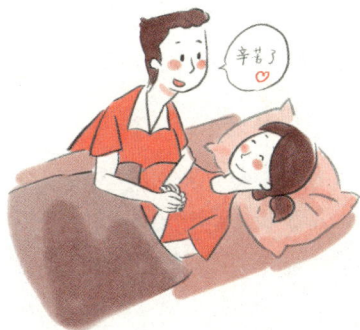

●陪产爸爸须知

夫妻要充分沟通，明确陪产的目的

在分娩时选择陪产的夫妻的数量正在增加。两个人共同面对妊娠期间遇到的困难，携手迎接新生命的到来，从某种意义上来说，是夫妻之间的一种很自然的选择。对于陪产，如果夫妻双方态度都很积极的话当然再好不过了，但是有的丈夫可能是因为妻子有此愿望，不得已才同意陪产。如果双方的意见存在分歧，最好还是要好好沟通，把各自的想法都表达出来。勉强同意陪产但心理上存在抵触，这可能很难让妻子得到真正的心灵慰藉。在做出决定之前应该再次思考一下为什么要选择陪产并找到一个能令自己满意的答案。有些丈夫可能会担心自己孕产知识不够因而无法胜任陪产的角色，但实际上分娩时医护人员会对陪产的丈夫进行指导。只要有关爱妻子、共同迎接宝宝降生的主观愿望就完全可以做好陪产的工作。

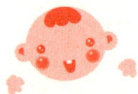

准爸爸该做的事

新生命的到来，对每个家庭来说都是最幸福的时刻。家中的每个人都需要做好充分的准备，准爸爸也要承担起自己的责任，做孕育和照顾宝宝的主力。

入院前做好充足准备

随着预产期的临近，准爸爸应该和家人开个家庭会议，将宝宝出生后的照顾工作做一下分工，使每个家庭成员都明确自己的职责和责任，避免在产后由于各种各样的矛盾导致一地鸡毛。为宝宝和新妈妈创造一个和谐的家庭环境，是准爸爸义不容辞的责任。

和孕妈妈一起精心准备待产包和育儿用品，让孕妈妈感受到你的关心。

及时学习怀孕知识，了解分娩前兆。分娩来临时要冷静沉着，帮助家里人照顾好孕妈妈，并带好入院需要的物品。

为孕妈妈提供心理支持

分娩是一个艰难的过程，准爸爸要安慰孕妈妈，多给她打气，缓解分娩时的疼痛和不适。在宫缩疼痛时，可以帮孕妈妈按摩一下，揉揉腰，让她更舒服一些。生产结束后，不要忘了向妻子表达自己的感激和喜悦，不要只顾看宝宝，而冷落了一旁辛苦生产的妻子。

住院期间照顾好妻子和宝宝

住院时，准爸爸不要让自己的妈妈或岳母代替自己的职责，做甩手掌柜，应该亲力亲为照顾好妻子和宝宝，安排好新妈妈的衣食及各种琐事，让她好好休息，尽快恢复体力、休养精神。

回家之后，准爸爸要与妻子一起照顾宝宝

回家后，准爸爸要主动学会如何照顾宝宝，帮妻子分担一些工作。晚上时，

准爸爸应该主动起床给宝宝换尿布，让身体虚弱的新妈妈得到更多休息。鼓励新妈妈坚持母乳喂养。控制亲戚朋友的探视频率，给新妈妈创造一个安静、舒适的环境。除此之外，还要多和宝宝玩一玩，经常抚摸宝宝，和宝宝说说话，使宝宝更有安全感。

在新妈妈最需要你的这段时间里，如果你能用满满的爱来照顾好她和宝宝，你会收获妻子和宝宝满满的爱。

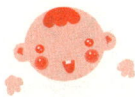

脐带血

是否给宝宝存脐带血，是很多孕妈妈关心的问题。脐带血，指的是新生儿出生的时候，脐带被结扎后残留在脐带及胎盘中的血。脐带血是否能为宝宝提供保障呢？首先应该了解脐带血的作用，看它到底有什么价值。

脐带血的价值在于它富含大量未成熟的造血干细胞，这些干细胞在适合的环境下会继续分化成熟变成有功能的细胞，可以用来进行造血干细胞移植，对白血病、再生障碍性贫血、红斑狼疮、恶性淋巴瘤、恶性肿瘤、骨髓增生异常综合征、重症免疫缺陷病及代谢性疾病等多种重大疾病有治疗作用。

但是，孕妈妈们要注意的是，宝宝用到脐带血的概率并不大。美国血液与骨髓移植学会《脐带血使用指南》指出，在小孩出生后的20年内，需要用到自己脐带血的概念极低，仅为0.0005%至0.04%。如果宝宝得了先天性的疾病，那么储存的脐带血干细胞很可能本身就有问题，因此，这份脐带血是不能使用的。如果是后天因素导致的疾病，脐带血可以用于治疗，但分量却远远不能满足宝宝所需，更何况，有些疾病需要的干细胞更多。所以，现在大多数脐带血干细胞不能用于捐献者自身疾病的治疗。不过，脐带血可以用于其他人的治疗，如果将宝宝的脐带血捐献给慈善机构，会有更多人通过移植脐带血干细胞获益。

二胎妈妈分娩注意事项

二胎备孕须知

如何判断身体是否适合再次怀孕

　　一般情况下，身体健康的女性都可以怀孕。如果患有生殖道炎症、阴道炎、盆腔炎等疾病，要等治愈后才可以怀孕。如果有内科疾病也一定要去医院进行治疗，在病情得到控制后再去咨询妇产科医生。

两次怀孕期间的时间间隔

　　顺产的新妈妈生二胎的间隔一般为一年以上。一方面产后新妈妈的身体恢复速度因人而异，另一方面新妈妈还需要哺乳，晚一些再怀孕对家庭是有好处的。剖宫产的新妈妈最好是在两年后再考虑要二胎，因为手术造成的子宫瘢痕需要时间才能完全愈合，如果过早地怀孕，胎儿的发育会让子宫不断增大，子宫壁变薄，尤其是手术切口处的结缔组织缺乏弹力，新的瘢痕在怀孕末期或是分娩的过程中很容易胀破，从而造成腹腔出血，甚至会威胁新妈妈的生命。

二胎是否会给身体造成很大负担

　　对于许多孕妈妈来说，怀二胎的时候会感觉更轻松。第一次怀孕的时候，孕妈妈的生活会发生很大改变，心里会感到紧张。怀二胎的时候，由于已经有过一次经验，心理负担不会很大。此外，如果第一胎是顺产的话，宫颈经过第一次生产的扩张，再次生产时软产道的阻力会减小，分娩的产程也会缩短，分娩时的疼痛感也没有初产时强烈。

关于二胎分娩的疑问

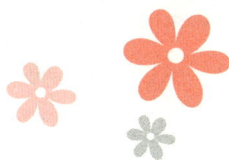

第一胎剖宫产第二胎可以顺产吗？

孕妈妈的第一胎是剖宫产的话，首先要考虑剖宫产的原因。如果是由于骨盆过小等原因选择的剖宫产，那么二胎也有很大的可能要剖宫产。但是如果怀二胎时孕妈妈的身体情况良好，骨盆大小也合适，并且没有初产时的指征，例如胎儿宫内窘迫、子宫收缩乏力、胎位不正等，那么第二胎是完全可以顺产的。但也有医生认为，如果初产是剖宫产的话，子宫会产生瘢痕，同时肌纤维也会遭到破坏，子宫的耐受张力明显减弱，第二胎顺产的风险很高，可能会导致子宫破裂或是大出血，所以不建议第二胎顺产。

可以肯定的是，如果第一胎是剖宫产，无论过了多长时间，第二胎顺产都会有一定风险。而且不管采用哪种分娩方式，都是各有其利弊的。所以孕妈妈只要放松心态，根据产检情况来确定分娩方式即可。

第二胎是否还需要侧切？

生二胎的孕妈妈由于是经产妇，阴道经过了扩张，生产时会比第一胎更顺利，侧切的概率也较小。但是，如果出现了以下几种情况，为了减少对孕妈妈和宝宝的损伤，还是需要进行侧切。

1 胎头过大。如果胎宝宝比较大、分娩又较快的话，可能会造成会阴深度裂伤，甚至影响产后的排尿及排便。此外，还会将孕妈妈的盆底和阴道撑得更加松弛，影响产后的恢复。这种情况下进行侧切能够减轻胎头对产道的扩张，保护孕妈妈的盆底和阴道。

2 高龄产妇或患有妊娠并发症的孕妈妈。为了避免孕妈妈在生产过程中长时间用力，需要进行侧切缩短第二产程，减少对孕妈妈和宝宝的伤害。

3 胎宝宝有窒息的危险。如果胎宝宝的头长时间处于会阴组织的巨大压力之下，很可能会窒息或是颅内出血。这种情况下为了缩短胎宝宝的头部被挤压的时间，让胎宝宝尽快脱离缺氧的危险，需要进行侧切。

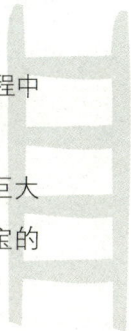

患过妊娠高血压疾病可以生二胎吗？

第一次怀孕期间患有妊娠高血压疾病的孕妈妈，其实是可以生二胎的。但是在准备怀二胎之前，需要去医院检查血压是否升高了，可以通过做二十四小时动态血压的监测，了解血压增高的程度。如果血压确实升高了，就需要吃一些降压药。许多降压药在怀孕前和怀孕期间都可以服用，对孕妈妈和胎宝宝都是安全的。

患有妊娠高血压疾病必须剖宫产吗？

患有妊娠高血压疾病的孕妈妈不一定要剖宫产，具体情况要视孕妈妈的疾病程度和宫颈的条件而定。如果孕妈妈发病时已经接近足月，宫颈条件成熟并且病情不严重的话，可以考虑顺产。对于二胎妈妈来说，顺产的可能性更大。但是如果孕妈妈的血压升高情况很严重，并伴有心脏或是肝脏受累的症状，就不适合顺产了。

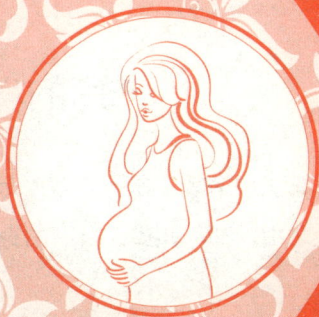

产后一周身体会出现变化

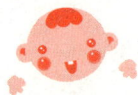

产后的身体变化

生孩子对新妈妈来说，是一场攻坚战。生产结束后，新妈妈常常沉浸在迎接新生儿的喜悦之中，却不知道，自己的身体已经发生了各种惊人的变化。

乳房

生完宝宝以后，新妈妈体内会产生一种叫作催乳素的激素，乳房会随之变得充盈，开始出现初乳。因为乳汁分泌，乳房会变大，不过整体会下垂。这时，如果不注意选择合适的哺乳胸罩作为支撑，乳房很可能因为过大、过重而变得越来越下垂。

子宫

新妈妈在完成分娩过程后，子宫会持续收缩，逐渐变小、变轻，到第四周通常就可以恢复到怀孕前的大小。随着子宫变小，新妈妈的身体也会感到越来越轻松。除此之外，子宫也会逐渐下降，大约到肚脐下方3～5cm的位置，时间越长，子宫越往下，产后两周左右进入到骨盆中。

阴道

分娩时，新妈妈的阴道不断扩张，因此，产后阴道会浮肿充血，不过，一周后通常会痊愈。两周后，新妈妈会感觉阴道几乎与怀孕前差不多。如果使阴道得到更好的恢复，新妈妈可以适当做一些缩肛运动。

骨盆

无论是顺产还是剖宫产，分娩后新妈妈的骨盆都会变大。这是因为，为了使分娩变得更轻松，怀孕四周后，新妈妈的身体就会分泌一些能促使韧带松弛的荷尔蒙，骨盆也会随之变得松弛。

内分泌系统

分娩后，新妈妈身体里的雌激素和孕激素迅速下降，很容易出现内分泌失调。因此，新妈妈一定要多吃一些水果、新鲜蔬菜及高蛋白、低脂肪的食物，只有身体里水分和营养充足，才能使雌激素更快地恢复正常分泌。

除此之外，新妈妈的泌尿系统、消化系统、皮肤、头发也会发生一些变化，但不必担忧，只要用心调理，身体很快就会得到恢复。

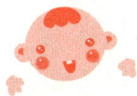

为什么要"坐月子"

在生产过程中，新妈妈将体内储备的营养几乎消耗殆尽。在气血两虚的情况下，如果不能得到良好的休息和营养补充，会对新妈妈的身体造成永久的伤害，所以，"坐月子"应运而生。

"月子"是产褥期的通俗叫法，在坐月子期间，新妈妈完成了身份的转换，而且也可以得到家里人更多的照顾，心理和生理都能得到恢复。传统的坐月子时间是指产后一个月，实际上，30天的休息周期还不足以让身体完全恢复，一般需要6周。

根据研究，中国与外国的饮食结构不同，外国孕妇生产前后的营养结构变化不大，自然也不需要经过特殊的营养补充期——坐月子，所以只有中国人才有坐月子的习惯。

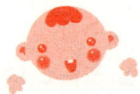

产后为什么容易出汗

产后多汗的原因

  有很多人认为新妈妈产后出汗量增多是一种病态的表现，其实这都是正常的反应。新妈妈在妊娠期间会自动在体内聚集大量水分，一旦分娩结束，体内的新陈代谢和内分泌活动就会降低，体内积聚的水分变得多余，身体就会自动将其排出体外，减轻负担，这时身体会加快皮肤分泌速度，将多余的水分通过汗液的形式排出体外。医学上将这种情况称为褥汗，一般会在产后一周内自然好转。

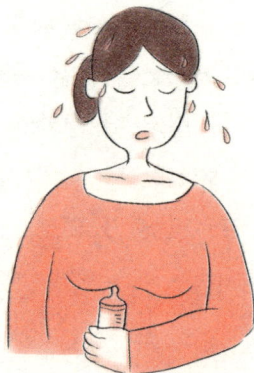

产后多汗的注意事项

  在这一期间内，新妈妈的身体多是潮湿的，切忌直接吹风，那样很容易着凉，落下月子病。要注意随时用干毛巾擦汗，房间温湿要控制得恰到好处，适当开窗通风，保持室内空气的流通。同时，还要勤换被褥，适时洗澡，勤换内衣裤，保持好个人卫生。

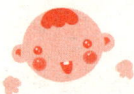

产后恶露

  在妊娠期，胎宝宝一点点长大，包裹着胎宝宝的胎盘就附着在子宫内壁上。分娩过后，胎盘随着婴儿滑出体外，但在子宫内会留下创面，恶露就是从这个创面排出的血液、坏死脱落的蜕膜、子宫内膜、黏液等组织。

随着创面的愈合，恶露的排出量也会慢慢减少，而且它的颜色还会随着伤口的痊愈转淡。在正常情况下，恶露的变化分为三个阶段：

- 产后3～7天内，恶露的排出量最多，呈鲜红色。
- 产后7～10天，恶露排出的多为宫颈黏液，较稠，颜色转变为粉红色。
- 10天后，恶露的颜色就会变成淡黄或是白色。

正常情况下恶露的完结时间是4～6周，但因子宫恢复的情况不同，时间也会有所差别。

恶露的性质、数量、气味都是反映子宫恢复好坏的标志：

- 恶露有光泽，如出现混浊不清，最好到医院检查是否出现了宫腔感染。
- 恶露的量一般都在250～500ml，如果量过多可以向医生咨询，以免耽误子宫的恢复。
- 恶露不会带有异味，只伴有少许血腥味，如果恶露出现了异味，就要尽快就医，查看是否是子宫恢复不良。

● **妊娠纹**

由于受妊娠期荷尔蒙的影响，新妈妈身上大多会长出妊娠纹。它的出现最初是因为腹部和大腿等地方开始膨胀，皮肤变薄，当皮肤的弹力纤维与胶原纤维因拉扯而遭受损伤或断裂时，就会出现一些宽窄、长短不同的粉红、紫红色花纹。一旦分娩结束，它们就会逐渐消失，留下白色的有光泽的疤痕。怀孕时体重增长是正常现象，但增长过快也有可能导致妊娠纹的出现。

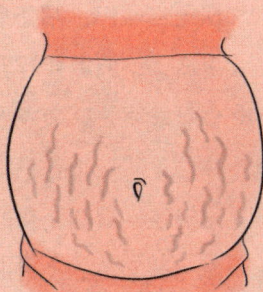

2 轻松开启月子时代

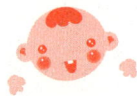

月子日程表

　　生产结束后，新妈妈的身体非常虚弱，所以坐月子是非常重要的，这是新妈妈恢复最关键的一个时期，好好调理身体才能更快恢复元气。

产后第1周

　　●多喝水，为身体补充水分。

　　●为了让膀胱恢复正常，分娩后6个小时内要排出小便。力所能及的情况下要多下地走动。

　　●及时给宝宝喂奶，宝宝的吸吮可以促进乳汁分泌，同时也能预防乳房疼痛，加快子宫收缩。喂奶后在乳头上涂抹保湿霜，避免乳头皲裂。奶水通畅后，乳房会疼痛，不要放弃哺乳，要坚持用温热毛巾按摩乳房，缓解瘀血。

　　●保证睡眠，让疲惫的身体得到恢复。

　　●体力下降，很容易发冷，室内应保持适宜的温度。

　　●吃清淡、容易消化的食物。

　　●做一些简单的产褥期体操，舒缓肌肉，有助于恶露排出。

　　●注意清洁恶露，保持身体卫生。

　　●会阴缝合部位现在还没恢复，排便时不要太用力。

　　●产后容易贫血，到分娩5周左右才会有所缓解，所以孕期吃的补铁剂要继续服用。

产后第2周

● 让宝宝多吸吮乳头，坚持按摩乳房。

● 多吃含蛋白质和铁丰富的食物。

● 洗澡最好不要超过10分钟，防止感染和会阴缝合处开裂。

● 因半夜需要喂奶，可能导致睡眠不足，白天一有空就赶紧补觉。保持充足睡眠，产后恢复才会快。

● 积极学习育儿知识，熟悉照顾宝宝的要领。

● 从现在开始，积极做产褥期体操。

● 不要过度活动。

● 确认恶露量和颜色的变化是否正常，保持会阴清洁。

产后第3周

● 在肠胃功能恢复的基础上，可以进行适当地进补，多吃一些有营养的食物。

● 不要长时间弯曲身体或坐着，可以洗澡但不可以泡澡。可以给宝宝换尿布，但给宝宝洗澡等需要消耗大量体力，最好推迟一阵子再做。

● 为了保证母乳，预防贫血，要多摄取高蛋白的食物。

● 会阴部愈合，恶露量也减少，用卫生棉代替护垫。如果过于疲劳，恶露会再次增加，需多加注意。

● 坚持做产褥期体操，帮助产后恢复，预防产后肥胖。

● 了解宝宝的睡眠周期，和宝宝一起睡午觉，才能保证充分休息。

产后第4周

● 可以增加运动量，但不要勉强。

● 及时处理恶露，及时给会阴消毒。

● 多喝水，以促进身体的迅速恢复，保证尽快下奶、乳量充足。

● 注意饮食多样化，保证营养。

● 保证睡眠充足，利用一切时间补觉。

产后第5周

- 多喝水，营养均衡，促进身体恢复。
- 天气好时可以外出走动一下，有利于调节心情。
- 可以照顾宝宝，也可以独立做家务活了。
- 坚持产后体操。

产后第6周

- 和宝宝一起去医院接受检查。
- 如果恢复得快，可以过性生活，但是要多加注意。
- 做好避孕。虽然月经还没有开始，但身体可能已经开始排卵。
- 可以通过散步等轻松简单的运动，缓解压力。

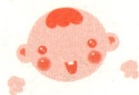

实用的月子用品

如今市场上的母婴产品琳琅满目，让人眼花缭乱，然而，选择越多越丰富，新妈妈们往往越是迷茫，不知道哪些东西实用，哪些根本没必要买。下面介绍一些实用的月子用品。

哺乳文胸

最好准备两三个哺乳文胸，哺乳文胸有活动扣，可以随意调节长度，简单易操作，便于给宝宝喂奶，而且还能保持乳房清洁，避免乳房下垂。

吸奶器

吸奶器有手动和电动两种，可以根据情况自由选择。吸奶器可以按摩乳房，促进泌乳，如果新妈妈的奶水充足，也可以挤出一部分储存起来给宝宝以后喝。

防溢乳垫

在新妈妈的乳房实现供需平衡之前，溢奶是常见的现象，因此，新妈妈需要准备一些防溢乳垫，避免乳汁弄湿衣服。

乳头保护罩

乳头保护罩可以在哺乳时保护妈妈的乳头，避免宝宝吸乳力道过大而导致乳头疼痛、肿胀等。如果新妈妈在哺乳时出现了乳头皲裂、乳腺炎、乳头凹陷、乳头过大或过小等现象，使用乳头保护罩可以更方便地哺乳，为能顺利进行母乳喂养打下良好基础。

乳头矫正器

乳头矫正器是一款治疗女性乳头平坦或乳头凹陷的女性用品，适合在怀孕前以及给宝宝喂奶时使用，是乳头平坦或乳头凹陷永久性治愈的方法。

防妊娠纹霜

防妊娠纹霜能促进细胞组织活力和循环，保持皮肤的柔韧性和弹性，淡化妊娠纹。

产褥垫

可以防止弄脏床单，随时更换有利于保持身体卫生。

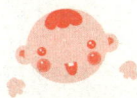

产后健康检查

产后42天，新妈妈需要到医院进行健康检查。很多新妈妈以为这些检查没有什么必要，其实，生孩子是一项巨大的工程，突然卸下来的包袱可能会让新妈妈轻松不已，但身体里的各项器官以及体内激素是否恢复到正常状态，还需要去医院进行全面的检查后由医生来判断。如果发现新妈妈的身体存在异常，可以及时进行调整，避免妈妈患病对宝宝健康造成的伤害。

子宫检查

分娩后，扩张了数十倍的子宫会恢复原貌，产后42天，医生会对新妈妈的子宫的缩复情况进行检查，这是主要的检查项目。

盆底检查

因为分娩，骨盆底肌肉会变得柔软、松弛，神经也会有所损伤。如果产后得不到及时恢复，新妈妈在打喷嚏、咳嗽等时就会出现漏尿的尴尬，而且还有可能出现阴道松弛、阴道壁脱垂、膀胱脱垂、子宫脱垂等严重情况。所以，必须对盆腔器官进行检查，这也是最能看出妈妈产后恢复情况的一项。

乳房检查

乳房检查是很有必要的，对于新妈妈来说，充满了乳汁的乳房是非常娇嫩的，一旦乳房健康出现问题，不仅影响乳汁分泌，也会影响到宝宝的健康。

伤口检查

顺产侧切和剖宫产的新妈妈还要进行伤口检查，尤其是剖宫产的新妈妈，伤口会对腹腔内的消化系统以及泌尿生殖系统器官带来非正常的挤压，复位会更加困难。因此，手术后伤口恢复情况如何也是检查的重点之一。

血压、血糖检查

有些新妈妈由于生活习惯的改变、休息不足以及按照传统观念大量摄入红糖，会导致高血压、高血糖。因此，在产后检查中，血压和血糖检查也是必查项。

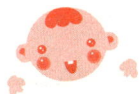

在哪里坐月子

坐月子是产妇恢复最关键的一个时期，因此，不但要坐月子，而且要科学地坐月子、要尽可能把月子坐好。目前坐月子主要有四种方式：

在娘家坐月子

很多新妈妈会选择在娘家坐月子，因为自己的父母更了解自己的饮食起居、习惯喜好，不但住得舒心，照顾得也周到。虽然在如何喂养宝宝、照顾宝宝方面，两代之间存在着差异，但与自己的父母毕竟更好沟通，相对而言，矛盾会少很多。

在婆家坐月子

这是最为传统的坐月子方式。不过，月子是新妈妈最脆弱的时期，而且由于体内激素失调、对宝宝过于关心以及昼夜哺乳导致生活习惯的突然改变等因素，新妈妈会变得比以前敏感、暴躁，所以，这一时期如果由婆婆来照顾，有可能会导致婆媳矛盾的产生。所以，如果在婆家坐月子，一定要事先沟通彼此观念差异部分，及时调整心态，尽可能减少矛盾，确保充分的休养。

月嫂上家门

请月嫂上门照顾也是坐月子的一个不错的选择。选一个具有专业知识和丰富经验的月嫂，既能使自己和宝宝得到妥善的照顾，而且因为彼此有距离，会保持互相尊重，用客观的角度进行沟通。不过，对月嫂一定要进行严选，除非是真正有口碑，值得信赖的人，否则最好还是通过有口碑、有资质的相关机构选择合适的月嫂更有保障。

月子会所

月子会所的费用较高，但是提供一条龙服务，新妈妈只要好好休息，其他一切都有专人为你服务，省心省力。如果新妈妈选择到月子会所坐月子，一定要在生产前就开始考察，去各个月子会所参观环境、试吃餐点、看看服务人员的专业度与态度。

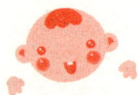

如何减少产后脱发

大多数新妈妈都经历过产后脱发的阶段，并曾经为此忧心忡忡，其实，头发的生长和脱落都与身体中雌激素的分泌量有关。当雌激素的分泌量增多，也就是在妊娠阶段的时候，头发的更新速度会变慢，将要脱落的头发也会继续在岗位上驻守；当雌激素的分泌量减少，也就是分娩过后，头发的更新速度会加快，因而导致新妈妈产后脱发特别严重。这在医学上被称为分娩后脱发。据统计，35%～45%的新妈妈都会出现这种现象。产后脱发大约会持续三四个月。

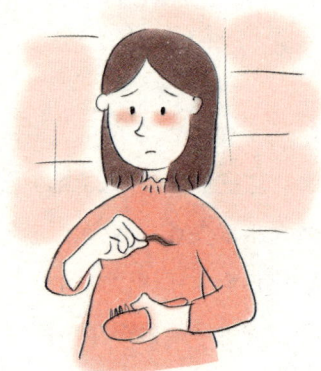

不要给自己压力

新妈妈要认识到产后脱发是一种正常现象，不要总是愁眉苦脸，紧绷的心情只会加重脱发。

均衡饮食

要多吃含铁的食物，比如豆类、蛋类、鱼类。此外，黑芝麻、玉米等食物的植物蛋白较为丰富，对头发也有好处。补碘能增强头发的光泽，可多吃海带、紫菜、牡蛎等食物。

Chapter 4

使用适合自己的洗发用品

现在市场上出售的洗发用品种类繁多，要找到适合自己的那一款，例如油性发质就用适合油性发质使用的洗发用品，清洗时可以用十指略加按摩，促进头皮血液循环，有利于头发的新陈代谢。洗完后，还可以使用护发素，在头部轻轻地按摩。

多吃B族维生素和谷维素

B族维生素和谷维素对防止产后脱发很有效果，因此，含有B族维生素的牛奶、新鲜肉类、绿叶蔬菜和含有谷维素的谷物胚芽油都是缓解产后脱发的好选择。

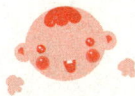

产后不宜束腰

由于妊娠，新妈妈的子宫会膨胀，因而出现腹壁松弛的现象。子宫的恢复通常需要6～8周的时间，在此期间束缚腰腹部，会导致盆腔血流不畅，极易引起附件炎、盆腔炎、尿路感染等妇科疾病的发生。此外，对腰腹部的束缚会增加腹内的压力，很容易导致子宫变形或是移位，对生殖器官的恢复大为不利。如果对腰腹部的束缚过紧，还会阻碍人体进行腹式呼吸，情况严重就会出现头晕、胸闷等慢性缺氧症状，新妈妈在产褥期本来就很容易头晕，这样一来更是加重了症状。束腰还会压迫胃肠道，对新妈妈的消化功能产生影响，久而久之容易营养不良，对乳汁的分泌极为不利。

刚生完宝宝身体有一点脂肪是正常现象，这些脂肪分布于胸部、腹部、臀部，为妊娠晚期、分娩及哺乳期提供能量，这些脂肪并不会因产褥期束腰就消失。即使要减肥，也要待身体恢复完全，哺乳期结束后再开始也不迟。

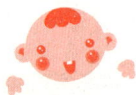

适合产后进行的运动

脚踝运动

产后第一天就可以开始做。平躺在床上，后脚跟紧贴床板，伸长脚尖，两脚跟对碰。

呼吸运动

保持平躺的姿势，全身放松，膝盖弯曲，用腹部的力量深呼吸，再以口缓缓吐气。

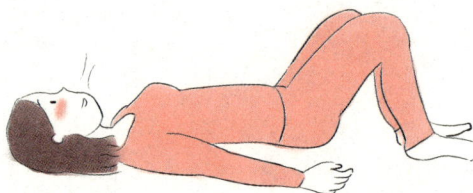

腹直肌分离矫正

产后第一天做。保持平躺的姿势，吐气时把头抬高，但不要抬肩，同时用交握的双手将腹直肌向中线推挤，吸气时回复原姿势，并松弛腹部，不要抬肩。

骨盆摇摆

产后第一天做。平躺在床上，稍稍弓起背部，使骨盆腔向上悬起并左右摇摆。可矫正脊柱前弯及下背痛。

颈部运动

产后第二天开始做。平躺，四肢伸直，头向前屈，使下颌贴近胸部，再慢慢躺下。

胸部运动

仰卧在床上，身体和腿伸直，缓慢地吸气，扩胸，并收缩腹肌，背部紧压床板，保持一会儿后放松，重复5～10次。这个动作能帮助胸部肌肉收缩，预防乳房下垂，产后第三天开始。

腿部运动

产后第五天开始做。平躺在床上，轮流抬高双腿，与身体成直角，待产后体力稍有恢复时，可同时抬起双腿，重复5~10次。

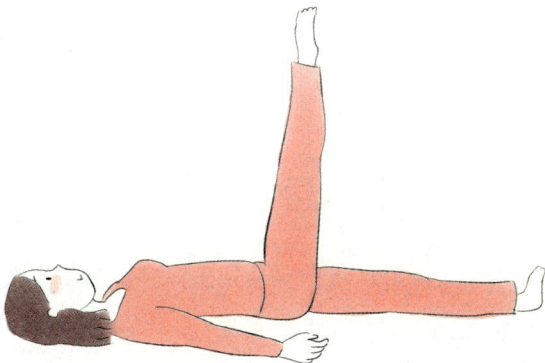

乳房运动

产后第七天开始做。两臂左右平伸，然后上举至两掌相碰，保持手臂伸直数秒后，再回到左右平伸的状态，重新开始，每天做10次。能帮助乳房肌肉收缩，防止乳房下垂。

臀部运动1

产后第15天开始做。平躺在床上，右膝屈起，使足部尽量贴近臀部，然后再伸直放回原位，左右两腿交替动作。能够帮助臀部肌肉的收缩，每天做10次即可。

臀部运动2

平躺在床上，双腿屈起，慢慢地把臀部向上抬起离地，以脚跟及肩部支持片刻，然后慢慢地放下还原，重复数次。

腹部运动

平躺在床上，两手交叉于胸前，慢慢坐起，同时保持双腿并拢，稍微过一会儿，待体力完全恢复后，双手可放置在头后再坐起，动作类似仰卧起坐，重复数次即可。

3 产后饮食宜忌全知道

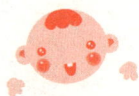

产后营养计划

产后新妈妈在饮食上要尤其注意，因为这不但关系到新妈妈的营养与身体健康，还关系到宝宝的营养是否充足。

新妈妈刚经历了生产过程，胃肠功能还不能马上恢复，所以尽量不要一次性吃得太饱，要采用少量多餐的原则进行就餐，这样既可以保证营养摄入，又能使胃肠不必负担过重，给身体一个逐渐恢复的时间。盲目的进补有害无益，新妈妈应保持饮食清淡，无论是各种汤或是其他食物，都要尽可能清淡一些，不要急于吃一些鸡鸭鱼肉，要循序渐进。

最重要的是，饮食要均衡。从营养的角度来说，不同的食物中含有的营养素是不同的，而人体所需要的营养却是多种多样的。如果新妈妈只吃某几种食物，很有可能导致身体里某些营养素的缺乏。只有荤素搭配、多吃不同种类的食物，才能营养丰富。

产后第1周

产后第1周，产后饮食主要应达到三方面的作用：帮助子宫恢复、排毒、催乳。子宫刚刚经历了分娩过程，急需修复，所以，新妈妈的饮食应以能促进子宫收缩的菜品为宜。新妈妈身体里的毒素也急需排出，只有这样，身体才能得到更快的恢复。因此，还要多吃一些易于排毒的食物。除此之外，新妈妈还担负着给宝宝哺乳的重任，菜谱里催乳的食物也是必不可少的。

产后第2周

在怀孕和生产过程中，新妈妈需要消耗大量的气血，分娩又使新妈妈体内增加了很多瘀血，这些都会造成新妈妈体质虚弱，元气不足、精神不佳。所以，产后第2周，新妈妈在饮食方面应该以能养血化瘀的食物为主。只有促使瘀血排出、补足新血，子宫内膜才能得到良好的恢复，新妈妈的身体才能更快复原。

产后第3周

经过第1周的"排"和第2周的"化"之后，从第3周开始，新妈妈可以开始进食一些滋补类的食物了。这一周，新妈妈的饮食重点是滋补气血、调养脾胃，要多吃一些高蛋白食品，从而补充营养、促进体力和精力的进一步恢复。这时，新妈妈的生理机能已经大致恢复，可以针对产前的某些生理症状，进行重点食补，从而调理身体、改善体质。

产后第4周

前三周的饮食调养，已经使新妈妈逐渐恢复到孕前的状态，这一周开始，新妈妈应该通过饮食滋补来巩固之前的坐月子成果，并且将调养的重点放在调整内分泌、提高新陈代谢上。产后第4周是新妈妈即将迈向正常生活的过渡期，这时更不应该掉以轻心，要继续保持坐月子的饮食和休养方式，使气血更加充足，才能为以后的健康打下基础。

产后第5周

产后第5周的饮食调养应该以增强体质、滋补元气为主，多食用能补中益气、强身健体的食物，在食疗中加入更多滋阴补肾、补气养血、排毒通便、促进新陈代谢的食物，经过这一周的调理，新妈妈会发现自己的气色、精神以及皮肤状态都会有所好转，并且乳汁分泌和身体器官的恢复都越来越好。有些人调理得好，还会比产前更加气血充盈，容光焕发。

产后第6周

产后第6周，新妈妈应该逐渐恢复正常生活了，这一周，饮食调养应该以瘦身纤体为主。新妈妈应该多吃能调理气血津液、为皮肤提供充足养分、增加肌肤活力的食物，找回肤色之美。多吃促进乳房发育、调节内分泌的食物，找回曲线之美。多吃能帮助消除赘肉、促进胃肠蠕动、有通便作用的食物，找回形体之美。饮食得当，新妈妈才能更快恢复美丽自信。

产后第7周

产后第7周，新妈妈的饮食调养应该以养颜润肤、美白祛斑为主，食谱上要多增加一些能调理气血、防衰抗衰、祛斑防皱的养颜食材，比如阿胶、枸杞子、燕窝、桂圆肉、黑芝麻等富含氨基酸、维生素、微量元素、胶原蛋白、亚油酸的食物，使身体气血充盈，并通过滋阴补肾，来维持皮肤的光滑弹性。

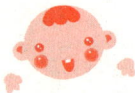

产后饮食注意事项

新妈妈忌过多食用鸡蛋和油炸食物

鸡蛋是补充营养的佳品，含有丰富的蛋白质、脂肪、维生素及无机盐等营养物质，但不可以多吃。调查显示，每个人的肠胃每天最多能吸收3个鸡蛋的营养。

新妈妈在分娩结束后，肠胃的功能会有所减退，应该多食用流质或半流质的食物。鸡蛋干噎难咽，会加大胃部蠕动的幅度。食用鸡蛋时，建议做成蛋花汤，或是蒸成鲜嫩的鸡蛋羹。

油炸食物虽好吃，但在用油烹制的过程中，食物中的有益营养成分会遭到不同程度的破坏，且随油温的升高和煎炸时间的延长，破坏程度更加明显。食物油炸后含有大量油脂，过多食用不仅不会加强营养，反而会增加肠胃的负担。

忌食用辛辣、生冷、坚硬的食物

分娩结束后，新妈妈要经历长达一个月的恢复阶段。在此期间，新妈妈的身体有可能出现诸如便秘、小腹坠痛、痔疮等症状。新妈妈要时刻注意自己身体的变化，尽量避免这些情况的发生。不良的饮食习惯，会导致这些症状的发生或是加重这些症状的表现。

辛辣的食物多会引发内火，导致新妈妈上火、长口疮，还会导致便秘，排便时肛门有火辣之感。严重时会引发痔疮，如果新妈妈以前患过痔疮，则极有可能再度复发。生冷的食物会给体内带来寒气，有可能导致新妈妈出现瘀血滞留，引起小腹坠痛等症状，严重时还会延后恶露的时间。坚硬的食物会给新妈妈的牙齿造成损害。分娩过后因为钙质的流失，牙齿很容易松动，这时最好不要咀嚼坚硬的食物。

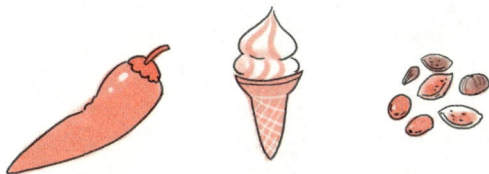

不应急补人参

有些新妈妈在分娩结束后，为了尽快弥补自己身体中流失的营养，就用人参进补，可是不仅不起作用，反而加重了产褥期的症状。这到底是怎么回事呢？

人参确实是滋补佳品，能快速补充身体内所缺失的营养，但进补的时间也要掌握好。对于产后急需恢复的新妈妈来说，最好要慎用人参。人参中含有的某些成分会导致新妈妈产生兴奋的感觉，精力旺盛之余还会烦躁、心神不宁，休息不好而影响宝宝。人参具有强劲的补血功效，服用过早、过多，会导致血液循环加快，未愈合的伤口红肿，且不利于伤口愈合。还会使恶露明显增多，且时间变长，严重时还会出现大出血的状况。

人参这种大补的药材最好在产后2~3周以后再食用。如果只是为了滋补身体，只要注重日常的饮食均衡就足够了，没必要食用人参。

产后不宜立即喝母鸡汤

当胎儿和胎盘脱离母体后，产妇血液中雌激素和孕激素的浓度会随胎盘的脱出而大幅度降低。此时催乳素开始发挥泌乳作用，促进乳汁的生成和分泌。如果产后立即食用母鸡汤，由于母鸡的卵巢和蛋衣中含有一定量的雌激素，会使新妈妈血液中的雌激素水平再度上升，抑制催乳素发挥泌乳作用，造成乳汁不足甚至无奶的现象。

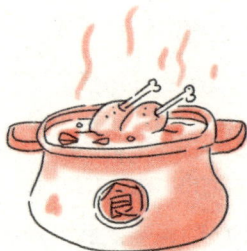

饮用催乳汤要遵循原则

绝大多数新妈妈都会在产后饮用催乳汤。为了能尽快分泌乳汁，新妈妈往往在产后第一天就开始饮用了，而且量特别大。其实，喝催乳汤也是有讲究的，开始饮用的时间、饮用的剂量都需要注意。

对于开始饮用催乳汤的时间，新妈妈要注意观察自己的情况。在刚刚分娩后，新妈妈的泌乳量还没有到达顶峰，可以让宝宝反复吮吸乳头，看看乳汁的分泌量会不会有所增加。如果三天内没有变化，就要开始饮用催乳汤了。

新妈妈饮用催乳汤的量要视自己的情况而定。如果新妈妈营养良好，身体比较健康，初乳的分泌量较正常，可以减少饮用量，时间方面也可以往后延。过多、过早地饮用催乳汤会导致乳汁分泌量大增，宝宝吃不完，就会致使乳汁积聚在乳腺内，严重时会使乳房出现肿块。反之，新妈妈则要早点饮用催乳汤，以免宝宝的饮食出现问题。此外，催乳汤属于高热量食物，饮用过多会导致消化不良，所以要适量饮用。

能不能吃水果

为了身体能更好地恢复，新妈妈最好多吃肉、蛋、鱼等营养丰富的食品，但水果和蔬菜作为维生素最多的食物也是必不可少的。水果里含有丰富的维生素和膳食纤维，助消化，对产后便秘有很好的缓解作用。但吃水果也要有几个方面需要注意，首先，要选择新鲜的水果；其次，不能吃过凉的水果；最后，要确保水果的干净，防止产褥期腹泻。在吃完水果之后，要及时漱口，保持牙齿健康。

4 产后并发症护理

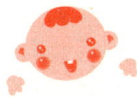

产后大出血

产后出血是指在胎儿娩出母体后的24小时内，阴道排出的血液量超过500ml的情况。产后出血包括三个时间段：胎儿娩出母体而胎盘没有滑出的阶段、胎盘娩出至产后2小时阶段和产后2小时至24小时阶段。

产后出血通常集中在前两个时间段里发生，因此，家人和护理人员要时刻注意新妈妈的出血情况。

产后出血的原因

造成产后出血的原因有很多，包括子宫收缩乏力、宫颈裂伤、胎盘滑出不顺、凝血功能障碍等。但临床上最多见的还是子宫收缩乏力，由于子宫松弛，大量的血液积聚于子宫中，而阴道只出少量的血，新妈妈就容易出现失血过多的情况。而加强宫缩是治疗宫缩乏力最有效的方法，新妈妈也可通过注射缩宫素，以药力的方式帮助子宫成功收缩。

产后出血的影响

产后出血是个不容忽视的问题。产后一旦发生出血，会给新妈妈以后的恢复造成极大的困难，如果是产后大出血，极易引发休克，严重的话可能导致继发性垂体前叶功能减退（席汉综合征）。因此，产后要密切注意新妈妈阴道流血量及子宫的收缩情况。

晚期产后大出血

产后出血的高峰期一般都在分娩过后的2小时之内，从产后2小时到24小时之间，血流量会逐渐减少。但是，如果产后24小时后阴道还是大量出血，流量超过400ml就属于晚期产后出血。

晚期产后出血的原因

1 新妈妈有凝血功能障碍，产后血液不易凝固，导致血流不断。

2 产后胎盘或是胎膜在体内存留，由于未完全排出导致产后开始出血。

3 胎盘在子宫附着部位修复不利，伤口不能及时恢复。

4 对于剖宫产的新妈妈来说，子宫切口处恢复不利也会引发晚期产后出血。

晚期产后出血的症状

1 有些新妈妈产后出血的时间会延后到产后的1～2周。症状多表现为低热，阴道突然间大量出血或是间断出血。

2 短期内大量出血，可导致新妈妈休克。

3 缓慢地出血，由于身体系统有可代偿性补充功能，脉搏、血压及身体状况不会发生很明显的变化，但是这种情况极易被忽视而错失治疗的最佳机会，当新妈妈失血到一定程度时，同样会出现休克症状。

一旦新妈妈出现上述的症状，要及时告知医生，进行治疗。

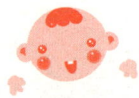

产后贫血

产后贫血是产后极易出现的一种病症，它是由于新妈妈在分娩过程中失血过多，或是新妈妈在妊娠期贫血调理不当导致的。新妈妈贫血不仅会对自己的身体造成影响，也会间接影响小宝宝的健康。

轻度贫血：轻度贫血者面色会略显苍白，而病情较重者，则会表现为脸色发黄、水肿，周身乏力，时而出现头晕、心悸、呼吸短促等症状。女性血色素的正常范围在110～150g/L之间，如果新妈妈的血色素在90～110g/L之间就属于轻度贫血。轻度贫血可以通过饮食的方法来调节。动物内脏、瘦肉、蛋、奶等食物中含有大量的铁元素，新妈妈可以多吃一些。

中度贫血：如果血色素在60～90g/L则属于中度贫血，可以口服用药协助治疗，例如服用硫酸亚铁口服液。

重度贫血：如果血色素低于60g/L属于重度贫血，要及时就医，必要时采取输血治疗，尽快恢复血色素。此外，在平时的饮食中也要多食用对补血有益的食物。

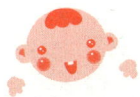

产后会阴胀痛

有些新妈妈产后会出现会阴胀痛的情况，导致会阴胀痛主要有以下原因：

● 做会阴侧切手术后，伤口未痊愈时受到了感染。

● 由于胎儿分娩时间过长，长时间压迫阴部，造成水肿。

● 医生在做伤口缝合时，血管结扎不彻底，造成会阴血肿。

● 胎儿的体形较大，对会阴造成了伤害。

不论什么原因，新妈妈都会感到痛苦，因此，要学会如何处理不同情况的产后会阴胀痛。

会阴脓肿：对于伤口感染所致的会阴脓肿，治疗时要尽快拆开缝线，切开脓肿的地方，将里面的脓液释放掉，并用1：5000的高锰酸钾溶液清洗会阴，感染严重时需注射抗生素治疗。

会阴水肿：治疗时可用50%浓度的硫酸镁湿敷外阴，以帮助消除水肿。每天2次，每次15分钟。会阴肿胀严重时可以用痔疮膏涂抹于患处，再配以1：5000的高锰酸钾溶液坐浴治疗。

会阴肿胀：如果是由于血管结扎不彻底而造成的会阴肿胀，要及时送往医院，切开血肿，取出血块，结扎出血点止血。

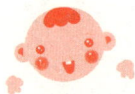

产后腹痛

　　在分娩过后的头几天里，新妈妈的下腹会有不同程度的阵痛，产后腹痛是很正常的现象。分娩过后，子宫会自然地恢复到原来大小，宫缩是子宫复旧的表现，它能帮助新妈妈排出体内的积血和蜕膜。腹痛是由于子宫收缩时体内血管流通不畅、组织缺氧、神经纤维受到压迫引起的。当子宫收缩到原来大小时，血液流通顺畅，神经纤维受到的挤压消失，新妈妈就不会感到下腹阵痛了。宫缩开始于产后的1～2天，疼痛持续2～3天就会自然消失。

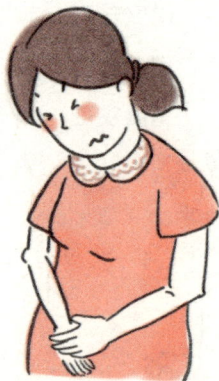

　　不过，由于经产妇子宫内平滑肌的弹性受损，没有那么强的收缩力，子宫只能加强收缩的力度，因此，她们经受的疼痛要更剧烈一些，而且时间也会相对延长，这也是正常的生理现象。

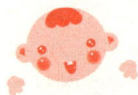

产后腰腿痛

　　分娩后，会出现腰骶部疼痛，这是因为分娩后盆腔内的组织不能很快恢复到孕前状态，子宫也未能完全复位，在一段时间内，连接骨盆的韧带松弛无力，以及这个时期恶露可能排出不畅，导致宫腔内血液瘀积引起的。

新妈妈平时应注意腰部保暖，并注意适当锻炼腰部。

产后不要过早跑步、走远路，同时还应避免弯腰、久站、久蹲，避免提过重或举过高的物体，以免导致产后子宫后位或子宫脱垂，引发腰痛。

如果腰痛一直未见减轻，反而日渐加重，或者持续时间已超过1个月，应及时去医院就诊。

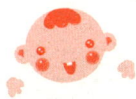

子宫复旧不全

妊娠期间，随着体内小生命的生长，新妈妈的子宫也会被撑得很大。当分娩结束后，子宫就会逐渐恢复至未孕的状态，这个过程被称为子宫复旧。

子宫复旧不全指的就是产后子宫收缩无力，导致胎盘滞留，或者产后恶露不绝的状况，亦称产后子宫复旧不良。中医称子宫复旧不全为"产后胞衣不下"、"产后恶露不绝"。前者是说分娩时胎盘剥离不全，滞留在新妈妈体内，此种情况极易致大出血，应慎重对待。恶露不绝是指分娩或流产后阴道不停地排出血液。

恶露是判断子宫复旧情况的一面镜子。正常情况下，恶露有血腥味，颜色会随着时间的推移慢慢转淡，之后完全排干净。如果新妈妈在生产4周后阴道仍有血液流出，且混浊浓稠，有刺激性异味，经常感觉小腹坠痛，就要警觉是否是子宫复旧不全。

产后宫底下降的情况也可以反映出子宫的恢复状态。当胎盘从新妈妈体内滑出后，子宫的位置在小腹部，但由于盆底肌恢复力量，12小时后子宫就会上升至肚脐高度，在之后的日子里，它还会慢慢缩小，产后一周子宫就能恢复到妊娠12周时的大小，产后10天回到骨盆腔内，产后6周就能够完全恢复到孕前状态了。

新妈妈应加强分娩及产褥期护理，尽可能预防子宫复旧不全的发生。如果怀疑有残留时，要马上对宫腔进行清理，并使用子宫收缩剂促进子宫收缩。如果出现产后小便困难，应尽快用热敷下腹部、针灸、艾灸等方式进行处理。如果仍出现尿不尽的症状，膀胱胀至脐部位置需要持续导尿。此外，产后应避免长时间仰卧位，应尽早下床活动。

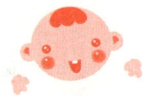

盆腔瘀血综合征

盆腔瘀血综合征是一种较难治愈的病症，是由于慢性盆腔静脉血液流出不畅、盆腔静脉充盈、瘀血所引起的。它多发生于25～40岁的女性身上，而且她们大多是经过两次妊娠或是有过流产史的女性。

盆腔瘀血的影响

下腹时常疼痛，尤其是在经前长久站立和性交后，疼痛更严重。会导致性生活质量下降，性交时女性也会感到疼痛，症状严重时难以忍受，而且次日腰痛等症状会更加明显。影响正常的生活。

还会出现经前乳房肿痛、痛经、月经周期改变等情况。其中痛经是最普遍的，患者多是从经前就开始出现盆腔坠痛的症状，在月经的第一天情况最严重，从第二天开始好转。不过这并不妨碍怀孕，即使是在发病期间，仍可以继续孕育下一代，只是常常会感到极度疲劳。

盆腔瘀血的防治

症状不严重的患者，只要多加预防，劳逸结合就可以了。例如预防便秘，节制性生活，做适当的锻炼以增进盆腔肌张力及改善盆腔血循环。

症状严重的患者，可以用中医调养的方法，红花、川芎、当归等药材有活血祛瘀的功效，也可以考虑进行手术治疗。此外，还可以坚持每天膝胸卧位20分钟，并改变睡觉姿势，尽量采取侧俯卧位休息，盆腔疼痛的症状会明显减轻。

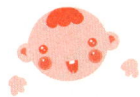

产褥感染

产褥感染是一种比较常见的月子病，它是由于产妇在分娩及产褥期生殖道受病原体感染而引起的炎症疾病。产褥感染的发病率为1%～7.2%，严重时会导致产妇死亡。

在临床上，产褥感染的主要症状是腹痛、发热、恶露异常。而患病前新妈妈大多感到疲倦、不思饮食、四肢无力、恶寒等。感染并不严重的时候，症状通常表现为生产道伤口感染、发炎，分娩时造成的创伤部位出现红肿热痛反应等。感染严重的时候致病菌会深入体内，如果细菌深入到子宫，新妈妈会时常感到下腹疼痛，恶露开始增多并出现异味，按压子宫时也能感到疼痛。如果这时还没有用药制止细菌的蔓延，子宫旁的器官也会产生脓肿，情况严重时还会引起头痛、恶心、呕吐、腹肌紧张等症状。如果任由炎症继续蔓延，腹膜就是细菌攻击的下一个对象，新妈妈极易患上腹膜炎，这时除发热、呕吐、腹痛外，腹式呼吸还会减弱或消失。

最严重的情况是病菌感染了血液，引起脓毒血症，这时肺、肾都会出现脓肿，最后导致败血症。

产褥感染不容忽视，新妈妈在平时的调理中要时刻注意，预防工作应从妊娠期就开始。

饮食方面需多加留意，多摄入一些有助于补血补铁的食物，此外还要均衡营养，加强身体的免疫力。

在待产期间注意劳逸结合，把身体调养到最佳状态。

注意卫生。如果新妈妈患有妇科疾病，就更要注意自身的清洁，勤换内衣裤，洗浴时尽量淋浴。

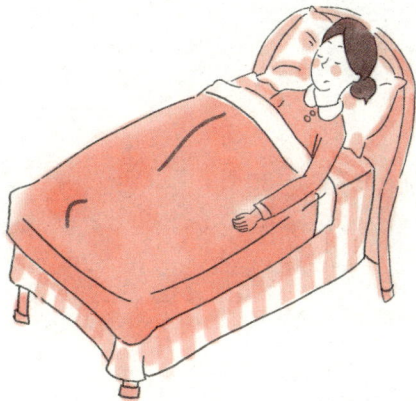

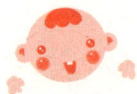

产后排尿困难

大部分新妈妈在分娩过后会出现排尿困难的情况，即使有了强烈的尿意，还是排不出来，抑或是排尿不畅。那么，这到底是什么原因引起的呢？

●分娩过后，新妈妈的膀胱会向后移位，虽然移位不多，但会增大尿道和膀胱间的角度，给排尿造成阻力，引起排尿不畅。

●分娩时胎儿产出的时间过长，会压迫膀胱，导致其收缩力减退，逼尿肌无力，出现排尿困难。

●妊娠期间膀胱的容积过大，分娩后对内部增加的尿液感觉不明显，无法产生尿意。

●新妈妈在生产时会阴撕裂，排尿会刺激伤口，神经反射阻止排尿，进而造成了排尿困难。

●还有一种情况就是有些新妈妈不习惯在床上小便，心理有压力。其实，新妈妈要尽量增加排尿次数，以防膀胱肿大，造成尿潴留。

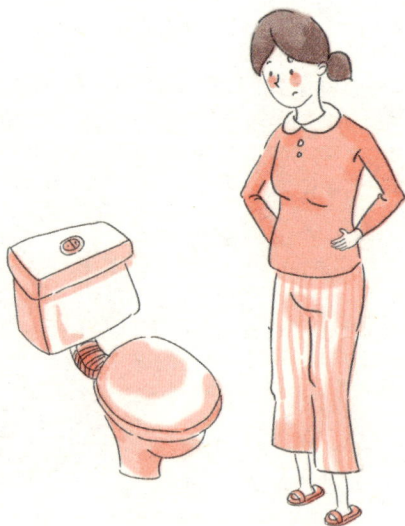

解决排尿困难的方法有以下几种：

诱导法：用热水袋敷于新妈妈的小腹，并用手掌轻压膀胱处，诱导产生尿意。如不见效，可以用温水刺激外阴，让新妈妈产生排尿的幻觉。或是让新妈妈听流水的声音，诱导排尿。

饮水法：能让新妈妈排尿的最直接方法就是饮水，饮水1000ml，1小时后进入尿意高峰期，此时是排尿的最佳阶段。

按摩法：关元穴、气海穴位于膀胱附近，按压这两个穴位有利于膀胱肌的收缩，再以三阴交穴配合按摩效果更好。

导尿法：如果以上各法均不能奏效，而膀胱又胀满难抑，可以进行插管导尿，将导尿管滞留在体内1~2天，逐渐缩短开放时间，待膀胱恢复原有张力，即可拔出。

放松心情法：平复一下情绪，可以尝试放松压力，集中注意力。

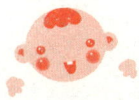

产后尿失禁

女性的骨盆底连接着子宫和膀胱，当子宫由于分娩发生改变时，膀胱也会受到牵连。因此，很多新妈妈在产褥期都会出现尿失禁的情况。伴随着咳嗽和喷嚏，尿也出来了，进行跑、跳等冲击力较大的运动时，也会渗出尿液，严重时听到流水的声音，都会引发小便失禁。

新妈妈可以锻炼盆底肌，增强它对尿液的"截流"作用。可以随时收缩盆底肌肉，用力收缩时就像是在憋尿，松紧交替的锻炼对治疗尿失禁很有效。或是在排尿时，中途有意停住，暂缓3~5秒再继续。这样能有效锻炼括约肌，缓解尿失禁症状。此外，新妈妈还可以取仰卧位，手掌叠放于小腹中部，围绕肚脐顺时针按摩，每天早晚各一次，一次5分钟即可。生活方面还要多吃粗纤维、利尿的食物，养成定时排尿的习惯，以减少腹部的压力。

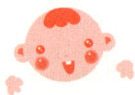

乳房湿疹

乳房湿疹是一种出现于女性乳房的皮肤过敏性疾病。它就像皮肤湿疹一样，会出现丘疹、水泡，但不会导致乳头变形，也不会导致乳头糜烂，只要及时治疗就能够痊愈。此病多见于哺乳期的新妈妈，而且多为双侧患病。产生丘疹的位置多在乳房下部，乳头及乳晕处也有，有时会累及乳头周围的皮肤。它分为三种类型，可能会转化发作。

急性乳房湿疹：乳房皮肤处会出现小丘疹，颜色微红，有瘙痒的感觉，抓挠后会破损并伴有液体流出，严重时会出现糜烂现象。

亚急性乳房湿疹：它是由急性乳房湿疹转化来的，乳房的大部分皮肤都会出现丘疹，糜烂面会结疤，夜间有明显的灼热和瘙痒感觉。

慢性乳房湿疹：它是由亚急性乳房湿疹转化而来的，在这一阶段，新妈妈就能明显地感觉到乳头表层的皮肤变厚，乳头出现皲裂现象，并伴有阵发性疼痛。

预防乳房湿疹离不开良好的卫生习惯和饮食习惯，一些辛辣或者腥味重的食物很容易引发乳房湿疹，新妈妈应该尽量控制食用量。此外，有些新妈妈对某些药品或是动物的皮毛过敏，这时要避免接触过敏原。

如果已经患上了乳房湿疹，就要在医生的指导下积极进行治疗。乳房湿疹的治疗是一个漫长的过程，并且容易复发，新妈妈要有恒心，坚持到底。

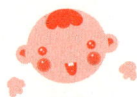

产后乳腺炎

不同时期的症状

初患期：在刚患上急性乳腺炎时，新妈妈的体温会升至38℃左右，乳房会有胀满感和疼痛感，在给宝宝授乳时乳汁分泌不畅，乳房还会出现由乳汁淤积而引起的肿块。在这一阶段，肿块经过治疗就能消失。

化脓期：化脓期最明显的症状出自于乳房肿块的变化。在开始阶段，乳房局部逐渐变硬，肿块开始增大，会出现高热、四肢无力、同侧淋巴结肿大等状况，4～5日后脓肿开始形成，伴有乳房跳痛感，按压肿块会有波动感，皮肤表面可能会溃破。如果是乳房深处的脓肿，按压时波动不明显，要尽快切开引流。有时一侧乳房内可能会存在数个深浅、大小都不一致的脓腔。

溃后期：溃后期指的就是脓肿的破溃阶段。位于皮肤浅层的脓肿，常常可穿破皮肤排出脓液，形成溃烂。或是乳汁从创口溢出，形成乳漏。位于皮肤深层的脓肿，可穿向脂肪，形成乳房后位脓肿，情况严重时可能会引发脓毒败血症。

乳腺炎的防治

新妈妈出现乳腺炎的症状时，如果是在初期，可以尝试用下列方法进行缓解：

● 患早期乳腺炎的患者要注意休息，可以不用断奶，但暂时不要用患侧乳房授乳，并及时清洁乳头及乳晕。

● 用吸奶器帮助乳汁排出，以防乳汁淤积。必要时可以切开引流，但这个时候要终止哺乳，以防细菌侵入。

● 可以用冰袋外敷，帮助减缓局部充血和水肿的状况。如果水肿明显，则可以用少量50%的硫酸镁溶液热敷。

治疗急性乳腺炎以广谱抗生素为主，但也可选用青霉素、红霉素、先锋等抗生素进行消炎治疗，症状十分严重时可采取静脉滴注法。

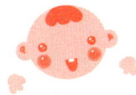

乳汁淤积

在授乳过程中，若乳汁分泌过多，千万不能置之不理，不要留着乳汁等宝宝饿的时候再吮吸。当乳房中有多余的乳汁时，乳腺导管会受到阻碍，乳汁的分泌量会减少，此时可以用吸奶器或用手将乳汁挤净。

排空乳汁的益处

当宝宝吮吸乳房的次数多了，自然会分泌出更多的乳汁，如果乳房中总是存有剩余的乳汁，它就会逐渐减少分泌量。挤奶的动作与吮吸有异曲同工之妙，可以刺激乳腺分泌更多的乳汁。对于已经开始工作的新妈妈来说，每日排空乳汁就更有必要了，它可以保证宝宝在家有充足的母乳食用，在喂养宝宝时就不用再添加别的辅食，可以进行纯母乳喂养。

排空乳汁的注意事项

挤奶前要准备好盛奶的器皿，将双手和乳房清洁干净。大拇指按压住乳晕，其余四指由侧边向内进行挤压，并不时转动方向，挤掉乳房内所有的奶，保持乳腺畅通。

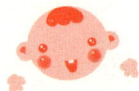

乳头皲裂

乳头皲裂的新妈妈在授乳时要承受巨大的痛苦。她们的乳头、乳晕会出现大小不等的裂口、溃疡，严重时还会出现糜烂。当裂口结疤后，还会阻碍宝宝的吮吸。

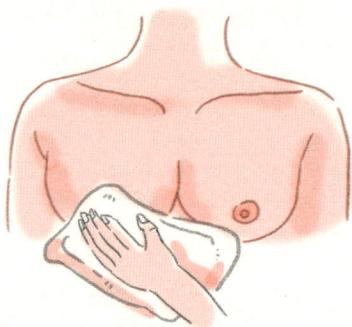

乳头皲裂的原因

- 宝宝吮吸的方式不正确，再加上喂奶时间过长，极易造成乳头出现裂口。
- 有些新妈妈乳头的皮肤过于娇嫩，经不起婴儿长时间的含咬。
- 新妈妈乳汁分泌过多，乳头总在奶水中浸泡，也会引起糜烂的发生。

缓解症状的方法

- 在授乳前，可以用热毛巾敷在乳头处，使之变软，防止宝宝大力吮吸给乳头带来伤害。在授乳时，要注意纠正宝宝不正确的吮吸方式。让宝宝含住乳头和大部分的乳晕，这样可以有效地防止皲裂的发生。

●授乳过后可以在乳头处涂抹一些橄榄油，橄榄油中的成分可以帮助皮肤修护被损伤的部分。或是涂抹一些具有防皲裂效果的润肤露，加强乳头的湿润程度。

如果情况十分严重，要及时就医。

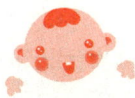

如何远离产后抑郁

产后抑郁症是一种精神疾病，患者多感觉心情抑郁，对任何事情都没有兴趣。因为是在产褥期发生，故而得名产后抑郁症。有的发病于产褥期，有的发病于产后三个月或是产后一年内的任何时间。

症状

患有产后抑郁症的新妈妈多会感到不安、伤心、焦躁、易怒、注意力不集中，经常情绪低落甚至落泪。严重时还会出现不思饮食、心悸、出汗、头晕等症状，睡眠质量也大打折扣。

原因

内在原因：分娩前，新妈妈难免会想象生产时的艰辛，分娩过后又会担心将来的生活，时间长了就会造成精神压力。另外，妊娠和分娩还会引起内分泌变化，身体也许不能及时适应。好胜、有责任感的新妈妈较易患上产后抑郁症。

外在原因：如果家庭情况不是很富足，新妈妈就容易担心宝宝的未来，增加自己的心理负担。家庭中出现了某些变故也会给新妈妈的生活加重压力。缺乏家人的鼓励和支持会使新妈妈感到孤立无援。家庭的氛围对产褥期新妈妈的心情也有所影响。

远离产后抑郁症的方法

很多新妈妈由于在产后不能快速接受角色转换或者因为一些其他因素，情绪上很容易出现波动，出现产后抑郁。这些虽然都是正常现象，但是新妈妈在找到情绪波动原因的同时，还应该学会自我调整。

情绪转移法：在生活中经常会遇到一些不愉快甚至有些棘手的事情，不要把精力过多地放在这些事情上，更不要钻牛角尖，否则心情就会越来越沉重。要及时转移自己的注意力，多去想那些能让自己感到愉快的事情。

宣泄倾诉法：心情不好的时候，可以和家人或者好朋友聊聊天，就算大哭一场也没事，只要能把心中郁闷的情绪发泄出来就可以。这也需要家人给予新妈妈充分的理解和支持，帮助新妈妈树立信心、面对各种挑战。

身体锻炼法：新妈妈不要一味地躺在床上什么都不做，应该在自己的身体逐渐恢复的时候，适当地进行一些体力劳动或体育锻炼，这样可以创造一些快乐的元素。

妈妈坐月子，爸爸要干什么

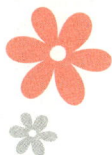

一提起坐月子这件事，爸爸们可能会觉得这是新妈妈的事，和自己无关。实际上，在坐月子期间，新妈妈们的身体极度虚弱，非常需要别人的照顾。爸爸们在这一特殊时期，更应该多了解一些产后常识，给新妈妈最好的关爱。

维持良好的居住环境

新妈妈在坐月子期间，最需要的就是休息，维持良好的居住环境是极其重要的。爸爸应该注意以下几点：

1 为新妈妈准备一个明亮、阳光充足的房间。阳光是最好的消毒剂，直射房间可以杀除室内的细菌和病毒。

2 居室内要保持空气清新，爸爸要经常开窗通风，时间控制在20分钟即可，每天两次，但是要避开上下班高峰期，那时空气中的污染比较严重，流通的空气对新妈妈和小宝宝都没有益处。

3 爸爸要保持居室内的整洁，新妈妈在月子期间心情会比平时烦躁，乱糟糟的室内陈设更会引发她的不安。

4 可以适当在室内添加一些绿色、黄色、粉色等柔软的颜色，帮助新妈妈平复焦躁的情绪。

5 居室中的温度也要控制好，夏季室内温度23～28℃，湿度控制在30%～60%。冬季室内温度18～25℃，湿度控制在30%～50%。

6 有抽烟习惯的爸爸不要在室内吸烟，二手烟对新妈妈和宝宝的健康都有严重的影响。

7 可以在家中添加一些绿色植物，帮助吸收空气中的有害气体，净化空气，还可以让新妈妈缓解眼睛疲劳。

保证新妈妈的营养

新妈妈在生产过程中消耗的体力极大，所以产后需要足够的营养补充。尤其是在产后的头几天，新妈妈的体力尚未恢复，消化功能比较弱，此时爸爸要为新妈妈准备富含营养、易于消化、不油腻的半流质食物，然后才可以逐渐转为普通饮食。不能只为新妈妈准备荤菜，要适当准备蔬菜和水果，既能防止新妈妈发胖，又能增加纤维素、防止便秘。

营造温馨的家庭氛围

新妈妈生完宝宝后，大部分情况下家里只会注意到让她吃好、休息好，很少会有人去注意新妈妈产后的心情。其实新妈妈分娩后，体内的激素水平急速下降，再加上分娩时大量的失血和体力消耗，身体极度疲劳，这时候对周围的刺激会异常地敏感，感情也变得十分脆弱。家人的任何语言和行为都会引起新妈妈的情绪波动。爸爸在这一阶段应该做新妈妈的倾听者，并且鼓励新妈妈表达自己内心的情感，给予新妈妈更多的体贴和关心，千万不能对新妈妈漠不关心，甚至争吵或是埋怨。

适度性生活，体贴新妈妈的健康

从表面上看，新妈妈产后休息一个月身体就能恢复了，其实并不是这样。在产后的一周内，子宫内仍会流出含有血液、黏液以及坏死的子宫内膜的血性恶露，接着血量会减少，变成淡红色的浆液性恶露，最后变为含大量白细胞和退化蜕膜的白色恶露。正常的恶露有血腥味但是不臭，会持续4~6周。如果恶露量多且持续的时间长并伴有臭味，多为生殖道感染，应该尽快去医院就医。因此，这段时间里是绝对不能进行性生活的。在恶露完全排尽后，性生活也要有所节制，最多为一周一次。

虽然产后需要坐月子的是新妈妈，但是爸爸也要承担起作为丈夫和父亲的责任，帮助新妈妈在生理和心理方面都做好调节，度过一个健康、和谐的月子期。

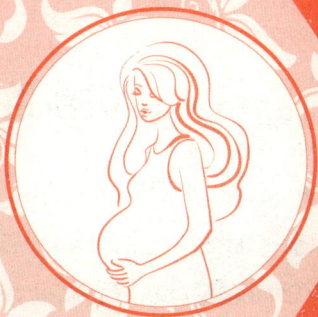

① 新生儿生理特点

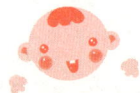

认识新生儿的身体

从脐带结扎起到出生后满28天的婴儿叫作新生儿。爸爸妈妈第一眼看到宝宝的时候一定会非常惊讶：大大的脑袋、又皱又红的皮肤、攥着拳头的小手、像青蛙一样短小蜷缩的四肢，从肩膀到后背都长着细细的毛……原来这就是我的宝宝啊！

刚从妈妈肚子里出来的新生儿体重通常为3～3.5kg，平均身长为50cm。头部周长比胸围还要大，是不折不扣的"四等身"。不过，爸爸妈妈不必担忧，随着躯干和四肢的发育和变长，宝宝的身体会越来越匀称，渐渐长成正常的成人身材比例。

新手爸爸和妈妈首先要做的，是认识新生儿的身体。

皮肤

新生儿的全身都包裹着一层像油脂一样滑腻的物质，这是胎脂，当宝宝在妈妈子宫里时，胎脂可以保护胎宝宝的皮肤免受羊水的浸泡。宝宝来到这个世界后，皮肤会逐渐干燥，看起来皱巴巴的，还会脱皮。有些宝宝的肩膀与背部甚至全身会有一些细小的毛发。

头

新生儿的头通常不是完全圆形的，看起来有些凹凸不平。这是因为在妈妈的产道里受到挤压造成的。头发蓬乱，头顶中央的部分很软。

头发

有些新生儿几乎没有头发，也有些头发乌黑而浓密。头发的颜色差异也大，有黑色，也有棕色。接近百天时，宝宝开始掉胎发，周岁时会长出真正的头发。有时会看到像头皮屑一样的东西，但这只是胎脂，很快就会消失。

脸

新生儿的五官不清晰，鼻子通常是扁平的、脸蛋看上去小小的，额头和眼皮上可以看到红色斑点，皮肤颜色红润，但深浅不一。

鼻子

鼻子通常是扁平的，但随着发育，鼻梁也会变高。鼻孔非常小，所以毯子或衣服的毛、灰尘很容易堵住鼻孔。

嘴巴

嘴唇和舌头的感觉渐渐发达。偶尔嘴里会起水泡，但不用特别治疗也会消失。

胸部

胸会有一些膨胀，这是因为在子宫里的时候，妈妈分泌的激素会对宝宝的乳房产生影响。即便感觉到变硬或结块，甚至有时流出像母乳一样的分泌物，也不必担心。需要提醒的是，有种错误的说法认为如果不挤出分泌物，宝宝的乳头就会下陷，这是毫无根据的，千万不要动手挤。

指甲

在妈妈肚子里时，新生儿的手指甲也在不断地生长，所以有的宝宝刚生下来指甲就特别长。虽然新生儿的手指甲像纸一样薄，但是非常尖锐，会划伤脸，要及时修剪。

眼睛

眼睛可能看起来像沾有油脂，有些肿胀，并微微发红。

耳朵

新生儿的耳朵皱巴巴的，不过过不了多久就会自动展开。刚出生的宝宝对大声音只有细微的反应，经过一周的发育后，对于小声音也会做出反应。

肚子

新生儿的肚子通常是大大的、鼓鼓的，这是因为皮下有丰富的脂肪、腹腔内有少量的腹水。

四肢

宝宝在妈妈肚子里时，四肢都是蜷曲的，还会紧紧地握着小拳头，出生后，宝宝还习惯保持着这样的姿势，并且胳膊是用力的状态，如果用手指触摸，会握得更紧。但是如果睡着了，拳头会放开。膝盖也是弯曲的，看上去就像一只小青蛙。不过，随着身体的生长发育，宝宝会逐渐改变过去那种蜷曲着四肢的姿势。

脚

新生儿的脚底皱纹非常密集，脚心向里。妈妈们会惊奇地发现，新生儿都是平足，如果像成年人的脚一样呈弓形，那么婴儿的神经或肌肉组织可能有问题。

脐带

医生在为新生儿剪断脐带后，会用肚脐夹子夹住剩下的脐带，给脐带打结。出生后1～2周左右，脐带会脱落。

生殖器

睾丸和外阴都会显得有些肿胀，呈现膨胀的状态。因为出生时分泌大量激素，生殖器会变大，男宝宝睾丸外的皮肤很松弛，阴囊看起来像成人一样大小，但一周内就会恢复正常。

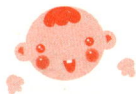

新生儿的各项机能

在成人眼里可能会觉得刚出生的小宝宝自己什么都不能做，不过不要小看他们，他们身上带有与生俱来的生存能力。身体虽小，但也在努力地跟爸爸妈妈沟通，爸爸妈妈要小心仔细地照料他们。

原始反射（与大脑指令无关的动作）

出生3个月的小宝宝，会做一些与大脑指令无关的反射动作，这种动作被称为原始反射。例如：听到大的响动时双手会自然张开、触碰嘴唇时会自然地吸吮、无意识地抓住妈妈的手指等。

视觉（视力在0.01～0.05左右）

新生儿的视力在0.01～0.05左右。视觉的焦点在距眼睛30cm左右的位置。新生儿的眼睛对明暗度很敏感，所以在宝宝睡觉的时候不要开太过明亮的灯。

听觉（从胎儿时代就已经有了听觉）

妊娠25周左右，胎儿便可以听见声音了。出生后听到分贝大一些的声音会受到惊吓而啼哭。爸爸妈妈可以轻柔地对宝宝说话，或者唱摇篮曲给宝宝听，这样宝宝会觉得很安心。

身体（胳膊呈W型，腿呈M型卷曲的姿势）

出生后不久，宝宝的体重会暂时生理性地减少。宝宝的头部占身体比例的1/4，这时的颈部还没有足够的力度可以支撑头部直立。多数时候胳膊是呈W型的，双腿是呈M型的弯曲姿势。抱起宝宝的时候双腿也是呈M型的，需要注意。

呼吸（呼吸和脉搏都是成人的2倍）

身体急速成长的新生儿需要大量的氧分。呼吸频率大约是每分钟40～50次，脉搏是每分钟120次，大约是成人的2倍。这时由于宝宝的胸部肌肉尚未发达，所以很长一段时间是使用横膈膜上下升降的腹式呼吸法进行呼吸的，因此呼吸时腹部动作很频繁。

体温（出生后3个月内体温调节能力较差）

胎儿在母体中被37℃上下的恒温羊水所保护，出生后接触到外界则需要使用自身的体温调节能力。出生3个月后宝宝的体温调节能力较差，体温很容易受到周围环境的影响。一定要细心地观察宝宝的状态，适当调节室温和增减衣物，帮助宝宝调节体温。

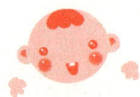

新生儿的特征

新生儿期

出生后4周内的婴儿叫新生儿，这个时期即新生儿期。通常，正常的新生宝宝的体重约为2.5～4kg，身高约为46～52cm，头围约34cm，胸围较头围小1～2cm。要特别注意宝宝的体重状况，因为新生宝宝的体重会直接影响到宝宝成年后的健康状态。低于2.5kg的新生宝宝，患病率与死亡率均较高，行为能力及应答能力也比正常体重的宝宝差。

总之，这个时期的宝宝由于生理调节和适应能力还不是很成熟，在身体脱离母体的那一刻，容易发生一系列的生理和病理变化，一定要特别注意这个时候对宝宝的护理。

了解宝宝的体温

一般来说，宝宝刚出生时的体温（肛门内测定的体温）约为37.6～37.8℃。

由于新生宝宝体温调节中枢尚未发育成熟，而且皮下脂肪较薄，体表面积相对较大，保温能力差、散热快，易受外界温度环境的影响，所以体温变化较大。宝宝出生后半小时到一个小时内体温会下降2~3℃，之后再逐步回升，在36~37℃之间波动。

1~3周宝宝身体发育状况

新生宝宝第1周身体发育状况		
头围	31.9~36.7cm（男）	31.5~36.3cm（女）
胸围	29.7~35.7cm（男）	29.8~35.4cm（女）
体重	2.5~4.1kg（男）	2.4~4kg（女）
身高	47.0~53.8cm（男）	46.6~53.0cm（女）

新生宝宝第2周身体发育状况		
头围	35.5~40.7cm（男）	35.0~39.8cm（女）
胸围	34.0~41.2cm（男）	33.5~40.3cm（女）
体重	3.9~4.3kg（男）	3.6~4kg（女）
身高	52.3~61.5cm（男）	51.7~60.5cm（女）

新生宝宝第3周身体发育状况		
头围	37.5~42.7cm（男）	37.0~41.8cm（女）
胸围	36.0~43.2cm（男）	35.5~42.3cm（女）
体重	4.2~4.6kg（男）	3.9~4.3kg（女）
身高	54.3~63.5cm（男）	53.7~62.5cm（女）

新生儿的小便

人体生命活动中，每天会产生多余的水、尿素等废物，健康的生命活动会将这些废物通过泌尿系统，以尿液的形式排出体外。由于宝宝出生时发育尚未成熟，尿色呈现出清亮、淡黄的特征。

一般来说，新生宝宝第一天的尿量很少，约10～30ml，出生后12小时应排出第一次小便，出生后36小时内排尿都是正常现象。新生宝宝出生后头几天，身体进水量较少，每天仅排尿4～5次；随着哺乳、摄入水分的增多，新生宝宝代谢逐渐旺盛，尿量也会随之增加，每天可达10次以上，日总量在100～300ml，满月前后可达250～450ml。如果宝宝吃奶少或是体内水分丢失较多，或者进入体内的水分不足，还会出现少尿或者无尿的现象。这时应该让新生宝宝多吸吮母乳，或是多喂些糖水，增加尿量。

新生儿的大便

大多数新生宝宝在出生后的12小时内会排泄出没有异味，颜色呈深黑绿色或黑色的黏稠物，这是胎儿在母体子宫内吞入羊水中的胎毛、胎脂、肠道分泌物而形成的粪便，称为胎便。新生宝宝要排出4天左右的胎便才会开始排出正常的婴儿粪便。父母亲要备好湿巾纸、尿布、护臀膏等物品。如果新生宝宝超过24小时仍然没有胎便排出或4天后仍有胎便排出，需立即到医院进行检查，排除先天性肛门闭锁症或先天性巨结肠症等因素。

开始喂奶后，新生宝宝的胎便会发生一些变化。母乳喂养的宝宝大便呈金黄色糊状，有酸味，无臭味，无奶瓣，大便次数较多，每天排便1～4次。有的新生宝宝几乎每次喂奶后都会有大便排出，而且很软，有时还会出现黏液或者排出绿色大便。若宝宝吃奶正常，每日排便7～8次，体重也增加则属正常现象。人工喂养的宝宝大便呈淡黄色，粪便较干，稍有臭味，大便次数较少，每日排便1～2次，有的宝宝甚至2～3天才排便1次。

宝宝的大便呈淡绿色时，主要与这几个因素有关：

乳类中含有丰富的铁，宝宝未能完全吸收，从大便中排出，使大便呈绿色。

某些乳类中的优质脂肪容易消化，在消化过程中胆汁消耗较少，多余的则从大便排出，呈现绿色。

宝宝的肠道有炎症或肠蠕动过快，肠道中的胆红素尚未转换完全就从大便中排出而呈绿色。

新生儿的皮肤

新生儿的皮肤柔嫩，呈玫瑰红色，表面角质层较薄，覆盖着一层灰白色的胎脂，这层物质由皮脂腺分泌的皮脂等组成，具有保护皮肤、防止感染等作用，皮层下毛细血管非常丰富。然后，胎脂开始逐渐被皮肤吸收，这个时候尽量不要人为地用水洗去或用纱布等东西擦去。但头皮、耳后、腋下及腹股沟等皱褶处的血迹和胎脂可以轻轻擦去。对于头顶部胎脂较厚的新生宝宝，可以抹一点植物油，等其干燥后便会自然脱落。当胎毛开始脱落之后，给宝宝洗澡时可看到水中有许多漂着的细绒毛。

之后，新生宝宝全身皮肤会变得干燥，出现鱼鳞状纹路，会渐渐脱皮。

由于新生宝宝的皮肤很娇嫩，局部防御功能差，很容易受损伤，一旦受伤就成为细菌入侵的门户，轻者会引起局部感染发炎，重者还可能扩散至全身引发败血症。为此，在这段时期，一定要注意新生宝宝皮肤的清洁，头、颈、腋窝、会阴部及其皮肤褶皱处应勤清洗并保持干燥，以免糜烂。

新生儿的睡眠

宝宝每天除了啼哭、进食外，几乎大多数时间都处于睡眠状态，只是在饥饿、尿布浸湿、寒冷或受到外在干扰时才会醒来。宝宝的睡眠习惯具有一定的遗传倾向，睡眠时间也因人而异。不能单纯以睡眠时间的长短来判断生长是否正常，也不要在宝宝毫无睡意时强迫他睡觉。宝宝的睡眠有规律，睡醒后才会精力足、情绪好、食欲佳，才能健康成长。

为了给宝宝营造一个良好的睡眠环境，需要注意哪些问题呢？

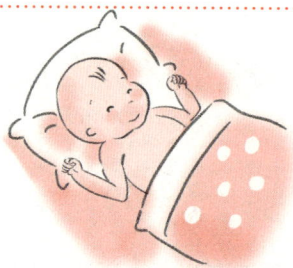

● 宝宝睡眠时室内一定要保持安静。

● 最好让宝宝独睡一张小床，这样既能减少交叉感染的机会，又有助于培养宝宝的良好生活习惯。

● 尽量不让睡在妈妈身边的宝宝和妈妈同盖一张被子，以免不小心被妈妈挤压。

● 宝宝的被褥不宜过厚、过重，也不宜盖在宝宝脸上。

● 由于宝宝自己不能翻身，经常睡一个方向容易引起头颅变形，为此，每隔4小时左右要给宝宝调换一次卧位。

● 给宝宝喂奶、喂水、换尿布时，最好在宝宝清醒状态下的同一时间段进行，尽量不要在宝宝睡得正熟的时候做。

② 新生儿日常护理

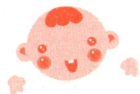

如何抱宝宝

照料宝宝的第一步就是要学会正确的抱姿。是否担心宝宝的身体太柔软了，会不会抱不住？或是总抱着宝宝手腕很疼怎么办？不用担心，接下来为有上述疑虑的新妈妈讲解如何正确地抱新宝宝。

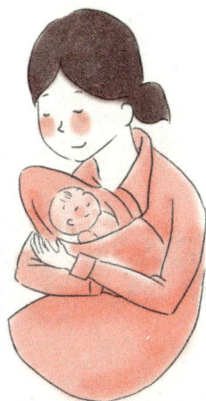

紧贴身体，温柔的语音逗引

婴儿都很喜欢被抱在怀里。当他们还是胎儿时，在母体内被温暖的羊水和子宫所包围，一旦分娩出母体接触到外面的世界，便成为了一个独立的个体。内心充满不安的新生儿，需要一种温暖的安慰，这便是身体与身体之间的接触。抱起宝宝时需要注视着宝宝的眼睛，尽可能地使身体紧贴宝宝。虽然宝宝可能听不懂妈妈说的话，但他们完全可以通过妈妈温柔的语调、贴身抚抱时柔软的手腕等五官感触来感知妈妈所要表达的意思。也许有些新妈妈会担心总是抱着宝宝会不会让他们养成"抱癖"，但是"抱癖"其实也是宝宝得到满足的一种象征。在不觉得疲劳的前提下，享受抱宝宝的幸福时光吧。

抱宝宝的方法

首先要注视宝宝，用语音逗引

在便于抱宝宝的位置坐下，温柔地注视宝宝的双眼，向宝宝传达准备抱他的信息，两只手分别放在婴儿的颈部与臀部的下方。

要点：支撑宝宝从头的后部到颈部下方的位置。

抱起颈部还不能直立的宝宝时，需要防止颈部闪断，所以要将颈部和臀部托住。

将宝宝抱起来，贴于妈妈的胸前

托住颈部和臀部后抱起宝宝，并紧贴于妈妈的胸前。妈妈的腹部与宝宝的腹部接触时，会让宝宝有安全感。

托住颈部与臀部，把宝宝的身体横过来

托住颈部的手逐渐上移，使用前臂托住宝宝的颈部。保持托住颈部和臀部的状态，让宝宝逐渐向肘部的方向滑动。

肘部弯曲，固定住宝宝

当宝宝的头部靠近肘部时，弯曲肘部固定住宝宝的头部。然后将宝宝的身体向自己的怀里贴近，抱住。

放下宝宝的方法

温柔地注视宝宝，做准备放下的动作

温柔地注视怀中的宝宝。如果宝宝没有哭的话，可以开始准备轻轻地将宝宝放下。

将宝宝抱离胸前

托住宝宝的颈部与臀部，将托住宝宝头部的手臂逐渐从胸前拿开。

从臀部开始逐渐放下

保持托住宝宝的颈部与臀部，从臀部开始轻轻地将宝宝的身体放下。

轻轻地将身体放下

将宝宝的身体放下后，轻轻地将托住宝宝臀部的手抽出，最后将托住颈部的手轻轻抽出。

● 抱不同月龄的宝宝的技巧

新生儿的颈椎比较软，头大、头重，因此，要采用横抱的姿势，而且，在抱的时候要注意保护头部和腰部。常用的抱法是，将宝宝的头放在左臂弯里，肘部护着宝宝的头，左腕和左手护背和腰部，右小臂从宝宝身上伸过护着宝宝的腿部，右手托着宝宝的屁股和腰部。这时候爸爸妈妈妈妈的臂弯就是一个小枕头，护住背部的脊椎，双手交握时正好在小屁股上形成一个重要的支撑点。

到三四个月时，大部分宝宝的头部已经能初步直立，但是因为宝宝的颈部和背部肌肉还没有发育完善，所以不能长时间支撑头的重量。所以，这一阶段的宝宝仍以横抱为主，但也可短时间斜抱，并且要托住婴儿的头部。

五六个月大的宝宝，已经能较好地控制自己的头部，这时，可以采取竖抱的姿势。爸爸妈妈将宝宝抱直，让宝宝的胸腹紧贴自己的前胸，一手臂绕背抓住对侧宝宝上肢，另一手从背后托住宝宝的臀部和双腿，撑住他的全身重量，紧紧抱住宝宝。但要注意的是，不要过早竖抱宝宝，避免宝宝的脊椎发育受到影响。

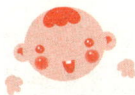

如何为宝宝做日常清洁

在很多新妈妈看来，宝宝的耳屎是有害无益的，因此，经常会用牙签、棉签、耳勺等器具给宝宝掏耳朵，而且一定要掏干净为止。其实，耳屎并不像人们以为的那样是无用的废物，它就像一个"哨兵"，为宝宝把守着外耳道的大门，避免异物侵入耳朵，无论是尘埃还是飞虫，都会被耳屎拒之门外。耳屎还扮演着"消声器"的作用，减轻声波对耳朵的冲击，保护鼓膜。因为宝宝的听力还没有发育完善，因此，耳屎的保护作用更为必要。除此之外，耳屎的油腻性也能发挥一定的作用。宝宝在洗澡的时候如果耳朵不小心进水了，耳屎可以有效地防止脏水的侵袭，避免引发感染。所以，通常来说，妈妈们不必刻意为宝宝清洁耳屎的。

但清洁耳郭、耳后的秽物对维护宝宝的健康还是很有必要的。妈妈们可以采用以下清理方式：利用宝宝洗澡时间来进行；用湿布将宝宝外耳道（耳洞之外的部分）擦拭干净；洗澡后，用干的棉棒沿着宝宝耳孔周围转一圈，吸干水分和清除秽物。

还有一些新手爸妈发现宝宝睡觉时会"打鼾"，其实，这是因为宝宝的鼻子被分泌物塞住了。宝宝如果鼻塞可能会整晚睡不好，因为成年人能自己擤鼻涕进行清理，宝宝却没能力这么做，所以，爸爸妈妈要为小宝宝清理鼻屎。

爸爸妈妈需要掌握清理鼻屎的技巧：如果能直接看到鼻屎，可以取婴儿用棉花棒先沾点水或婴儿油润剂后将其取出。用温热的毛巾热敷在宝宝的鼻子上，鼻黏膜遇热收缩后，鼻腔会比较通畅，同时黏稠的鼻涕也容易水化而流出来。如果鼻涕比较稀薄，也可以使用吸鼻器，将其吸出来。

除了耳朵和鼻子需要清理外，爸爸妈妈还要及时帮宝宝剪指甲，指甲过长会抓伤自己的脸和皮肤，而且指甲里也会藏污纳垢，有可能会因抓破皮肤而引起感染。

给宝宝剪指甲要选用合适的指甲钳，最好是钝头的前部呈弧形的小剪刀或指甲钳。剪指甲时，爸爸妈妈要抓牢宝宝的小手，避免宝宝因为晃动手指而被弄伤。剪刀应该从甲缘的一端沿着指甲的自然弯曲轻轻修剪，千万不要使剪刀紧贴到指甲尖处，这样有可能剪到指甲下的嫩肉，导致宝宝受伤。剪完后要检查一下指甲缘处有没有方角或尖刺，如果有的话要修剪成圆弧形。

为宝宝清理耳朵、鼻屎以及修剪指甲，看起来虽然简单，但如果操作不当，容易引起宝宝哭闹，甚至弄伤宝宝。因此，爸爸妈妈们一定要注意，要保持耐心，动作要轻柔。

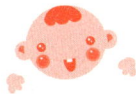

如何给宝宝穿衣服

从新生儿开始，新妈妈就要学着给宝宝穿衣服，给宝宝穿衣服要讲究技巧，不同的衣服有不同的穿法。

连体衣：连体衣对新生儿来说是非常实用的，在穿连体衣时，妈妈应该先把所有的扣子都解开，让宝宝平躺在衣服上，脖子对准衣领的位置，然后把衣服套入宝宝的手臂和腿，把扣子系上即可。

套头衫：妈妈先把衣服沿着领口折叠成圆圈状，妈妈把两个手指从中间伸进去把上衣领口撑开，然后从宝宝的头部套过。为了避免套头的时候宝宝因为被遮住视线而哭闹，妈妈要跟宝宝说说话，分散他的注意力。然后穿袖子，先把一只袖子沿袖口折叠成圆圈形，妈妈的手从中间穿过去后握住宝宝的手腕从袖圈中轻轻拉过，顺势把衣袖套在宝宝的手臂上，然后以同样的方式穿另一条衣袖。最后进行整理。一只手轻轻把宝宝抬起，另一只手把上衣拉平整。

裤子：妈妈先把裤腿折叠成圆圈形，妈妈的手指从中穿过去后握住宝宝的足腕，将脚轻轻地拉过去。穿好两只裤腿之后抬起宝宝的腿，把裤子拉直。抱起宝宝把裤腰提上去包住上衣，并把衣服整理平整。

不管穿什么衣服，妈妈的动作都要轻柔，要沿着宝宝四肢弯曲和活动的方向进行，不要生拉硬拽，避免伤到宝宝，尤其要注意不要把宝宝拉脱臼。

给宝宝穿衣服时，还要注意以下几点：

在给宝宝买衣服时，要选择穿脱容易的款式。领口宽大，或者有按扣最好；胯部有按扣或者拉链，方便穿脱和换纸尿裤；袖子宽大，带子越少越好；最好是纯棉布料。

最好在平坦的地方换衣服，如尿布台、床上，可以准备一些玩具来吸引宝宝的注意力。如果衣服上有拉链，在拉拉链的时候，将衣服稍微拉开，以防拉链夹住宝宝的皮肤。

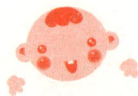

如何为宝宝洗澡

为了保持宝宝的清洁，给他们洗澡是必要的护理步骤。虽然刚开始给宝宝洗澡可能还很生疏，但是一旦看到他们满足的笑容，爸爸妈妈们会瞬间欣慰吧。

沐浴前的准备

事先准备好沐浴用具和换洗衣物。一边跟宝宝说话、互动，一边轻柔地帮宝宝洗澡。

婴儿澡盆

一直到出生后1个月左右，为了防止新生儿细菌感染，需要使用婴儿专用的澡盆。可以按照使用的期限和大小来选择。

尿布

沐浴后宝宝会感觉很舒服，可能会情不自禁地排泄粪便和尿液。所以要在沐浴后迅速将尿布包好。

洗澡布或者纱布

需要准备可以将宝宝包裹住的大块洗澡布（大块的纱布也可以）和洗身体时使用的小块纱布各一块，纱布需要选择柔软质地的。

婴儿用香皂

香皂的种类有很多种，有固体的、液体的还有泡沫状的。如果没有婴儿专用的香皂，使用刺激性较小的香皂也可以。

水温计

夏季需要38～39℃、冬季需要39～40℃的沐浴水温。开始的时候可能很难掌握合适的温度，一定要使用水温计进行测量。

浴巾

厚而柔软的大块浴巾使用起来比较方便。将宝宝置于浴巾对角线的位置上，擦拭起来比较顺手。婴儿专用的浴巾是正方形的，如果没有，长方形的浴巾也可以用。需要选择吸水性好，材质比较亲肤的浴巾。

换洗衣物

提前准备好换洗衣物，这样在给宝宝擦干后，就可以马上为宝宝穿衣服了。将内衣和外衣事先套在一起，穿衣服的时候会比较快。

垫子

将垫子置于换洗衣物的下方。防止衣物变凉。沐浴后身体暖暖的宝宝，可以很舒服地入睡。

洗澡的步骤

从足部开始入水

给宝宝盖上洗澡布，从脚部开始慢慢将宝宝放入水中，一直放到肩部进入水面即可。

沾湿纱布

托住宝宝的颈部，用一只手拿着纱布，然后在热水中将纱布沾湿。

脸：使用拧干的纱布擦拭宝宝的面部。

耳朵：将纱布卷在食指上，轻轻地擦拭耳郭周围。不要忘记耳朵里侧也要擦拭。

颈部：在指尖上涂抹一点肥皂，然后揉搓宝宝颈部的褶皱，洗掉汗液和多余的皮脂。

胳膊和腋下：在手上涂抹一点肥皂，将宝宝的胳膊轻轻拉直，用手轻轻搓洗宝宝的胳膊和腋下。

腹部：将肥皂涂抹在手心中，从宝宝的胸部到腹部呈螺旋形画圆轻柔搓洗。

背部：为了防止宝宝滑入水中，需要将手置于宝宝的腋下，将其翻转过来，轻轻擦洗整个背部。

浴后净身

将宝宝的身体翻转回来，脸朝上，用水轻轻浇到宝宝的身体上，冲去泡沫。最后用事先准备好的温水再冲洗一下。

如何为新生儿清洗生殖器

男婴

将生殖器轻轻提起，用食指擦洗。阴囊的里外侧都要洗干净，臀部的缝隙也不要忘记冲洗。

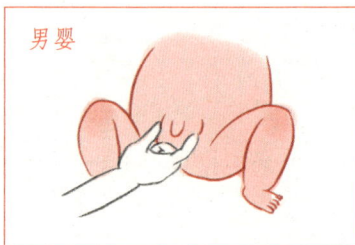

男婴

女婴

用指肚轻轻地抚擦婴儿的外阴部。为防止细菌，一定要先从会阴部洗起，然后再擦拭肛门。

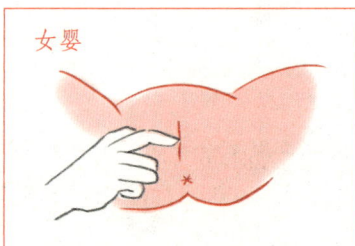

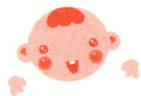

女婴

为宝宝换尿布

很多新妈妈不知道应该何时给宝宝更换尿布，或者换得不好，让宝宝的排泄物漏出来。其实，为宝宝更换尿布并不难。

准备好新的尿布

将一块布的长边对折（对折后两条短边重合），然后再次把长边对折，形成一块尿布。

打开旧尿布，擦拭污浊部位

打开宝宝身上的尿布，擦拭臀部被污浊的部位。

铺上新的尿布

擦拭干净后，将已经污浊的尿布取下，换上新的尿布。

将尿布折叠至腹股沟部

将尿布向上折叠至腹股沟部。男婴的话需要将尿布前侧折叠得厚一些，女婴需要将尿布后侧折叠得厚一些。然后将尿布包好。

确认尿布是否更换正确

宝宝腹部周围可以插进1～2根手指的松紧度最为合适。要确认宝宝大腿根周围和背部的尿布是否包裹严实。

● **擦拭臀部的方法**

女婴

女婴需要防止尿道口处的感染，所以要按照从会阴（前）到肛门（后）的顺序擦拭。褶皱的缝隙也需要擦拭干净。

男婴

如果生殖器和阴囊的表面附着了排泄物，需要将周围的褶皱抚平，再擦拭干净。

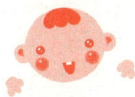

为宝宝更换纸尿裤

将新的纸尿裤垫在下面

在打开正在使用中的纸尿裤之前，先将准备好的新纸尿裤垫在下面。

打开使用中的纸尿裤，轻轻擦拭臀部

打开正在使用中的纸尿裤，用前侧没有被弄脏的部分大致擦一下臀部污浊的部位。将脏的一面向里侧折叠，然后压在宝宝的臀部下方。

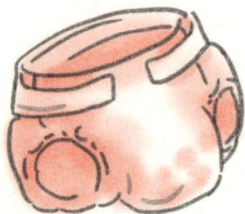

擦拭臀部，扔掉旧纸尿裤

使用沾有温水的棉布或者消毒湿巾，轻轻擦拭宝宝的臀部以及大腿根部，褶皱缝隙里也要擦拭一下，然后将压在下面的脏纸尿裤取出。

粘贴腹部的安全扣

将腹部的安全扣按照左右对称的方式粘贴好。另外，在肚脐还没有长好时，注意不要让纸尿裤碰到肚脐。

确认纸尿裤是否更换正确

宝宝腹部周围可以插进1～2根手指左右的松紧度最合适。大腿根部只要服帖就好，可以用手指将窝在里面的防漏隔边向外拉一拉。

● 助产士的建议 ···

确认一下婴儿臀部的状态

婴儿的皮肤十分敏感。更换尿布的时候，可以将宝宝的臀部提起确认一下臀部与背部周围有没有异样。

---

③ 新生儿科学喂养

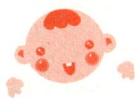

母乳喂养的好处

母乳喂养是自然赋予妈妈的本能，坚持母乳喂养有很多益处。

母乳对宝宝很重要

● 母乳富含婴儿生长发育所必需的各种营养成分，如蛋白质、糖类、矿物质及各种维生素。而且各种营养素的比例适当，容易被宝宝消化吸收。

● 母乳含有促进宝宝大脑发育的优质蛋白、必要脂肪酸和乳酸。另外，母乳中对脑组织发育起重要作用的牛磺酸的含量也较高。

● 母乳含有丰富的免疫活性细胞和多种免疫球蛋白，母乳喂养的宝宝一般来说抗病能力强，这是其他任何替代乳品都无法实现的。母乳不仅温度适宜，而且污染少，非常适合喂给宝宝。

● 母乳含有促进消化的消化酶，有助于宝宝对营养物质的消化吸收。坚持母乳喂养的宝宝不易引起过敏反应。

● 母乳喂养不需要用奶瓶，可以保护宝宝牙齿的发育及促进面部发育，还能预防感染。

母乳喂养对新妈妈恢复有好处

母乳喂养不仅对宝宝极为重要，对新妈妈也极其重要。

● 母乳喂养可以使新妈妈从孕期状态向非孕期状态成功过渡，宝宝对乳房的吸吮刺激，可以促使母体催产素的分泌，能够促进子宫收缩，减少产后出血。有利于产后康复，也利于延长生育间隔。

- 进行母乳喂养，新妈妈还可以在无须节食的情况下去除多余的脂肪。
- 母乳喂养更能减少罹患乳腺癌和卵巢癌的可能性，哺乳时间越长患上风湿性关节炎的概率也会越小，还可以预防骨质疏松症。
- 哺乳过程中，与宝宝密切接触，新妈妈的内心也会得到安慰。
- 母乳喂养还能增进家庭感情，稳定家庭关系。

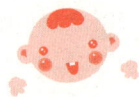

初乳

传统观念认为，女性分娩过后最初分泌的乳汁是"灰奶"，不能喂给宝宝。这是极其荒谬的说法，对于宝宝来说，初乳是来到人世间的第一份礼物，其中包含的营养元素是任何营养品都不能企及的，因此，一定不要浪费掉初乳。

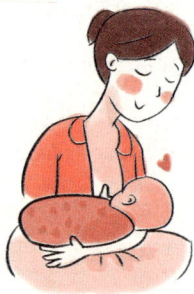

乳汁可根据分泌的时间不同而划分出不同的类别：

初乳：产后5天内分泌的乳汁。

过渡期乳汁：产后6～10天内分泌的乳汁。

成熟的乳汁：10天之后分泌的乳汁。

初乳的分泌量是最少的，但营养成分是最高的，含有丰富的胡萝卜素、蛋白质和脂肪。此外，初乳中还含有免疫物质，如巨噬细胞和淋巴细胞，可以消灭宝宝体内的细菌，有效保护宝宝的健康。初乳还能促进脂类排泄，防止黄疸的发生。

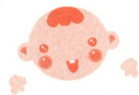

新生儿吃母乳越早越好

早接触和早开奶对新妈妈和宝宝都有很多好处。它可以帮助母子建立亲密的联系，促使新妈妈的乳腺尽快分泌乳汁。

早接触

早接触就是指在宝宝出生后，把宝宝身上的血迹及粘连物清除干净，并在30分钟内把宝宝放到新妈妈的胸腹部。

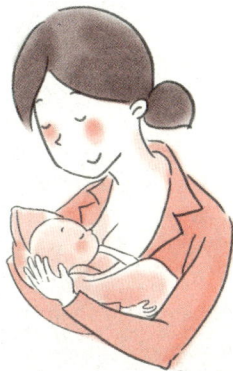

这时，新妈妈可以拥抱及抚摸宝宝，当两个人的皮肤亲密无间时，母子感情就开始建立了。产后1～2小时是母婴感情交流最强烈的时候，母婴早接触能够使母子二人的感情更加亲密。

早开奶

早开奶就是让新生儿在出生后30分钟内吮吸新妈妈的乳头。当宝宝降生到这个世界上来时，最本能的反应就是吮吸，新生儿在出生后的10～40分钟内吮吸反射最强烈。

● 新生儿哺乳要按需而行

按需授乳提倡随时都可以提供给宝宝纯美的奶水，只要婴儿有需要，就可以随时进行授乳。

宝宝出了子宫，周围的环境发生了翻天覆地的变化，而吮吸乳头，可以让他感觉安全，心灵上能得到一丝安慰。这是一种很科学、很符合宝宝生理需要的哺乳方法。它不再拘泥于时间的限制。

按需授乳还能促使乳汁尽快排空，避免新妈妈出现胀奶现象。

当宝宝的嘴唇开始蠕动，撅起小嘴有寻找乳头的动作时，就表明有想吃奶的欲望。这时，新妈妈可以把乳头放到宝宝的嘴中，宝宝会主动地开始吸吮乳汁，即使刚开始时没有乳汁分泌也没关系，吸吮的动作会刺激乳腺分泌乳汁。

如果错过了这一段大好时机，再让宝宝学会如何正确地吮吸就比较困难了。而且在喂奶的同时，新妈妈和宝宝的皮肤接触可以使双方都产生满足感。因此，要大力提倡早开奶。

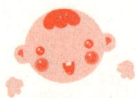

哺乳的正确姿势

为了更好地哺乳，新妈妈必须掌握正确的哺乳姿势。

足球抱法

哺乳前让宝宝躺在新妈妈身体的一侧，用前臂支撑宝宝的背部，再让宝宝的头和颈部枕在手上。

这种姿势适合剖宫产的新妈妈，对伤口的压力很小，有助于伤口的愈合，新妈妈也会感觉到很舒适。新妈妈的乳房胀满时，这种哺乳姿势还可以有效地调整乳房形状。乳房较大的新妈妈也可用这种抱法，在哺乳过程中宝宝的胸部可以协助支持乳房的重量。

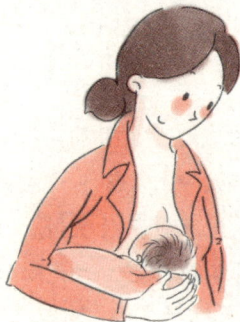

侧卧抱法

新妈妈可以侧卧在床上，让宝宝的头部枕在臂弯上，和宝宝面对面，然后调整好乳头和宝宝的位置，尽量让宝宝的小嘴与乳头保持水平，用枕头支撑住后背即能开始哺乳。

这种姿势可以让新妈妈在哺乳中得到休息，适用于疲惫或身体虚弱的新妈妈。痔疮疼痛、会阴切开或撕裂疼痛的新妈妈也可以采用这种抱法。

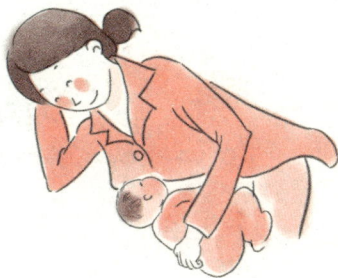

摇篮抱法

新妈妈用手臂的肘关节内侧轻轻支撑住宝宝的头部，让他的腹部紧贴新妈妈的身体，然后用另一只手支撑自己的乳房开始进行哺乳。

这种抱法容易学会，宝宝吸吮也更便利，感觉非常舒适。

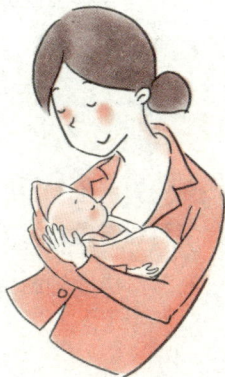

交叉摇篮抱法

交叉摇篮抱法同摇篮抱法大致相同，是用对侧手臂支撑宝宝的颈背部。这种姿势比用前臂支撑的姿势更加容易调整宝宝的头部，尤其适用于早产儿，对叼牢乳头有困难的宝宝也非常有效。

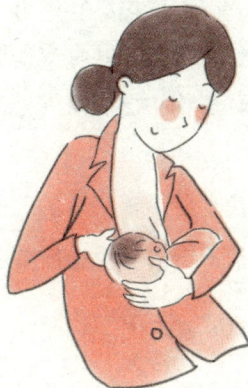

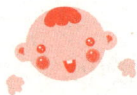

母乳喂养误区

新妈妈身患疾病时

母乳是宝宝最好的粮食，有些新妈妈即使身患疾病，仍不间断地给宝宝喂奶，其实是一种非常不正确的做法。

如果新妈妈病中用药，药物会循环到乳汁中，伤害到宝宝的健康。如果新妈妈不服用药物，有些顽强的致病细菌也会随着乳汁进入到宝宝体内。为了保持乳汁的分泌量，可以用吸奶器将分泌出来的乳汁吸出体外，但一定不要喂给宝宝喝。

乳头皲裂

如果乳头出现皲裂情形时要暂停授乳。乳头皲裂对新妈妈来说本来就是一种煎熬，如果再强行进行授乳，只会让情况越来越恶化。有些新妈妈就是在乳头皲裂时没有在意，导致细菌侵入引发乳腺炎，加重了自身的痛楚。

忌用碱性用品清洗乳房

有些新妈妈为了图方便，顺手拿起手边的肥皂进行清洗。殊不知，肥皂属于强碱性物质，会除去皮肤表面的油脂，而且会破坏角质层细胞，损坏皮肤表面的保护系统。长期使用后，会导致乳房的皮肤干燥、脱皮，影响皮肤表面保护层的修复。如果乳房保护层长时间修复不好，细菌就有入侵的机会，提高新妈患乳腺炎的概率。

清洗乳房最好、最安全的洗剂就是温水，用热毛巾给乳房进行热敷是很好的方法。即使迫不得已要用洗剂清洁乳房，也最好在清洁过后用温水擦拭一遍。

躺在床上喂奶易患病

有些新妈妈为了图方便，常常在床上躺着喂奶。其实，这是一种非常不好的习惯。宝宝的身体尚未发育完全，咽鼓管比成人短，且位置较低，采取卧位喂奶时，乳汁、宝宝的呕吐物等极易从宝宝的耳道进入，严重时会导致宝宝患上急性化脓性中耳炎。有些新妈妈因为分娩时造成了阴道撕裂，躺下、坐起来都不是很方便，这时可以准备一个较厚的靠垫，支起上身来给宝宝喂奶。喂奶时可以让宝宝的头部枕在新妈妈的肘部，尽力抬高宝宝的头部，降低异物进入耳道的概率。

● 新生儿饿了的表现

细心的妈妈如果注意观察宝宝，就会发现宝宝会发出各种信息告诉妈妈肚子饿了。最常见的表现就是宝宝在清醒时，常常张着小嘴左右寻觅，或吸吮嘴边的被角、衣角，或手指等。而正在熟睡中的宝宝，则会从深睡眠状态转入浅睡眠状态，短暂地睁大闭合的双眼，眼睑不时地颤动，或是睡眠中有吸吮和咀嚼动作。另外，哭也是一种饥饿信号，但也不要以为宝宝一哭就是饿了，哭也是表示不适（如尿布湿了）的一种特殊"语言"，一旦宝宝突然哭起来，就应查找原因，做适当处理。

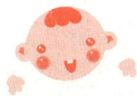

职场妈妈如何进行母乳喂养

对职场妈妈来说，产假结束后重新上班，意味着巨大的挑战。这不仅是因为职场意味着竞争、快节奏，妈妈要面对工作的压力，更是因为妈妈不得不与宝宝分离，甚至因为时间、距离的原因无法给宝宝进行母乳亲喂。但尽管如此，建议妈妈们还是坚持对宝宝进行母乳喂养。上班族妈妈可以在早上和晚上亲自哺喂宝宝，然后在上班期间把奶用手或吸奶器挤出来，由其他的看护人用奶瓶喂宝宝。

提前让宝宝学会用奶瓶喝奶

很多一直母乳喂养的宝宝在刚开始的时候会抗拒奶瓶，这是很正常的现象。

妈妈应该给宝宝一个适应的过程。可以在每次喂奶之前或喂奶快结束的时候，让宝宝吮吸一下人工的奶嘴，降低他的排斥感。如果宝宝始终不接受用奶瓶喝奶，妈妈可以让其他看护人用杯子或者勺子给宝宝喂奶，然后逐渐过渡到用奶瓶喂奶，给宝宝一段时间，他会接受妈妈在白天无法给他喂奶这件事的。

也可以让其他看护人尝试以下几种方法：在宝宝还不太饿的时候就给他喝奶瓶。用奶瓶喂奶时，用妈妈的一件衣服包住宝宝。多换几种奶嘴，尝试各种形状、材质、奶孔，总有一种是宝宝更容易接受的。喂奶前用温水冲一下奶嘴，让它更接近体温。

选择合适的哺乳装

合适的哺乳装要注意以下三个方面：带纽扣的开身服装是最实用的；颜色最好与奶渍的颜色相近或相同；衣服里子要100％纯棉的，吸水性要好。

正确使用吸奶器

吸奶器是职场妈妈的好伙伴，不过，很多妈妈们虽然每天都在用吸奶器，却没有正确使用。准备吸奶时，先找一个空闲的办公室或者会议室等人员少进出的地方，洗净你的双手和乳房，最好用熏蒸过的毛巾温暖乳房，并进行刺激乳晕的按摩，使乳腺充分扩张，然后把吸奶器的塑料罩杯放在乳房上，位置要放正，照符合自身情况的吸力，进行吸奶。吸奶原则是8分钟左右。并控制在20分钟以内。在乳房和乳头有疼痛感的时候，请停止吸奶。每次使用后，要立即清洗吸奶器的各个部件。吸出来的母乳要装到奶瓶或母乳保鲜袋中，贴上标有吸奶日期的标签，放进冰箱储存。最好每一瓶的奶量刚好够宝宝吃一顿。

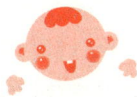

奶水不足如何"催"

在哺乳初期，新妈妈往往会出现奶水不足的现象，宝宝也会因此不断地哭闹，很多新妈妈会因此出现不良的心理状况。奶水不足的原因很多，应根据不同情况采取相应的措施。

奶水不足的原因

导致因素	原因分析	相应对策
精神、心理原因	分娩时过度紧张；宝宝早产、难产，过于忧虑宝宝的健康；其他社会心理刺激造成的精神负担等。	家人应帮新妈妈消除精神负担，及早让宝宝吮吸乳头、刺激乳房。
授乳方法不当	错误的喂奶方法引起奶水不足。	新妈妈应学会如何帮助宝宝正常吸奶。
新妈妈的身体原因	新妈妈身体素质较差，如乳房发育不良、身体患病，或是贫血、气血不足。	从饮食、运动、心理等各个方面提高身体素质。

按摩法

用干净的毛巾蘸些温水，由乳头中心往乳晕方向环形擦拭，两侧轮流热敷，每侧各15分钟，同时配合下面这些按摩方式：

环形按摩：双手放在乳房的上、下方，以环形方向按摩整个乳房。

螺旋形按摩：一只手托住乳房，另一只手的食指和中指以螺旋状向乳头方向按摩。

指压式按摩：双手张开放在乳房两侧，由乳房外侧向乳头挤压。

乳头矫正法

将左手或右手的食指及拇指放在乳晕两旁，先往下压，再向两旁推开；或是以乳头为中心点，采取左右、上下对称的方式按摩，这种方法能使乳头较易突出。

口服中药

气血虚弱的新妈妈可采用补气养血的方法来增液通络，中药可服用通乳丹。肝气郁滞的新妈妈可采用疏肝解郁的方法来通络下乳，中药可用下乳涌泉散。

外敷法

用热水或葱汤熏洗乳房，或是取鲜蓖麻叶20g，清水400ml，小火煎服150ml，趁热用布浸湿后敷在乳房处。

● 怎样判断母乳是否充足

如果新妈妈总觉得自己乳房空空、干瘪瘪的，那就是奶水不足的信号。可以多吃一些有催奶作用的食物，帮助乳房分泌乳汁。

观察宝宝的排泄物，如果宝宝一天之中大便只有一次或更少，小便没有超过7次，那就说明母乳供给不足，宝宝体内没有乳汁可以消化。

宝宝吃奶的时间变长；吮吸力度变大；用力吮吸却听不到吞咽的声音；吸取乳汁时总是莫名其妙地停下来；有时会突然松口，放声大哭。这些都是还不会说话的宝宝在抗议，只能用哭闹的方式来表达不满。

宝宝的体重没有增长。在初产期，宝宝会因为生理原因，体重减轻，但一般不会超出生体重的8%，且7～10天即会恢复。如果减轻的体重超过体重的8%，就表明宝宝不是很健康，乳汁没能满足宝宝的需求。

宝宝吃饱了会自动松开乳头，如果授乳1个小时后又哭闹，说明他刚才没吃饱，母乳的供应量不足。

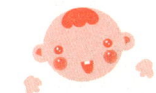

人工喂养

新妈妈因各种原因不能哺喂宝宝时，可选用牛、羊乳，或其他代乳品喂养宝宝。但不要轻易放弃母乳喂养，应尽量保证用母乳哺喂到宝宝到4个月大，尤其是要让宝宝吃到最初一周内的初乳。

配方乳喂养：在没有母乳的情况下，配方乳喂养是较好的选择，特别是母乳化的配方乳。

牛奶喂养：出生后1～2周的新生儿可先喂2：1牛奶，即鲜奶2份加1份水，以后逐渐增加浓度，吃3：1至4：1的鲜奶到满月后，如果宝宝消化能力好，大便正常，可直接喂哺全奶。

混合喂养：采用母乳喂养的同时也可以使用代乳品来喂养婴儿。当母乳分泌不足或因其他原因不能完全母乳喂养时，可选择这种方式。混合喂养可在每次母乳喂养后补充母乳的不足部分，也可在一天中一次或数次完全用代乳品喂养。

● 怎样选择奶粉

看颜色：优质奶粉呈天然乳黄色，劣质奶粉有结晶、无光泽、呈白色或其他不自然的颜色。

闻气味：打开奶粉包装，优质奶粉有牛奶特有的乳香味，而劣质奶粉则没有明显的乳香味。

试手感：可以用拇指和食指捏住奶粉的包装袋来回摩擦，优质奶粉会感觉质地细腻，还会发出"吱吱"的声响；而劣质奶粉因为颗粒较粗，会发出"沙沙"的流动声。

看溶解速度：将奶粉倒入杯中，加适量凉开水，优质奶粉需要搅拌才能溶解为乳白色的浑浊液体，而劣质奶粉不经搅拌就会自动溶解或发生沉淀。若是用热开水冲调，优质奶粉会形成悬漂物浮在水面上，经过搅拌或摇动后溶解，而劣质奶粉相对来说溶解得很迅速。

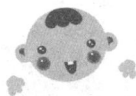

新生儿需要哪些营养素

对于新生宝宝来说，食物中的营养素可以维持身体的消耗与修复，还能提供宝宝生长、发育所需的各种物质。

新生宝宝所需营养素的摄入情况

蛋白质	每日每千克体重约摄取2～3g，母乳中的蛋白质最适合宝宝消化和吸收。
脂肪	每日总需求量占总热量的45%～50%，脂肪的优质来源是母乳。
糖	每日每千克体重约摄取12g。母乳中的糖为乳糖，最适合新生宝宝消化和吸收。
矿物质	钠——可通过母乳喂养进行吸收，但妈妈喂奶期间饭食不宜吃得太咸，当然也并不是越淡越好，因为新生宝宝生长过程中同样需要一定量的钠盐。 钾——可从母乳和牛乳中获取。 钙——母乳中的钙有50%～70%被新生宝宝吸收。 磷——新生宝宝对磷的吸收一般比较好，不易缺乏。 镁——镁和钙相互影响，镁缺乏则会影响钙的平衡。 铁——母乳中铁的含量不高，足月宝宝铁的储存量仅可满足4～6个月的使用。早产儿的铁储备量则更少，只能满足出生后8周所需，若不及时补充，易出现缺铁性贫血。 锌——新生宝宝一般很少缺锌，无须额外补锌。
维生素	健康的新生宝宝很少缺维生素，无须额外补充。对于妊娠期维生素摄入严重不足、胎盘功能低下或发生早产的情况，新生宝宝则容易缺乏维生素C、维生素D、维生素E和叶酸，需要根据新生宝宝维生素的缺乏情况及时补充。
水	宝宝须每日定时饮水，以摄取大量的水分。正常婴儿每日每千克水的需求量约为75～100ml。婴儿易发生脱水，水的摄取量要足够。
膳食纤维	膳食纤维对肠道排便有重要的调节作用，能够减轻便秘，还可减少肠道中各种有害物质的吸收。

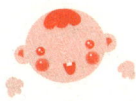

断奶的方法

在宝宝的成长过程中，断奶是一个值得记录的重要里程碑，这代表着他从婴儿时期以奶为主的单一饮食向多元化的成人膳食迈出了非常关键的第一步。

如果宝宝通过一日三餐所获取的热量已经能达到每日总摄取热量的2/3，就说明具备了断母乳的条件。这时，妈妈就可以考虑给宝宝断奶了。断奶对宝宝来说是一个艰难的过程，对妈妈来说也同样如此。采用科学的断奶方法，会帮助妈妈更轻松地度过这段难熬的时光。

逐渐降低哺乳频率

妈妈应逐渐降低喂奶的频次，不再提醒宝宝，改变原本的吃奶规律。可以每天先给宝宝减掉一顿奶，同时增加辅食的量。过一周后，如果妈妈感到乳房不太发胀，宝宝的消化和吸收情况良好，就可再减去一顿奶，同时加大辅食量，逐渐向断奶过渡。

先减白天再减夜晚

刚开始断奶时，宝宝会对妈妈的乳汁非常依恋，所以，断奶最好从白天的那顿奶开始减起。白天宝宝的活动比较丰富，他们对妈妈的依赖并不严重，但早晨和晚上宝宝会特别依恋妈妈。

及时转移宝宝的注意力

可以用玩游戏、外出玩耍等方式转移宝宝的注意力，让他减少对母乳的依赖。

减少与宝宝同睡的频次

断奶前，逐渐减少妈妈和宝宝夜间同睡的频次，即使同屋也不要同床，让他既能缓解与妈妈分离的焦虑，又不至于频繁靠吃乳头获取安慰。

宝宝生病时不要断奶

如果宝宝正在生病或是正处于出牙期，妈妈最好先不要给宝宝断奶，这会增大宝宝断奶的难度。

多花一些时间来陪伴宝宝

断奶的过程中，妈妈应该多花一些时间来关心和照顾宝宝，抚慰宝宝的不安情绪，帮助宝宝度过这一时期。最好不要为了快速断奶躲出去，把宝宝交给别的人喂养。

爸爸帮宝宝度过断奶期

断奶期爸爸要承担更多的责任，代替妈妈多照顾宝宝，从而降低宝宝对妈妈的依赖。也可以让其他家庭成员多与宝宝接触，让他感受到更多的爱和关注。

除此之外，要注意的是，不要采用强制的手段，比如在乳头上抹黄连水、辣椒水或采取长期分离的策略让宝宝强行断母乳，这会给宝宝造成极大的心理伤害。妈妈要相信宝宝是能做到的，不要做这些无谓的事让宝宝产生不必要的焦虑恐慌。

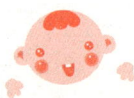

断乳食品基本知识

对宝宝来说，最好的食品是母乳。不过，在宝宝六个月之后，因为身体不断发育以及活动量的增加，只靠母乳或配方奶粉已经无法满足宝宝的需要，这时，就要给宝宝喂一些断乳食品。断乳食品是决定宝宝饮食习惯的重要因素，会对幼儿期的健康和大脑发育产生很大的影响。所以，妈妈一定要重视断乳食品的科学添加。在每个阶段，宝宝适合添加的断乳食品是不同的。

断乳初期（4～6个月）

这个月龄的宝宝主要是通过母乳或配方奶粉来获取营养，这时喂断乳食品，目的在于让宝宝熟悉吃其他食物的方法，而不是补充营养。

添加断乳食品可以先从成熟的香蕉、营养米粉、南瓜泥、土豆泥、蔬菜泥等开始，不建议妈妈们给宝宝添加自制的米粉，因为自制米粉中没有添加铁质及其他维生素，营养价值不高。一次最好只添加一种，确认宝宝不会过敏后再添加新的。如果添加的某种新食物引起了宝宝的过敏反应，比如湿疹、流鼻涕、呕吐等，请马上停吃这种食物。

断乳中期（7～8个月）

宝宝七、八个月时，对母乳和配方奶粉之外的其他食物接受度会越来越高，这时，可以给宝宝添加肉类、鱼类以及其他蛋白质食物。妈妈们可以用辅食机、料理机将肉类或者其他蛋白质食物搅拌成泥，给宝宝添加。也可以给宝宝吃一些新鲜水果，妈妈可以把苹果、梨、桃子等用汤匙刮下来或者磨碎给宝宝吃，或者制作成果汁给宝宝喝。

断乳后期（9～12个月）

这个阶段，妈妈应该增加断乳食品的量，并且形成一日三餐的规律。断乳食物可以作为宝宝所需营养的主要来源，但不能因此而急剧地减少奶粉量。母乳或奶粉最好仍占有一半的热量。此外，能从脂肪获得的热量必须保持在整体热量的一半以上，所以最好喂3～4次奶。

如果宝宝没有过敏等反应，在断乳后期已经可以均衡地喂谷类、蔬菜、鸡蛋、鱼、肉、水果等五类食物。不要长时间给宝宝喂流质或糊质的食品，这会使宝宝错过发展咀嚼能力的关键阶段，因此，可以适时喂宝宝吃面条等可咀嚼的食物。

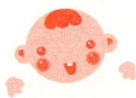

教宝宝养成正确的饮食习惯

吃饭是连接生理发育和心理发展的重要环节，妈妈应该及早教宝宝养成良好的饮食习惯。从现在开始，要为宝宝提供一个相对固定的就餐环境，比如，只要吃饭，就让他坐在餐椅上。吃完了，就从餐椅上下来。在吃饭的时候，不要看电视，不要与他做游戏，尽量避免干扰。如果孩子因为想玩不肯吃饭时，妈妈要克制住自己，既不要发怒，也不要跟在宝宝后面给他喂饭。妈妈可以告诉孩子，每次吃饭时间只有半个小时，到了半个小时后，准时将饭菜收走。如果在这个过程中宝宝发脾气乱扔食物，也可以将食物拿走让他停止进食。即使宝宝没有吃饱，也不要给他加餐。

多坚持一段时间，宝宝就懂得在吃饭的时候要好好吃饭了，就会逐渐建立起正确的饮食习惯。

如果宝宝已经形成了一些不良饮食习惯，比如偏食、挑食，妈妈要及时帮宝宝纠正。偏食、挑食会对身体造成极大的负面影响，导致宝宝营养摄入失衡，严重的话还有可能出现贫血、低血糖、营养不良等症状。过于挑食的宝宝，通常身体健康和生长发育都不佳。所以，对这个问题，妈妈们一定要充分地重视起来。

纠正宝宝挑食的习惯，需要妈妈的耐心引导。在烹调方法上，妈妈可以多花一些心思，比如尽量把饭菜搭配得色泽鲜艳、食材丰富，适当地改变食物的性状等等。如果宝宝不爱吃炒西葫芦，那就包饺子给他吃。如果宝宝不爱吃白水煮蛋，那就做西红柿炒鸡蛋，总之，多变换一些花样，引起宝宝的兴趣，让宝宝有新鲜感。还可以通过做游戏的方式来引导宝宝享受吃饭的乐趣，比如，在开饭之前，可以为宝宝念一些与食物有关的童谣，如"小白兔，白又白，爱吃萝卜和青菜"等等。

如果宝宝始终坚持不吃某种食物，也不要强迫宝宝吃，这只会加剧他对这种食物的反感。在纠正宝宝的挑食习惯时，只要宝宝有了进步，妈妈就应该马上对他进行鼓励，这样宝宝就会感受到一种成就感，有更大的动力来保持自己的进步。

最重要的是，在饮食上妈妈应该以身作则，给宝宝树立一个好的榜样。妈妈自己能做到不偏食、不挑食，才能要求宝宝做到。最好不要在宝宝面前表露自己对某种食物的喜好或厌恶，比如，在说起自己喜欢吃的食物时就欣喜若狂，而在说到自己不爱吃的食物时就面露反感。而且，为了宝宝的健康，妈妈应该调整自己的饮食习惯，为宝宝提供更丰富的食材，使宝宝得到全面丰盛的营养。

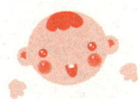

早产儿，低体重儿，过熟儿

早产儿是不满37周出生的婴儿，妊娠高血压疾病、多胎、性器官出血、胎儿异常等状况或是孕妈妈有酗酒、吸烟等劣习都有可能导致早产。与一般的新生儿相比，早产儿更加脆弱，需要爸爸妈妈更多的呵护和照顾。因为他们在还没有发育成熟的时候就离开了赖以生存的母体，离开了熟悉的营养、温度环境，不得不面对着疾病、致残、死亡的危险，尤其是28周以下的极早产儿。所以，较小的早产儿需要在专门的新生儿重症监护室中进行监护治疗。

低体重儿是出生体重低于2.5kg的新生儿。医院会把出生体重在2kg以下的极低体重儿放到新生儿培养箱内进行特别护理，等到体重超过2.5kg后才能出院。不过，由于出生体重过低，皮下脂肪少，保温能力差，呼吸机能和代谢机能都比较弱，所以低体重儿特别容易感染疾病，出院后，爸爸妈妈也要非常小心地加以护理。等到宝宝体重达到3kg以上，每次的吃奶量在100ml以上，或者体重的增长每天在30g以上时，就可以与足月的婴儿一样养育了。

最重要的，是要防患于未然。避免早产儿和低体重儿的出现，怀孕后期孕妈妈一定要合理膳食，保持充足营养。不要过度劳累，适当活动，促进血液循环。

保证睡眠，充分休息，不要熬夜。早上醒来可以先坐一会儿再下床。

　　早产儿和低体重儿都属于未成熟儿，与之相对的是过熟儿。过熟儿是妊娠期超过42周出生的新生儿。大部分过熟儿因胎盘功能尚正常，宫内生长发育良好，出生体重≥4kg称巨大儿，但有些婴儿胎盘明显老化，功能减退，导致胎儿营养障碍，生长发育停滞，出生体重可小于胎龄甚至低于2.5kg。

　　只有更精心的护理，才能使早产儿、低体重儿和过熟儿茁壮成长，所以，有一些新妈妈必须注意的事项。

避免感染

　　预防感染是非常重要的。尽量减少宝宝与他人的接触，妈妈喂奶时需认真清洗双手，也要确保衣物干净。要为宝宝勤换尿布，勤洗臀部，要保持宝宝臀部干净清爽，预防尿布疹。

耐心喂养

　　早产儿和低体重儿通常都存在吮吸力量不足的问题，所以，在喂养时需尤为耐心。最好母乳喂养，母乳中的营养能提高宝宝的免疫力，每次喂养时间在半个小时左右。如果喂奶粉，要喂专门为宝宝调配的奶粉。喂养的分量可以按照宝宝的实际情况，逐渐增加。每日少食多餐，间隔喂食，减少吐奶现象，也利于更好地吸收营养。

注意保暖

　　室内温度最好保持恒定，不要忽冷忽热。给宝宝洗澡时也要注意保持水温。

定期检查

　　出生后的一至两年是宝宝生长发育的关键时期，也是预防并发症的重要时间段，因此，新妈妈需要定期带着宝宝到医院做检查。

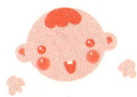

宝宝正常发育的标准

很多新妈妈会为宝宝的发育而担心，不知道如何判断宝宝的生长状况是否正常。妈妈们可以参考以下标准：

新生儿：宝宝从妈妈肚子里来到一个新环境，正在适应中。每天的睡眠时间很长，大约在18～20个小时。视觉还不敏锐，但听觉、味觉、嗅觉等已经基本成熟。运动多是无意识和不协调的，对身体接触尤其是对手心和脚心的接触非常敏感，对周围反应较淡漠。

2月：宝宝开始出现头眼协调，对痛觉的反应有所提高，俯卧位时能抬头，可以短暂握住一些小物体，开始发出喉音，开始注意妈妈的脸以及一些颜色鲜艳的物体，有时会微笑。

3月：头眼协调得到进一步发展，眼水平方向可随物移动180度，垂直位时能抬头，不过仍然无法轻松控制。两手开始放松，能用手摸东西，开始发出"啊""哦"等音。面部开始出现表情，注意到自己的手。

4月：听到声音后会转头寻找，对气味更加敏感。俯卧位时用两手支撑抬起胸部，手能握住东西，也能拍打自己眼前的物件。被引逗时会露出微笑。当母亲离去或不在时会表现不愉快，较有意识地哭和笑。

5月：能自如地翻身，会用一只手够自己想用的玩具，并能抓住玩具，开始能喃喃地发出单调的声音。会向镜中人微笑，开始认识母亲以及常见物品如奶瓶。

6月：宝宝开始萌出小牙，把玩具等物品放在他面前，会伸手去拿，并塞入自己口中。能独坐一会儿，大人扶着腋下的时候喜欢跳跃。听觉比以前更加灵敏，能分辨不同声音，能认出爸爸妈妈的声音，并学着发声。能区别家人和陌生人。

7月：哭的时候，能无意识地发出"ma"的唇音。远距离视觉开始发展，开始注意远处活动的东西。能很稳地坐着，发现喜欢的东西不见了，会扭过身子去寻找。能把玩具从一手换到另一手。开始注意周围人的行动与表情，能较长时间单独地玩玩具。

8月：手眼协调已经比较完善，语言发展已经进入了敏感期，已经可以发出比较明确的音节。开始学爬，能自如地从爬位转为坐位，再从坐位转为爬位，去取玩具了。会拍手。对大人提要求有反应，开始能体会大人说话时的语调。

9月：能扶着东西站，能短时间看相距3cm内的人物活动，能含混不清地发某些音节。开始明白物体恒存性，喜欢鲜艳的颜色，看见熟人会伸手出来要人抱，面对陌生人时会紧张。

10月：身体和手、脚的活动变得协调，能扶着东西行走，喜欢模仿，喜欢跟大人交流、玩耍。穿衣、穿袜、穿鞋时会配合伸手、伸脚。

11月：长出4~6颗牙齿，能准确理解简单词语的意思，能扶着推车向前走。能主动地由坐位改为俯卧位，或俯卧位改为坐位。能自得其乐地独自坐着玩一会儿。不愿意妈妈抱别人，有初步的自我意识。

12月：能听懂自己的名字，开始有空间和时间的知觉，有些宝宝已经能独立行走，会尝试弯腰拾东西，会将圆圈套在木棍上，约有半数的小宝宝能有意识地叫"爸爸""妈妈"，能配合大人穿衣，指出自己的手和眼。

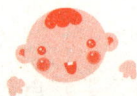

训练宝宝的触觉能力

新生宝宝全身皮肤的触觉很敏感，宝宝喜欢大人轻柔的抚摸，喜欢接触质地柔软的物体，对冷热、疼痛都有反应。训练宝宝触觉的方法很多，其中比较有效的有：

● 给宝宝喂奶时可以将乳头在他的嘴边晃动，让他主动寻找奶水。

● 喂完奶或宝宝醒来的时候，可以认真地抚摸一下宝宝的头、四肢及身体其他部位。

- 让宝宝的手握住妈妈的手，妈妈再用手指勾拉宝宝的手掌。
- 妈妈要经常按摩宝宝的四指和手掌，用力勾拉宝宝的四指，让宝宝的手掌充分活动。

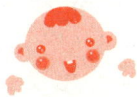

训练宝宝的听觉能力

宝宝出生几天后，已经渐渐熟悉了自己生活的环境，逐渐可以判断出声音来自哪个方向，尤其是喜欢听人的声音，而妈妈的声音更能给他带来安全感。在宝宝醒着或是心情愉悦的时候，妈妈可以轻轻呼唤宝宝的名字，宝宝会慢慢地转过头来，眯着小眼睛找妈妈。还可以准备一个塑料瓶，里面装上大豆或小石头，在宝宝耳边（距离10cm左右）均匀地摇出柔和的声音，宝宝对这样的声响也会有所反应。另外，也可以在宝宝醒着时，放一些柔和舒缓的音乐，这也能激发宝宝对声音的敏感，训练宝宝的听觉。

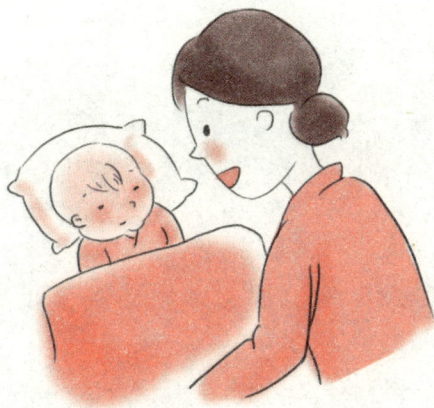

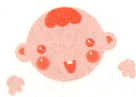

有益宝宝的体操

宝宝出生后10天左右可以做健身操，活动宝宝的骨骼和全身肌肉。做操时动作幅度不要太大，最好是在宝宝睡觉前做。

运动上肢：将宝宝平放在床上，妈妈两手握着宝宝的小手，同时伸展上肢。

运动下肢：妈妈两手握着宝宝的两只小腿，先把小腿向上弯，让宝宝的膝关节弯曲起来，再拉着小脚往上提，保持伸直的状态。

运动胸部：妈妈的右手放在宝宝腰部下方，把宝宝的腰托起来，再用手将宝宝向上抬一下，让宝宝的胸部跟着动。

运动腰部：抬起宝宝的左腿，放在右腿上，让身体跟着扭一扭，这样腰部就会跟着运动起来。再把右腿放在左腿上，做同样的运动。

运动颈部：让宝宝趴下，这样宝宝的头就会抬起来，自然活动了颈部。

运动臀部：让宝宝趴下，妈妈用手抬起宝宝的小脚，小屁股就会跟着动。

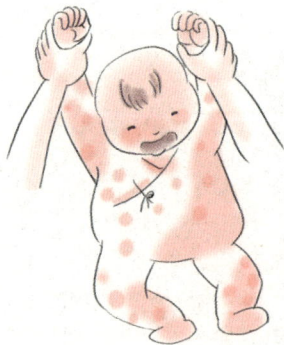

⊙ 运动上肢

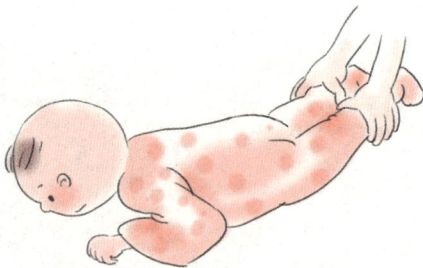

⊙ 运动臀部

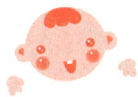

健康宝宝从亲子按摩开始

新生宝宝皮肤娇嫩，非常脆弱，容易干燥、发炎，需要特殊的呵护。给宝宝进行按摩有许多好处：

● 可以刺激宝宝的淋巴系统，增强抗病能力。

● 改善宝宝消化系统的功能，促进营养物质的吸收和激素的分泌。

● 促进宝宝神经系统的发育，有益于大脑发育及行为发展，减少宝宝的焦虑。

● 加深宝宝的睡眠深度，延长睡眠时间，改善宝宝睡眠质量。

● 轻柔的肌肤接触有助于安抚宝宝的消极情绪、减少哭闹，还能促进宝宝的情感发展，增进亲子之间的情感交流。

● 与宝宝进行密切的肌肤接触，能给宝宝更多的安全感。

给宝宝按摩的注意要点

● 每次按摩15分钟即可，一般每天3次。

● 宝宝疲倦、不配合时应立即停止，让宝宝休息后再做。

● 开始时按摩力度不要太重，之后根据宝宝的感受随时调整。如果发现宝宝的皮肤微微发红，表示力度正好。

● 不要在宝宝的关节部位施加压力，因为这里是宝宝最容易感到疼的地方。

给宝宝按摩的四种方式

碰触放松式

新生宝宝如从未有过按摩的经验，应先从抚触开始让宝宝逐渐熟悉。

第一步：用双手触碰宝宝的脸和耳朵，看着宝宝的眼睛，和宝宝说说话。

第二步：将手掌放在宝宝胸部，慢慢往下推至腹部。

第三步：将宝宝的手臂轻轻往下按。

打开心门式

双掌放松平放在宝宝胸部，缓慢温柔地往腹部推动，按摩宝宝的每一根肋骨。再将手掌放在宝宝的腋窝处，大拇指由胸部慢慢往下推至肋骨。

印度挤奶式

手：一只手握住宝宝的手腕，另一只手四指并拢，与拇指分开呈C形握住宝宝手臂，由臂膀缓缓转至手腕，两手轮流按摩数次。

脚：一只手握住宝宝的脚踝，另一只手呈C形握住宝宝大腿，由大腿处缓缓转至脚踝，让宝宝感觉到整条腿都被照顾，左右两腿交替按摩数次。

背部掌擦式

让宝宝俯卧在妈妈的腿上，一只手握提宝宝的双脚，另一只手以掌擦的手法由颈部按摩到脚踝处，反复数次。

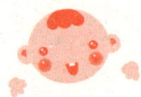

宝宝的大便与健康

宝宝的便便性状如何，可以反映其健康状况。有经验的妈妈可以看大便识宝宝健康。

通常来说，宝宝的大便颜色与其饮食有密切关系：

● 母乳宝宝大便稀软，不成形，呈新鲜的金黄或者黄褐色，有时伴有凝乳状，也有一定的排便规律。

● 人工喂养的宝宝大便会呈现浅黄色到黄褐色到茶色，有时成形，有时不成形。

● 添加辅食的宝宝可能会吃什么拉什么，大便也会因为吃入的辅食不同而呈现不同的形状。随着宝宝吃的食物种类越来越丰富，食量越来越多，宝宝的大便也会变得越来越臭、颜色越来越深、越来越稠。

当宝宝的大便出现以下异常时，妈妈需要尤为注意：

大便泡沫样：宝宝的肠胃受凉，有可能导致大便中含有一些泡沫。除此之外，食物当中淀粉或糖类含量过多，也会使肠腔中食物增加发酵，产生的大便呈深棕色的水样便，并带有泡沫。如果宝宝精神不佳，妈妈要及时带宝宝就医，排查是否患有肠炎。

伴有颗粒、奶瓣：如果母乳喂养的宝宝大便中时常会出现颗粒状、奶瓣状的浓稠物，妈妈最好少吃一些高蛋白的食物，多吃些蔬菜。

有异味：宝宝吃的食物如果含蛋白质过多，有可能导致蛋白质不能充分地消化吸收，再加上肠腔内细菌的分解代谢，这样宝宝的大便往往是奇臭难闻。也有可能是肠胃炎或者细菌感染造成的，所以妈妈要及时观察宝宝是否伴随发烧、呕吐症状，当宝宝大便稀且异味明显，最好带宝宝去医院就诊，以免宝宝拉稀脱水。

大便绿色：饥饿、奶偏凉、肚子或脚部受凉，都有可能导致大便发绿。如果宝宝是奶粉喂养的，他吃的配方奶中的铁质没有完全吸收掉，也会导致他的大便发绿。所以，大便是否发绿，问题并不是特别大，只要宝宝的大便次数和大便性状都正常，妈妈们就不必担心。

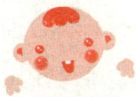

宝宝的排便训练

现在很多年轻的爸爸妈妈已经意识到把尿、把屎不利于宝宝的身体发育和心理健康成长，但同时对何时开始给宝宝进行排便训练又很困惑。其实，大多数宝宝在1岁半至2岁间就可以启动排便训练了，但是否能顺利开展却并不取决于宝宝的月龄，而在于他是否做好了准备。

当爸爸妈妈发现宝宝表现出下面的征兆时，就说明他已经准备好进行排便训练了。

生理准备：宝宝每天的排便已经规律化，排便时间和频次相对比较固定。白天尿布或纸尿裤能保持长时间干爽，小睡期间不排尿。夜间睡觉后低频次排尿。

自主意愿：宝宝开始"嫌弃"屎尿，表现出保持清洁和干爽的意愿。当尿液或粪便从两腿间流下的时候会有所关注，甚至感到烦恼生气。不喜欢被尿布或纸尿裤束缚。

理解力和执行力：懂得干净和脏等有关概念；能听懂或使用与排便相关的语言，如尿、屎、粑粑、便、屁股等；能向大人表达自己排尿或排便的需求，能自己拉下裤子或内裤。

这时，爸爸妈妈可以启动宝宝的排便训练计划了。爸爸妈妈可以为宝宝买一个婴儿马桶或儿童马桶圈，创造机会让宝宝接触和使用便盆，比如在宝宝每天习惯大便的时间让他坐在便盆上，帮他培养大便时要用专用工具的意识。如果宝宝抗拒，也不必强迫，只是大人上厕所时要刻意让宝宝看到这个过程，这样也能间接培养宝宝的如厕意识。等宝宝习惯蹲马桶的感觉后就可以脱掉纸尿裤了，并在宝宝有便意时引导他自己脱下裤子坐在马桶上，跟宝宝解释他这么做的原因并向宝宝演示其他要做的事情，比如，让宝宝在便后按键冲水，并教他在排便后提好裤子、认真洗手。

如果宝宝已经可以清楚地用语言或通过其他形式表示出他有便意了，家长可以尝试平时也不给宝宝穿纸尿裤或成长裤，而是让宝宝穿上小内裤。当宝宝告诉家长有便意时，就把他领到便盆旁，提醒宝宝这时应该使用便盆，久而久之，宝宝就会在有便意时自己去寻找便盆。

如果宝宝已经在如厕训练上取得了阶段性的胜利，比如有便意时会知会妈妈帮他拿自己的小马桶，或直接走到马桶旁方便，那么爸爸妈妈就可以尝试开启夜间如厕训练了，但这种训练并不急于一时，它可能需要几个月甚至几年时间才能完成，也有宝宝可能会出现退步的现象，这都是正常的，爸爸妈妈不必因此而沮丧，也不要对宝宝发脾气，应冷静对待并给宝宝更多的时间去慢慢适应。

需要提醒的是，不要太早强迫宝宝进行排便训练，否则有可能适得其反——不但不能让宝宝更早地学会自己排便，还会拖延进程，甚至让宝宝对排便训练产生抵触情绪。

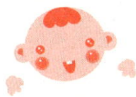

宝宝睡觉习惯的养成

为了宝宝的健康成长，妈妈一定要让宝宝养成好的睡眠习惯，晚上睡觉最迟不超过21时，一般以20时前睡觉最为适宜。这样，才不会错过生长激素的分泌高峰期。

通常，宝宝想要睡觉的时候会释放出一些信号，比如揉眼睛、打瞌睡或发脾气等。这是哄宝宝睡觉的最佳时机，如果没能抓住这个机会让宝宝及时入睡，就有可能要花费更多的时间来哄宝宝睡觉，因为过度疲劳的宝宝会更难平静入睡。

在宝宝入睡前0.5~1小时，妈妈们应该设法让宝宝安静下来，比如洗个热水澡、播放舒缓优美的音乐或讲个温馨简短的小故事等。要注意避免宝宝在临睡前玩得太激烈或太过疲劳，这都不利于宝宝及时进入睡眠状态。良好的睡眠习惯也能帮助宝宝睡个安稳觉，比如及早帮宝宝建立起昼夜规律，让他们识别白天和黑夜，促进宝宝体内生物钟与外界环境同步等。

让宝宝整夜安眠，是所有妈妈的共同心愿。然而，宝宝晚上要排尿、要喝奶，所以他们经常会醒来，这很正常。不同年龄段的宝宝夜醒的次数是不同的，通常，年龄越小，夜醒的次数就越多。如果晚上醒来的次数过于频繁，就有可能使宝宝的身体发育受到影响。

宝宝夜醒频繁，妈妈可以从以下几方面来找原因：是否给宝宝营造了一个安静、舒适的睡眠环境；喂养是否科学；宝宝是否养成了科学的睡眠习惯。

找到原因之后，就要着手去进行改善了。宝宝睡觉的房间要注意减少噪声，尽量安静一些。室内的温度与湿度要适宜，最好将温度保持在20~25℃，湿度保持在60%～70%，室内保证空气流通。宝宝睡觉时，不要开着灯，有亮光会影响宝宝的睡眠质量，使其无法进入深度睡眠状态。

　　喂养与睡眠也有着密不可分的关系，挑食、偏食以及食物过敏都会影响到宝宝的睡眠。可以给宝宝吃一些含糖、钙高，且蛋白质丰富的有利于睡眠的食物。

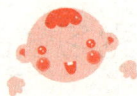

保持乳牙健康

　　保持乳牙健康至关重要，虽然宝宝的乳牙到12岁左右会全部换成恒牙，但是妈妈却不能因此就忽视了对宝宝乳牙的护理。这是因为，乳牙会为宝宝恒牙的生长准备空间，如果乳牙有蛀牙或缺损都会导致口腔变形，恒牙也会受到影响，长出来后会变得歪歪扭扭的。而且，在宝宝长出磨牙后，还要靠乳牙来撕咬或是咀嚼食物，如果宝宝牙齿不好，那么撕咬时就会疼痛，影响宝宝的进食，严重时甚至有可能导致营养不良。最后，宝宝的乳牙如果有松动或是缺失，也影响宝宝的口腔美观程度，甚至会造成说话时口齿不清的问题。

　　刷牙是最简单、最有效的口腔护理方法。从宝宝萌出第一颗乳牙时，妈妈就应开始给宝宝刷牙了。妈妈需要为宝宝挑选专为婴幼儿设计的牙刷，刷头要小，刷毛需柔软。刷牙时，应轻柔地在咀嚼面上、牙齿的两侧和外侧前后移动刷头，或"画圈圈"。刷牙时间最好保持在2分钟左右，时间过短不易彻底清洁。每次刷牙后，都要彻底清洁牙刷，并放在支架或牙刷杯内晾干，不要乱放，以免滋生细菌。如果宝宝能够自己漱口并学会吐出泡沫了，可使用牙膏，优先选购可吞咽的牙膏产品，含氟不含氟的牙膏都可以使用。

　　到宝宝3、4岁时，通常已经掌握了最基本的刷牙方法，妈妈需要督促他每天早晚坚持刷牙，保持口腔卫生。为了让宝宝更爱刷牙，妈妈可以想一些办法让刷牙的过程变得有趣，比如给宝宝选购两三只颜色各异、造型可爱的幼童专用牙刷，让宝宝每次刷牙时挑选喜欢的牙刷，然后指定一名陪同他刷牙的家人，以此满足他的自主独立和吸引他的注意力。

如果孩子出现了龋齿，一定要马上带他到医院进行适当的治疗，因为一旦牙齿出现神经症状，治疗过程就会非常复杂，通常一个疗程要复诊三到四次，而且每次都有一定的时间限制。如果妈妈不重视起来，有可能使小病变成大病，最后只能拔牙，使孩子遭受不必要的痛苦。

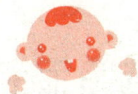

带宝宝外出的准备

天气好的时候，妈妈们要多带宝宝出去玩，让宝宝晒晒太阳，呼吸新鲜空气，欣赏大自然的美丽风景。

不过，带宝宝外出，妈妈需要做好充分准备。首先要带齐宝宝的必需物品，如尿布或纸尿裤、隔尿垫、纸巾及湿纸巾、手帕、垃圾袋、宝宝衣物、小毯子、玩具及妈妈的食物和饮水等。母乳喂养的宝宝，妈妈需要穿便于哺乳的衣服，准备一块哺乳巾，以便在哺乳时保护好隐私。如果是人工喂养的宝宝，妈妈需要带上配方奶粉、一个或多个奶瓶、奶嘴、保温水壶等。如果宝宝已经开始吃辅食了，还要用保温桶带好他的"口粮"。

夏天外出时要给宝宝涂抹防晒霜，注意保护皮肤。还要注意防蚊，但最好不要用驱蚊液，妈妈可以用扇子给宝宝扇风，以免蚊虫停留在宝宝身上叮咬。冬天外出则要注意保暖，不过，宝宝自身新陈代谢快、体温较高，所以也不要因为担心宝宝挨冻就里三层外三层，导致"捂着"宝宝。有些妈妈习惯在宝宝嘴上围一块小围巾防风，这时千万要注意避免让宝宝透不过气引起宝宝窒息。

带宝宝外出尤其要注意的问题是乘车安全，妈妈应该把宝宝放在专门的安全提篮里，或者让宝宝乘坐安全座椅。很多妈妈认为自己抱着宝宝才安全，这是错误的，一旦发生事故，妈妈是根本无法抱住宝宝的，没有任何防护的宝宝会直接飞向挡风玻璃，后果不堪设想。

带着宝宝一起外出，虽然爸爸妈妈会比较累，但是对宝宝却益处多多。出去玩不但能开拓宝宝的视野，还能与宝宝更好地交流感情，增加家庭成员的亲密感，让生活更有乐趣。

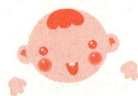

如何挑选给宝宝看的书

书是我们最好的朋友，每位妈妈都应该把这个"最好的朋友"介绍给自己的宝宝。通过阅读，宝宝不但能学习知识、增长见识，还能养成专注力，亲子阅读还能增进父母与孩子之间的情感交流，让他们感受到爸爸妈妈的温暖。这个最好的朋友，从宝宝一出生，就应该每天陪伴着他了。

1岁之前，最好为宝宝选择那些能增加宝宝视觉、触觉刺激的书籍，如色彩丰富、触觉柔软的布书、纸板书，它们禁得起撕、拉、丢，好拿、好翻，还可以让宝宝练习抓握。在这个阶段，只要带着宝宝一起，让宝宝把书当成玩具玩。

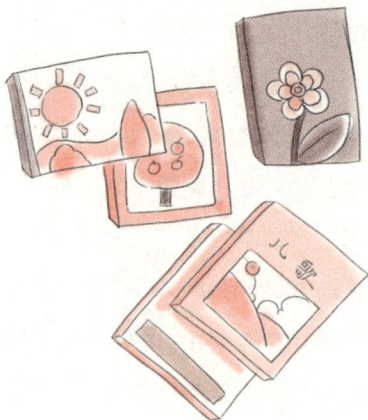

1～2岁的宝宝已经开始咿呀学语，所以妈妈最好给宝宝挑选有情节、能与生活产生联系的故事书或布书，内容可以带有一些知识性，比如介绍交通工具、数字等。在这个阶段，妈妈可以在阅读过程中引导宝宝与自己互动，并教导类别的差异性，比如"猫猫会喵喵叫""狗狗会汪汪叫"。这时的宝宝可能会喜欢重复地看同一本书，妈妈一定要保持耐心。

2～3岁的宝宝进入语言发展的高峰期，能听懂更多句子，这时可以给宝宝选带文字的、有明确主题、故事简单而重复的图书，可多增加字母、数字、动物、生活用品等知识性的内容。妈妈可以为宝宝读书，也可以尝试着让宝宝根据插图看图说话。

妈妈要在家中为宝宝营造良好的读书环境和氛围。可以给宝宝买一个单独的书柜，为他们购买不同类型和风格的书籍，让宝宝在家里随时随处都能找到合适的书去读。

无论工作有多忙、时间有多紧张，妈妈都应该每天抽出一些时间，与宝宝一起读书。与宝宝一起读书是难得的亲子时光，也是对孩子的一种无声的教育。

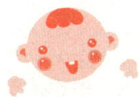

管教宝宝的方法

每个宝宝都有不同的个性，而且，每个宝宝所处的环境也有所不同，再加上性格和行事方式各不同的父母……因此，任何一种管教方法都不可能是所有宝宝通用的。

但爸爸妈妈应该记住的是，一定要对宝宝进行正面管教，用有建设性和不伤害宝宝身心健康的方式去帮助他建立良好的行为。宝宝需要爸爸妈妈的适当引导才能学会什么是能做的，什么是不能做的。爸爸妈妈的认可和鼓励也能帮助他自我肯定，建立安全感。

管教宝宝也是有技巧可循的，但还需要爸爸妈妈结合具体情况有策略地实施。

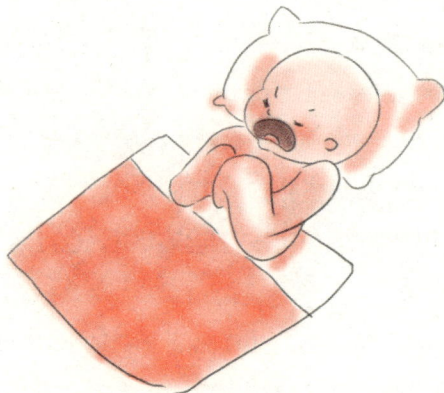

立规矩，原则必要详细、一致、具有可执行性

立规矩是为帮助宝宝学习控制自己的冲动，促进社交技能的发展，并非出于压制宝宝的目的。如果规矩过于苛刻，可能会阻碍宝宝自我挖掘和尝试新技能。

"赏罚分明"，始终对好习惯、好行为进行奖励、鼓励

当宝宝用正确方式完成一件事时，及时表扬他，以正向强化他的好习惯/好行为，这会增加宝宝面对同样的事情时采取积极行为的可能。当你需要对宝宝的事情做出选择和决定时，应选择最积极的路线，比如与其等待宝宝靠近危险，不如试着用安全的方式转移他的注意力。

对宝宝设定任何限制前，都应先考虑其发育水平

对宝宝的要求和期待不应该超过其能力范围。

设置惩罚，实际教育

当宝宝出现行为失误时，要态度坚决地进行惩罚，比如让他去小屋独处几分钟。喜欢说服教育的家长，应尽量采取直接明了、简单实际的表述方式。

规矩一旦制定，就不能随意改变

不要随意改变原则，当需要奖励、惩罚的时候，按照立好的规矩执行。当你必须改变原则时，要跟宝宝解释这种改变，向他说明原因，然后再开始实施。

爸爸妈妈还要注意的是，一定要向其他看护者如爷爷奶奶、姥姥姥爷、保姆解释你在管教方面制定的限制和惩罚标准，得到他们的支持，这有利于在宝宝面前保持管教的一致性，避免因为管教方式起冲突，让宝宝感到迷惑。

爸爸妈妈还要给宝宝做好正确的示范。父母是宝宝的第一任老师，爸爸妈妈的言行举止在潜移默化地影响着宝宝，宝宝会通过效仿家长来规范自己。要想宝宝做一个有良好行为举止的人，家长一定要做榜样。

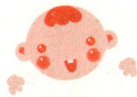

表扬宝宝的好方法

如今很多爸爸妈妈都提倡赏识教育，在教育孩子的时候大都是以鼓励、表扬为主，这样的确容易使孩子养成乐观的性格，增强孩子的自信，但与此同时，也会给孩子造成一定的负面影响，很多孩子因此变得唯我独尊、虚荣心强、好大喜功，只愿意听表扬，不愿意接受批评。所以，表扬一定要讲究方式。

表扬越具体越好

不要只是笼统地说"你真棒""你很厉害"，要具体地表扬他所做的某件事，比如"谢谢你帮妈妈倒水""你一上午都在认真练琴"。具体化的表扬才能使孩子明白自己做了哪些好行为，并鼓励孩子做出更多的好行为。

表扬要强调努力

在表扬时，强调孩子在做这件事时付出的努力，会让孩子得到更多前进的动力。只对结果进行表扬是没有什么价值的。

以"你"开始的表扬更好

以"你"开始表扬孩子，能帮助孩子审视自己，为自己的成绩感到骄傲。对孩子来说，成就感和自豪感能促使孩子不断努力，以获得成功。

表扬要有预期

"我让你帮我拿包，你马上就行动起来了，帮我节省了很多时间。"这样一说，孩子就不好意思听见你叫而没有反应了。

表扬最好不要添加主观判断

"你弹的这首曲子非常动听"比"我喜欢你弹的这首曲子"更好，孩子需要通过表扬，对自己做的事情感觉良好，而不是对妈妈的称赞感觉良好。

不过，要注意的是，多表扬孩子是很有必要的，但不能滥表扬。只有孩子做出值得表扬的事情，才能给予表扬，不要把"你真棒"挂在嘴边。随着孩子年龄的增长，要逐渐提高表扬的标准，这样才能给孩子留下深刻印象。

4 新生儿常见疾病预防与护理

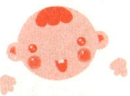

预防接种

随着宝宝一天天长大，身体里由母体传给的免疫力会逐渐减弱或消失，所以，必须适时地给宝宝进行预防接种，增强防病能力，让宝宝健康成长。

现在我国采用的预防接种为人工自动免疫，是通过免疫接种疫苗将疫苗（抗原物质）接种于人体，促使人体自动产生特异性免疫力（抗体）。

预防接种可以理解为模拟疾病的过程。既然如此，健康的宝宝接种疫苗之后，机体就会发生"假"疾病的过程。宝宝必然会出现一些类似疾病的表现，主要为发热，当然这些表现是不会引起什么不良后果的。从另外一个角度来说，接种疫苗后出现的发热也是疫苗发挥作用的标志，出现发热就意味着疫苗接种获得成功。这种发热通常不会很高，一般不需要进行特殊处理。

在身体对疫苗产生免疫的过程中，宝宝内在的免疫力暂时会下降。这期间，宝宝很容易染上呼吸道感染等疾病，体温也有可能因此而继续上升，还可能出现咳嗽、咽痛、流鼻涕等症状。即便如此，家长们也不必忧心，带宝宝到医院就诊就可以了。千万不要因为惧怕这些问题而不给宝宝预防接种。

目前，我国的预防接种分为计划内疫苗和计划外疫苗。计划内疫苗又被称为一类疫苗，是国家规定纳入计划免疫的疫苗，是从宝宝出生后必须进行接种的。计划免疫包括两个程序：一个是全程足量的基础免疫，即在1周岁内完成的初次接种；二是以后的加强免疫，即根据疫苗的免疫持久性及人群的免疫水平和疾病流行情况适时地进行复种。这样才能巩固免疫效果，达到预防疾病的目的。计划内疫苗主要有七种：卡介苗、乙肝疫苗、脊髓灰质炎疫苗、百白破三联疫苗、麻疹疫苗、乙脑疫苗、流脑疫苗。这七种疫苗可分别预防九种疾病，包括结核病、乙型病毒性肝炎、脊髓灰质炎（小儿麻痹）、百日咳、白喉、破伤风、麻疹、流行性乙型脑炎、流行性脑脊髓膜炎。

计划外疫苗（二类疫苗）是自费疫苗。可以根据宝宝自身情况、各地区不同状况及家庭经济状况而定。如果选择注射二类疫苗应在不影响一类疫苗情况下进行选择性注射。要注意接种过活疫苗（麻疹疫苗、乙脑疫苗等）要间隔四周才能接种死疫苗（百白破、乙肝、流脑及所有二类疫苗）。计划外疫苗（二类疫苗）：HIB疫苗（b型流感嗜血杆菌多糖疫苗）、水痘疫苗、肺炎疫苗、流感疫苗、甲肝疫苗、轮状病毒疫苗、出血热疫苗、狂犬病疫苗、气管炎疫苗。

下面的预防接种日程表可供新妈妈参考：

国家免费提供接种的一类疫苗

出生时：卡介苗、乙肝疫苗（基础）

一个月：乙肝疫苗（基础）

两个月：脊灰疫苗（基础）

三个月：脊灰疫苗、百白破疫苗（基础）

四个月：脊灰疫苗、百白破疫苗（基础）

五个月：百白破疫苗（基础）

六个月：乙肝疫苗、A群流脑疫苗（基础）

八个月：麻疹疫苗、乙脑疫苗（基础）

九个月：A群流脑疫苗（基础）

1.5～2岁：百白破疫苗、麻疹疫苗、乙脑疫苗（加强）

3岁：A群流脑苗（加强）

4岁：脊灰疫苗（加强）

6岁：百白破疫苗（加强）、乙脑疫苗、A群流脑疫苗（加强）

需要自费的二类疫苗

A+C群流脑疫苗：3周岁注射1针次，6、9周岁各加强一针。

无细胞百白破疫苗：可替代全细胞百白破疫苗，接种程序同全细胞百白破疫苗。

麻腮风疫苗：1.5～2岁注射一针，基础免疫后4年加强1针。

甲肝减毒活疫苗或甲肝灭活疫苗：甲肝减毒活疫苗接种时间是2岁时注射1针，4年后加强1针。灭活疫苗1～16岁接种2针，间隔6个月，16岁以上接种1针。

水痘疫苗：1～12岁接种1针次。

B型流感嗜血杆菌苗：2、4、6月龄各注射一次，12月龄以上接种一针即可。

流行性感冒疫苗：1～3周岁每年注射2针，间隔1个月。3周岁以上每年接种1次即可。

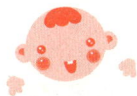

正确地给孩子用药

如今很多妈妈都会准备一些药物放在家中来应急。但要注意的是，孩子生病后，千万不要随便给孩子用药，科学用药、安全用药才是最关键的。

谨慎选择用药品种

宝宝用的药应注意选择，不能简单地用成人的药品直接减量服用，最好选用小儿专用药品。例如在使用解热镇痛药时，成人用的去痛片中部分成分易使儿童出现再生障碍性贫血和紫癜；新生儿使用阿司匹林易在胃内形成黏膜糜烂；感冒通可能造成儿童血尿。

多种药物混合服用要控制

药物进入体内都要经过肝脏代谢灭活、肾脏排泄清除。因为孩子的肝肾功能还在发育中，所以宝宝用药品种应尽量减少，防止出现肝肾损伤，一般合用药品种以不超过3～4种为宜。如果一定要服用很多药物，那么要了解正确的服药方式。比方说，当需要中药和西药同服时，最好两种药物至少间隔一个小时。而且，同时吃很多药物的时候，一定要注意各药物的有效成分，防止重复用药。

用药剂量严格计算

宝宝用药的剂量一般可按照宝宝的年龄、体重计算。按年龄计算比较简单（肥胖或瘦弱患儿除外），即1岁以内的剂量＝0.01×（月龄＋3）×成人剂量，1岁以上的剂量＝0.05×（月龄＋2）×成人剂量。按体重计算为：儿童剂量=成人剂量×儿童体重（kg）/70，但这种方法对年幼儿来说剂量偏小，对年长儿及过重儿来说剂量偏大。妈妈同时应注意计算联合用药时同一类药物的总用量，例如服用小儿氨酚黄那敏颗粒（小儿速效感冒颗粒）同时使用阿苯片退烧时，因都含有解热镇痛药成分，剂量应适当减少。

喂药方法要适当

宝宝通常都不喜欢服用药物，妈妈最好不要捏着鼻子、掰开嘴强灌，也不能在小儿睡熟、哭闹或挣扎时喂药，以免呛入气管发生危险。给宝宝吃药要讲究一定的技巧，比如对大孩子应说服讲道理。喂小孩子可将药物研碎（肠溶片、控释片、薄膜衣片除外）裹在易消化的食物中服用。哺乳期的婴儿除可将药研粉溶入糖水外，还可将药粉附着于奶嘴上，使药物与奶水一起服下。

药物的保管也有学问

一是要分门别类。分类摆放小药箱中的药品，做到心中有数——内服药和外用药分开、急救药与常规用药分开，并要标示清楚。这样一来，需要时就能很容易找到所需药品，从而避免因着急误服。二是保证效期与药名清晰。存放药的瓶、袋、盒上的原有标签要保持完整，药名要清楚、正确。没有标签时，一定要详细标明内装药品的名称、用途、用法、用量、注意事项和有效期等。三是阴凉干燥处存放。药品应放在干燥、避光和温度较低的地方。需要密闭存放的要装入瓶中密闭，不能用纸袋或纸盒保存，以免久贮后氧化或潮解。四是药品不宜混装。不宜用以前装药品的空瓶子存放另一种药物，以免引起混淆而错服，即使使用原来的空瓶，也应严格按照药品的实际名称更改标签，以保证用药安全。五是适时淘汰与补充。经常清查药箱，在存放中如发现药片（丸）发霉、粘连、变质、变色、松散、有怪味，或药水出现絮状物、沉淀、挥发变浓等现象时，应及时淘汰，不可吝惜，并相应补充新药。 六是远离儿童。要将药箱置于儿童不能触及的地方，以免其误服造成危险。

家庭小药箱里，有些药是必备的。季节变换和饮食不当时儿童容易发生感冒、发烧、腹泻等常见病，家长可以在家备些对症的儿童用非处方药，如缓解感冒症状的药物、治疗咳嗽、鼻塞、腹泻的药物。夏季还应准备防蚊虫叮咬的药物。具体适合儿童使用的品种可以咨询专业的药剂师。

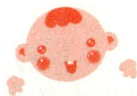

宝宝的安全与急救

虽然妈妈在照顾宝宝的时候总是尽量细心、周全，但一些小的意外伤害，比如烫伤、撞到头等仍然时有发生。发生这些小事故时，掌握急救小常识就显得尤为必要。

下面是几种宝宝成长过程中常见的危险状况，妈妈们可以事先有所了解，做到未雨绸缪。

宝宝不小心吞了异物

遇到这种情况，妈妈应该马上对宝宝进行催吐，可以用手指、勺子或是筷子刺激宝宝的舌根部，这样会使宝宝发生呕吐反射，有可能会把吃进胃内的异物吐出来。

妈妈要注意的是，催吐时不能让宝宝仰躺着，这样有可能发生误吸。一些小的异物，如果妈妈可以确定对宝宝没有什么大的影响，比如一小块塑料袋、纸片等，可以等待宝宝自然排泄出来，而对于一些比较大的异物，在催吐没有明显效果的情况下，妈妈应该带着宝宝马上就医。

宝宝烫伤了

宝宝被烫伤后，妈妈首先要对宝宝的烫伤情况和程度进行初步判断，如果皮肤仍然完整，应该马上用流动的凉水对宝宝受伤的部位进行冲洗，至少三十分钟。不要急着把烫伤部位的衣服或遮盖物脱掉，这时衣服很可能与皮肤产生了粘连，强行脱下有可能会把皮肤撕下来，给宝宝带来不必要的痛苦。也不要自作主张触碰伤口或撕破、刺破水泡，这会给细菌可乘之机。

经过以上的初步处理之后，妈妈可以在家继续观察宝宝的情况。如果烫伤范围大、程度深，或皮肤已经脱落了，就需要赶紧带宝宝到医院就诊处理。

宝宝撞到头了

如果宝宝在运动、玩耍中不小心撞到头，妈妈需要对宝宝进行认真观察，对其头部撞伤的程度进行判断，并做出相应处理。如果宝宝从比较高的地方摔下来的，比如从餐桌上、楼梯上，或是宝宝遭受的撞击非常严重，那么不管宝宝的反应是什么样的，妈妈最好带着宝宝马上到医院去就诊。

如果宝宝只是在局部肿起一个大包，妈妈不必着急，这是皮下组织的血管破裂，血液局部积聚造成的。可以用冰袋在宝宝的肿包处冷敷。

如果宝宝擦破了头皮，妈妈要注意的是，出血并不是最严重的情况，因为人的头皮上分布着密密麻麻的血管，一旦撞破，就会引起出血。妈妈可以用消毒纱布为宝宝进行按压，等到血暂时止住之后，再涂抹一些能够消炎止血的药膏，进行局部的包扎。如果出血很多而且有较大的伤口，就要带宝宝去医院进行处理了。

宝宝被鱼刺卡住喉咙

一旦爸爸妈妈发现宝宝的喉咙被鱼刺卡住了，可以让宝宝将嘴张开，尝试用镊子将鱼刺夹出来，如果看不见鱼刺或是宝宝不配合，最好带宝宝到医院，向耳鼻喉科的医生寻求帮助。

千万不要擅自做主给宝宝吞咽大块的馒头和喝醋，这些方法是不可行的，还有可能给宝宝带来更大痛苦。

宝宝晒伤了

如果宝宝的皮肤不小心被晒伤了，妈妈要马上为宝宝擦掉身上的汗水，并及时给宝宝补充水分，避免宝宝脱水。之后，用毛巾沾着生理盐水或清水，在宝宝晒伤的部位进行湿敷，至少半小时左右，这不但能缓解宝宝的疼痛，还能补充表皮流失的水分。也可以给宝宝洗一个温水澡，镇静、舒缓被晒伤的皮肤，要注意的是，洗澡的时候不要使用任何沐浴产品，避免使宝宝受伤的皮肤再次受到刺激。晒伤24小时后，可以在晒伤的部位涂抹一层薄薄的婴儿润肤露，这可以起到保湿的功效。

如果宝宝晒伤比较严重，比如晒伤的部位出现红斑而且颜色加深，伴有水肿、水疱、疼痛厉害，或晒伤面积比较大，或伴有畏寒、发热、头痛、乏力、恶心、呕吐等症状，应该在紧急处理之后，立即将宝宝送往医院就诊。

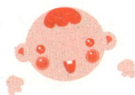

新生儿发热

很多宝宝的发热是由病毒引起，发热是仅有的症状。如果体温超过37.5℃，应适当服用退热药物。对乙酰氨基酚可以间隔4～6小时给药，布洛芬可以间隔6～8小时给药。

要确认这些情况

宝宝一旦出现以下情况，要立即带宝宝去医院：

☐ 发热超过38.5℃、持续发热超过72小时。

☐ 惊厥或痉挛发作。

☐ 喘息或是呼吸有问题。

☐ 严重咽痛、吞咽困难。

☐ 头部不能自由转动和仰头、低头或下颌不能与颈部接触。

☐ 伴随呕吐或腹泻。

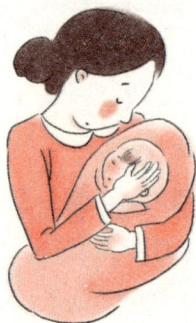

有时，宝宝会因为突发高热而惊厥发作，这被称为"高热惊厥"。发病概率很小，1～3岁的宝宝发病率为2%～5%，而且一般不会留有后遗症。如果宝宝有惊厥发作的倾向，应咨询医生是否需要使用退热栓剂。

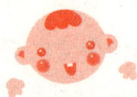

退烧的方法

宝宝发烧了，很多妈妈会担心不已。其实，发烧是我们身体里的一种正常的免疫反应，能帮助我们杀死细菌、提高免疫力。所以，发烧是体内的一道"防护墙"，是人体的一种自我保护。当宝宝发烧时，妈妈们只要进行正确的护理，就能从容以对。

38.5℃或38℃是护理发烧宝宝的关键体温点。当宝宝的体温低于38.5℃，有过热性惊厥的宝宝体温低于38℃时，妈妈可以给宝宝物理退烧，在家仔细护理，并观察宝宝的精神状态及进食、排便、睡眠是否规律。当宝宝体温超过38.5℃，有过热性惊厥史的宝宝体温超过38℃，需要口服退烧药物。爸爸妈妈要注意的是，热性惊厥具有遗传性，自己有过热性惊厥史的，在宝宝发烧时要提高警惕。

爸爸妈妈可以通过物理降温的方式来给宝宝退烧，比如给宝宝洗温水澡或温水擦身。给宝宝多喝水或补充液体。不要用酒精给宝宝擦身，如果非要擦，只能擦大血管流经处，比如腋窝、颈部侧面、腹股沟等处。

也可以用药物方式来给宝宝退烧。不过，要选择符合宝宝的月龄与体重的退烧药物及剂型，并按照药物说明书或医嘱正确服药。宝宝常用的退热药多是布洛芬或是对乙酰氨基酚为主要成分的，也就是我们平时所说的"美林"和"泰诺林"，两种药物对发烧的宝宝退热效果都很好。妈妈要注意用药时间，每种药物服用间隔应在6小时以上，也就是一天4次，但是两种药物可以混合使用，也就是加起来一天可用8次，但是因为市售的有很多种剂型，妈妈要注意区分。

有些爸爸妈妈害怕孩子着凉或者想让孩子发汗，就会给孩子捂很厚的衣服，甚至盖上厚厚的大棉被，这种做法是不可取的，不但不利于孩子机体的散热，反而还会使体温迅速地升高，诱发高热惊厥。

如果发热超过72小时，高热，伴有拒绝吃奶与喝水、进食量明显减少，排尿少、口腔及皮肤干燥、持续腹泻或呕吐的症状，爸爸妈妈要马上带宝宝就医。

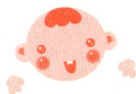

新生儿吐奶

吐奶和溢奶，其实都是指牛奶从宝宝嘴里面流出来的现象。一般来说，轻微吐奶和溢奶并没有什么太大的区别，不用采取特别的治疗方式。随着宝宝的逐渐长大，这种情况将会有明显的改善。

但是，如果宝宝出现了严重的喷射性吐奶状况，就必须特别注意了。

了解病因

宝宝吐奶的现象较为常见，因为宝宝的胃呈水平位，容量小，连接食管处的贲门较宽，关闭作用差，连接小肠处的幽门较紧，而宝宝吃奶时又常常吸入空气，奶液容易倒流入口腔，引起吐奶。

喂奶方法不当也会引起宝宝吐奶，如喂奶时让宝宝仰卧，人工喂养时奶瓶的奶嘴未充满奶水、有空气进入，吃奶后马上让宝宝躺下等。

防治护理

给宝宝喂的奶量不宜过多，间隔不宜过密。尽量抱起宝宝喂奶，让宝宝的身体处于45度左右的倾斜状态，这样宝宝胃里的奶液会自然流入小肠，减少发生吐奶的机会。

喂完奶后，把宝宝竖直抱起靠在肩上，轻拍宝宝的后背，让宝宝通过打嗝排出吸奶时一起吸入胃里的空气，再把宝宝放到床上。此时，不宜马上让宝宝仰卧，而是应当侧卧一会儿，再改为仰卧。

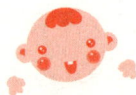

怎样判断新生儿是否腹泻

当宝宝频繁出现水样或较稀的大便，大便的颜色是浅棕色或绿色，就可以断定宝宝腹泻了。

了解病因

腹泻常由于小肠感染引起，病毒性胃肠炎往往伴随腹泻，大多数的单纯性腹泻都是由病毒引起，其他可能引起腹泻的微生物包括：细菌、真菌和寄生虫。引起腹泻的病毒可以通过食物和水传播。

防治护理

宝宝腹泻重在预防，如果宝宝已经患有腹泻，要多观察，加强护理。由于腹泻时宝宝排便次数增多，排出的粪便还会刺激宝宝的皮肤，因此，每次排便后都要用温水清洗宝宝的小屁股，要特别注意肛门和会阴部的清洗。如果伴随发热现象，可用湿热的海绵擦身降温，并让宝宝吃流食。当宝宝恢复后，要逐渐地添加一些清淡的食物。如果是感染性腹泻应积极控制感染，然后赶快去医院诊治。

宝宝出现腹泻时，不要禁食，以防营养不良，但要遵循少食多餐的原则，每天至少进食6次。此外，还要补充适量的水分，以免宝宝脱水。

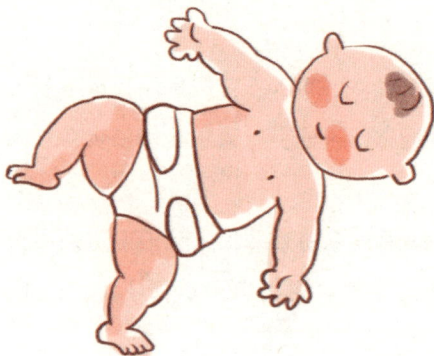

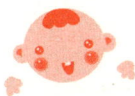

新生儿湿疹

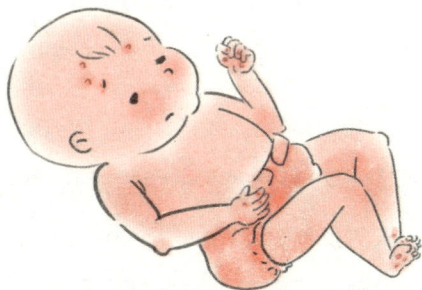

多数宝宝出生后的10～15天，脸上会长出小红疙瘩，眉毛上会沾有浮皮样的东西，前额发际也会长出2～3个粉刺样的东西。手指、脚趾或足底部会出现直径1mm左右的丘疹（突出皮肤的粒状物），有时是小的水泡。这种症状提示宝宝可能患有湿疹。湿疹是一种常见的表皮炎症，其特点为急性期皮损多形性（红斑、丘疹、水泡等），有渗出倾向，自觉瘙痒；慢性期以苔藓样变为主，易反复。

治疗宝宝湿疹时，如果用药，建议每天用含有少量肾上腺皮质激素的药膏涂抹两次，消退后马上停用。

研究表明，湿疹与血液中免疫球蛋白E的增多有关，是一种先天性过敏体质。也有宝宝天生对牛奶、鸡蛋、鱼等食物过敏。坚持母乳喂养的妈妈可以试着不喝牛奶、不吃鸡蛋。如果把宝宝的牛奶也完全停掉，湿疹有消退趋势的话，就应该让宝宝3个月内不喝牛奶。

湿疹的预防很重要。宝宝的内衣应穿松软宽大的棉织品或细软布料，不要穿化纤织物。母乳喂养的妈妈应避免进食易引起过敏的食物。要避免宝宝碱性肥皂、化妆品或者香水等的刺激。发病期间不要进行卡介苗或其他的预防接种。要避免与单纯疱疹患者接触，以免发生疱疹性湿疹。

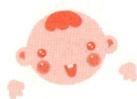

新生儿黄疸

新生儿于出生后数天内面目、皮肤发生黄疸，叫"胎黄"，或称"胎疸"，即现在所称的新生儿黄疸。

了解病因

新生儿发生黄疸可能是生理性的，也可能是病理性的。大部分宝宝出生后2～3天出现黄疸，4～6天最严重，足月的宝宝出生后10～14天消退，早产的宝宝延迟至3～4周才消退。黄疸程度轻，可能为浅杏黄色，限于面部、颈部、巩膜、躯干及四肢。生理性黄疸一般不需要特殊治疗，生后半小时早开奶，让宝宝频繁吸吮，加强母乳喂养多可自行消退。

防治护理

尽早让宝宝排出胎便，因为胎便里含有很多胆红素，如果胎便不排干净，胆红素就会经过宝宝的肝肠循环重新吸收到血液里，使黄疸增高。此外，要给宝宝充足的水分，促使其排尿，因为小便过少不利于胆红素的排泄。

要确认这些

发现宝宝出现黄疸时，要注意观察：

☐ 初步判断黄疸的程度。可以在自然光线下，观察宝宝的皮肤，如果仅仅是面部黄，为轻度黄疸；躯干部皮肤黄，为中度黄疸；如果四肢和手足心也出现黄疸，为重度黄疸。

☐ 观察大便颜色。如果大便呈陶土色，应考虑病理性黄疸，多由先天性胆道畸形所致。如果黄疸程度较重，出现伴随症状或大便颜色异常，应及时去医院就诊，以免耽误治疗。

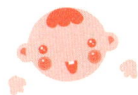

新生儿肛门感染

新生儿肛门周围感染是新生儿期较常见的疾病，由于临床表现不明显，往往被忽略。如果处理不当，很容易形成肛瘘。

了解病因

由于宝宝肛门括约肌较松弛，肛门与直肠黏膜容易脱出，又因新生儿大便不成形，易患消化不良或肠炎，如果不精心护理，肛门内隐窝处很易被尿布摩擦致伤，从而引起肛周感染，脓肿、溃疡后形成肛瘘。

防治护理

在宝宝便后应用温水清洗肛门，尤其在腹泻后臀部已经发红时，更要冲洗肛门。要用洁净的软布轻轻擦干，保持臀部的清洁、干燥。

如果发现有硬结，应进行温水浴或热敷，促进吸收。如果已经形成脓肿要及时到医院诊治。

宝宝为什么排便少

Q：宝宝出生一个多月了，之前一直是混合喂养，排便正常，自从开始纯母乳喂养后，宝宝一直没有排便，这是怎么回事？

A 宝宝对母乳的吸收率比配方奶粉要高，所以纯母乳喂养后，宝宝的便便肯定会比吃配方奶粉时要少。只要宝宝进食正常，没有不适表现，而且肚子也不胀，体重增长正常，就不用担心排便少。

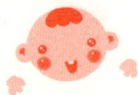

新生儿鹅口疮

新生儿鹅口疮发病率比较高，尤其多见于营养不良、体质衰弱、慢性腹泻、长期使用广谱抗生素或肾上腺皮质激素的宝宝。

了解病因

鹅口疮又名"雪口病"，为白色念珠菌感染所致。白色念珠菌广泛存在于自然界中，正常人的口腔、肠道、皮肤和阴道等部位也有白色念珠菌存在，但一般情况下不会致病，只有在身体抵抗力下降，滥用或长期使用抗生素或肾上腺皮质激素等情况下才会发病。

新生儿通常是在分娩过程中，感染了妈妈阴道内的念珠菌而发病的，也有时是宝宝接触了被白色念珠菌污染的生活用具如奶嘴、毛巾等而患病。

观察症状

一般来说，宝宝鹅口疮发病很快，但全身症状不明显，宝宝可能会轻度发热、烦躁不安、哭闹，有的宝宝不爱吃东西，但多数并不影响哺乳。宝宝口腔黏膜上会出现白色乳凝块状物，微微高出黏膜面，开始呈小片状，逐渐融合成大片，形似奶块，但不易擦掉。强行剥落后，局部黏膜潮红粗糙，可能有溢血，会迅速再生。患处不痛，不流涎，一般不影响吃奶。少数严重者，全部口腔黏膜均被斑膜覆盖，甚至会累及咽部、食管、肠道、喉、气管、肺等，出现呕吐、吞咽困难、声音嘶哑或呼吸困难等症状。

防治护理

- 父母及宝宝都应勤洗手。
- 妈妈在哺喂宝宝前后，应清洗乳头，不要用毛巾擦拭，待水分自然挥发。

- 及时查看奶嘴是否清洁。

- 给玩具清毒，以防再次感染。

- 如果宝宝依赖安慰奶嘴，在这段时间内最好只在夜间使用，或者干脆让宝宝戒掉这个习惯。因为延长吮吸时间，会刺激口腔中的病灶，并且安慰奶嘴经常是反复发作的感染源。

- 如果需要服用抗真菌性药物，在服药之前让宝宝含服一小口清水，其目的是清洁口腔。给药方式为使用小型注射器或医用量匙，将药物放置于宝宝的口腔患处。

- 在医生的指导下，正确使用退热及减轻疼痛的药物。

- 给宝宝治疗鹅口疮时，应该停用抗生素，如果有重大疾病必须使用抗生素和其他药物时，也应在医生指导下用药。

饮食调理

让宝宝摄入足够的水，如果宝宝拒绝使用奶瓶或吸吮妈妈的乳房，可以使用柔软的人工乳头，并尽可能把上面的开口剪大，便于宝宝吸吮。

新妈妈要注意忌食辛辣的食物，以防热毒经母乳进入宝宝体内，导致病情加剧。

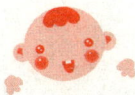

新生儿鼻塞

出生半个月左右的宝宝经常鼻塞，尽管宝宝并没有在户外待多长时间，也没有接触感冒的人。有时即使小心地取出积存的鼻垢，鼻子还是不通气，而且愈发加重，会延续3～4周左右，甚至会影响到正常吃奶。如果去医院治疗，内服、外服治疗可能都不是很见效。

从季节来说，宝宝鼻塞冬季比较多见。在异常干燥的日子里，要准备好加湿器，让居室保持一定的湿度，减轻空气的干燥程度。另外，天气好的时候，经常带宝宝去户外，接触室外新鲜、流通的空气，会让宝宝的鼻腔通畅许多。但是要注意，不能把大人用的通鼻药给宝宝用，也不能因为怕宝宝感冒而把宝宝关在房里，或是把室温调得过高。

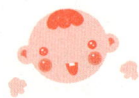

预防新生儿脐炎

一般来说，宝宝出生后3～7天脐带残端会脱落。因为脐带血管与新生儿的血液相连，如果保护不好，会感染而发生脐炎，甚至造成败血症而危及生命，所以要精心护理。

脐炎的症状

宝宝的脐带轻度发炎时，仅在脱落的创面有少量黏液或脓性分泌物，周围的皮肤发红。如果没有得到及时有效的治疗，病情会迅速发展，出现脐部脓肿，波及大部分腹壁，同时伴有发热、哭闹、呕吐、拒食等症状。

防治与护理

在宝宝的脐带脱落前，最好每日检查宝宝的脐部，观察脐带残端有无出血、渗血、渗液等情况，如果发现脐部出血要及时送往医院处理。此外，要勤换宝宝的尿布，并要避免尿布直接覆盖在脐部上，若尿湿了脐带，需及时为脐部消毒。给宝宝洗澡时要尽量不弄湿脐部，更不能将宝宝全身浸在澡盆内，防止脐部被水浸湿发生糜烂而引起感染。

宝宝的脐带脱落后，脐窝略潮湿，每天要用2%的碘酒擦洗，再用75%的酒精擦洗，然后涂上1%～2%的甲紫，每日2～3次，直到局部红肿消退、干燥。脐带脱落后也应认真观察创面，如有液体分泌物流出，或有红肿、宝宝咳嗽哭闹加重时，要及时带宝宝到医院检查是否患脐部感染。

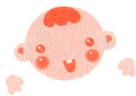

防治新生儿"歪脖子"

如果发现宝宝平躺时总将头倾向同一侧，坐着时头也固定地转向一边，并且发现宝宝头颈部转动困难时，宝宝可能有先天性肌性斜颈。

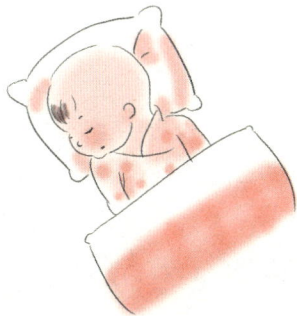

宝宝的症状

先天性肌性斜颈大多是因为出生时宝宝的颈部肌肉受到损伤所致，这种损伤多出现在胎位不正和产钳牵拉的情况下，非正常分娩时如臀位产、剖宫产等的宝宝发病率较高。这种损伤多为一侧的颈部肌肉受到牵拉损伤，出现血肿，最后血肿纤维化，使肌肉挛缩变短。这样，颈部两侧长度不等，力量不均，宝宝的脖子就会偏向肌肉短缩的一侧。

这种患儿在出生后一个月内，可发现一侧颈部长有实性的、软骨样的圆形包块。头偏向有包块的一侧，下巴指向对侧，头部的活动稍受限制。颈部的包块会逐渐缩小至消退，但在这一侧颈部仍可以摸到较硬的条索状物，头部的偏斜更加显著。由于宝宝处于生长发育旺盛时期，各个器官都在不停地生长变化，这种偏斜的情况如果持续3～4周以上，就会导致面部发育不平衡。具体可表现为：偏斜侧的面部和颅骨均比对侧小，两侧的眼睛不在同一水平线上，即偏斜侧低、对侧高，鼻口均有不同程度的偏斜。

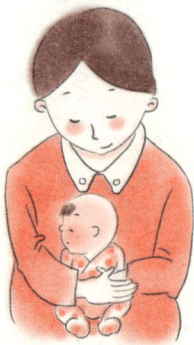

防治与护理

目前的治疗方法有物理治疗及外科手术。头脸没有不对称、肌肉不太紧时可先尝试物理治疗，包括按摩、热敷、运动等。部分宝宝随着成长，肌肉硬化程度会慢慢减轻。

头脸部明显不对称、肌肉很紧时应考虑外科手术。此外，经过一段时间的物理治疗仍无效、仍有明显硬化的颈部肌肉，也应进行手术。手术通常是把硬化的肌肉切开，使它不再妨害运动。手术后颈部大多能恢复正常运动，越早手术效果越好，且手术后再复发的机会很小。

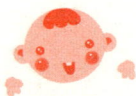

预防新生儿尿布疹

新生宝宝皮肤细嫩，毛细血管丰富，抵抗力较差，再加上出生后离不开尿布，稍不留意就会发生尿布疹。这时，宝宝臀部被尿布包裹的部位处会出现许多粟粒大小的红色丘疹，严重时的还会发生糜烂、溃疡，有组织液渗出，整个臀部呈鲜红色，有的皮疹还会向外延及大腿内侧或腹壁等处。

尿布疹的原因

宝宝排便后没有及时换尿布：尿液中含有尿酸盐，粪便中含有吲哚等多种刺激性物质，如果不及时更换尿布，这些物质会持续刺激宝宝臀部的皮肤。

纸尿裤的类别：塑料外层，内层有棉布和吸水材料的纸尿裤往往透气性不是很好，如果长时间捂在宝宝屁股上，很容易起疹子。

臀部潮湿：许多父母在对宝宝的臀部进行清洗后立即给宝宝裹上尿布，这种做法是不正确的。宝宝臀部皮肤褶皱多，清洗臀部后水分不易干，马上包上尿布，会使局部不透气。如果再给宝宝潮湿的臀部拍上爽身粉，看起来臀部皮肤变干燥了，实际上粉吸水易变成块状，不仅局部仍然潮湿，而且对宝宝娇嫩的皮肤也会形成刺激。长久以后，容易引起宝宝尿布疹。

清洗不及时：在宝宝便后只是用尿布将臀部的大便擦去，却没有及时清洗，潮湿且有刺激物的环境对宝宝的臀部非常不利。

尿布疹的预防

为预防病症的发生，护理宝宝时动作要轻柔，并要经常为宝宝更换尿布，每次大便后用清水清洗宝宝的臀部，然后擦干，并涂上1%鞣酸软膏，保持臀部干燥。一旦发现臀部发红、糜烂时更要及时治疗。

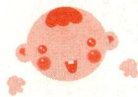

预防新生儿肺炎

新生儿肺炎是新生儿期常见的一种疾病，由于没有明显的成人肺炎的症状，不易被觉察，但是危害相当严重。

症状

新生儿肺炎的表现与婴幼儿或年长儿患肺炎的症状很不同，尤其是出生2周以内的宝宝，发烧、咳嗽这些肺炎常见的症状是很少有的。主要表现为精神不好、呼吸增快、不爱吃奶、吐奶或呛奶等，大多数宝宝不发烧，有的仅有低烧，接近满月的新生宝宝会出现咳嗽的症状。重症时出现气促、鼻翼翕动、三凹征、心率增快。大部分患儿口周及鼻根部发青，缺乏肺部阳性体征，深吸气时能听到细小的水泡音。如果观察到这些现象，应及时带宝宝去医院就诊。

不论是哪种类型的新生儿肺炎，病情严重时都有一定的危险性。例如感染性肺炎，肺部会出现大片的感染，甚至形成脓肿、坏死，严重影响宝宝的呼吸功能。病菌还可能散播到全身，引起败血症、脑膜炎等更严重的并发症。多数新生儿肺炎经过积极有效的救治是完全能够治愈的，不会留下任何后遗症，而且也不会复发。但严重的肺炎又合并了全身其他器官的感染或损害，例如神经系统的损害，则会有留下后遗症的可能性。

吸入性肺炎

吸入性肺炎又包括羊水吸入性肺炎、胎粪吸入性肺炎和乳汁吸入性肺炎。前两种肺炎主要发生在宝宝出生前和出生时，由于种种原因引起胎儿宫内缺氧，胎儿缺氧后，会在子宫内产生呼吸动作，就可能吸入羊水和胎粪，这两种肺炎都比较严重，宝宝一出生就有明显的病症，如呼吸困难、皮肤青紫等，需要住院治疗。

更应该引起父母注意的是乳汁吸入性肺炎。由于新生宝宝，特别是一些出生时体重较轻的宝宝，口咽部或食道的神经反射不成熟，肌肉运动不协调，常常发生呛奶或乳汁反流现象，乳汁被误吸入肺内，导致宝宝出现咳喘、气促等症状，误吸的乳汁越多，症状越重。

新生儿爱打嗝

由于新生宝宝的神经系统发育尚未完善，控制膈肌运动的自主神经活动功能受到影响，所以常打嗝。

原因
● 受到轻微刺激，就会发生膈肌突然收缩，发出"嗝嗝"声。
● 外感风寒、寒热之气。
● 乳食不节制，或是吃了生冷奶水、服用寒凉药物，导致气滞不行、脾胃功能减弱而诱发打嗝。
● 宝宝吃得过快或惊哭后吃奶也会引起哽噎。

防治方法
● 因寒凉所致的打嗝，可以给宝宝喝点热水，同时在胸腹部盖张暖被，冬季还可在衣被外放一个热水袋保温，用不了多久即可不治而愈。
● 如果宝宝打嗝时间较长或频繁发作，可在沸水中泡少量橘皮，等到水温适宜时让宝宝饮用，也可止嗝。
● 如果宝宝乳食停滞不化或不思乳食，打嗝时能闻到不消化的酸腐味，可用消食导滞的方法，如在宝宝胸腹部轻柔地按摩来消食顺气。

感染性肺炎

新生宝宝患感染性肺炎有两种情况，一种是宫内感染，一种是生后感染。宫内感染肺炎是由于妈妈在怀孕过程中感染了某些病毒或细菌，通过血液循环进入胎盘，再进入胎儿的血液，让宝宝患上了肺炎。而生后感染性肺炎则会发生在新生儿时期的任何时段。

疾病的防治与护理

在日常生活中，家人是引起新生宝宝感染的主要原因。家庭成员要避免感冒，平时注意室内空气流通，室温不宜过高。平时家人不要经常亲吻宝宝，以免从呼吸道传入病菌。不要让宝宝与发热、咳嗽、流鼻涕的人员接触。

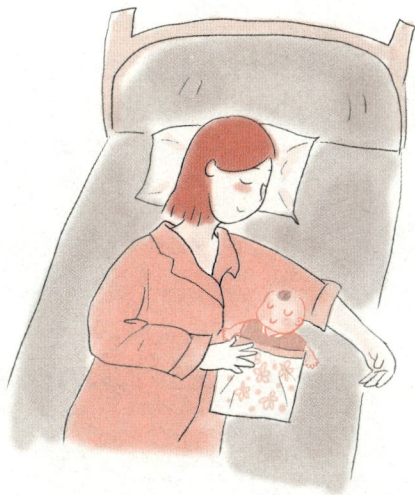

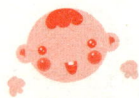

新生儿不明原因的青紫

青紫的原因

青紫是新生宝宝期最常见的症状之一。青紫是血液内还原血红蛋白浓度增高而在皮肤和黏膜上的表现，容易出现在宝宝皮肤较薄、色素较少而毛细血管较丰富的部位，像口唇、指（趾）尖、鼻尖及耳垂等处。新生宝宝的这种反应可能由肺部疾病换气不足引起，也可能是先天性心脏病的一个症状，还可见于中枢神经系统损伤及某些血液病。

治疗和预防的方法

对于新生宝宝出生后不同的青紫反应，要依据具体情况进行对症治疗。例如，新生宝宝在啼哭时或是吸奶后出现青紫，要考虑是否有先天性心脏病的可能。出现异常反应，除了应立即送医院诊治外，父母如能提供一些有用的病史，对疾病的诊断也会有帮助。

为了更好地预防这种病症的发生，家长需加强围生期（指怀孕满28周至产后7天的这段时期）的保健工作，这也是降低患儿死亡率和伤残率的关键。

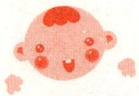

新生儿用药须知

口服给药

对于能喂奶的宝宝应尽量采取口服给药。药物经口服、胃肠道吸收可以在体内很好地发挥作用，而且宝宝服用起来既方便又没有痛苦，家庭自行给药也较安全。不足之处是这种给药方式作用缓慢，吸收量不规则，不适合急救。

局部给药

这种用药方法是将药物直接作用于宝宝的患处，使局部保持较高的药物浓度，产生局部治疗的作用，这种方法包括涂擦、湿敷、含漱、滴入、吸入等方法。

注射给药

这种给药方法用药量准确、作用快、排泄也快，比较适合年龄较大的宝宝，尤其是肌肉注射的效果较明显。对宝宝静脉给药时，一定要按规定速度给药，防止药物渗出引起组织坏死。但是这种给药方法不适用于新生儿，因为新生儿皮下注射容量很小，给药会损害周围组织且造成吸收不良。注射给药也有缺点：一是要求严格无菌的操作环境；二是操作技术要求较高，对家庭来说使用起来不是很方便。

胃肠道途径给药

这种用药方法有舌下含服和直肠给药两种。前者作用较快、对黏膜没有刺激，如硝苯地平、硝酸甘油片等；后者不会对胃肠产生刺激，比口服给药作用快，如肛门栓剂、保留灌肠等。

　　随着二宝的到来，原本一直是家中的焦点的大宝，不可避免地会发生各种各样的心理变化，有的明显，有的隐晦，爸爸妈妈们一定要及时关注，了解他的心理变化。

　　首先，爸爸妈妈可以根据自己孩子的性格特点来观察他的反应。比如性格外向的孩子可能会因为不接受弟弟妹妹而大吵大闹，而性格内向的孩子可能沉默麻木，但独自一人时却会流泪、难过。性格乖巧的孩子可能表面附和，内心哀伤，性格沉闷、乖戾的孩子可能暗里搞破坏。

　　其次，爸爸妈妈可以通过孩子的行为变化来观察大宝的反应。比如，自理能力变差、生活能力退行、突然特别黏人、总是哭闹不止、占有欲变强、害怕陌生人等等，都是孩子产生不安全感的表现。一旦发现孩子出现了与以往明显不同的行为变化，说明孩子有可能产生了心理问题，需要爸爸妈妈更多的关爱，并帮助他化解。

　　其实，帮助孩子做好迎接"二宝"的准备，是爸爸妈妈的责任。在妈妈怀孕的时候，就应该告诉孩子，家里即将增添一个新成员。但是，即便如此，爸爸妈妈还是会一如既往地爱他，同时也希望他能帮助爸爸妈妈一起照顾小宝宝。

　　二宝的到来，肯定会使家里的居住格局发生变化。如果孩子之前一直和爸爸妈妈同住，现在他必须要适应自己独睡了。为了

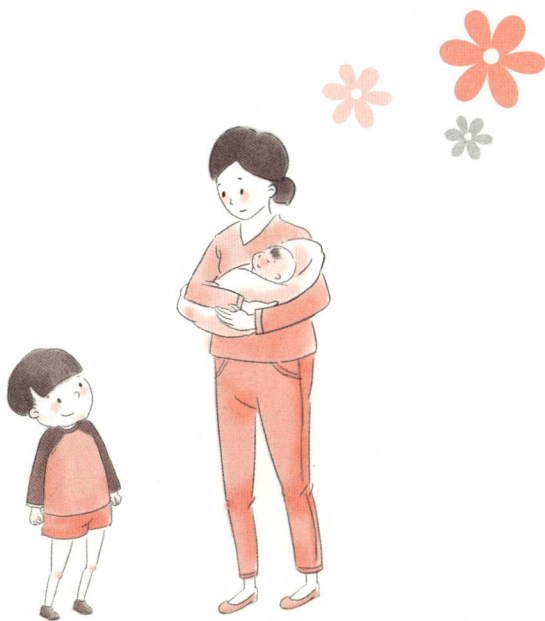

让孩子更好地适应这个改变，应该提前为他安排好房间。最好在几个月之前就做好安排，这样孩子有足够的时间来适应。可以给孩子提供一个"升级版的空间"，让他感觉是自己长大了，而不是自己的小天地被小宝宝侵占了。

　　尽可能保留原本陪伴孩子的时间。二宝出生之后，尽量不要因此影响孩子原本的生活，那些属于他的玩具还是他的，那些属于他们的亲子时间还是他们的……抽出时间陪伴他，哪怕是一个拥抱、一个小游戏、一次亲子阅读，也会让孩子感受到爸爸妈妈对他的爱。

　　让孩子参与到照顾弟弟或妹妹的过程中，鼓励他轻轻地摸一摸小宝宝、与小宝宝说说话，请他帮助做一些递纸巾、递纸尿裤之类的简单工作，并适时地表扬、赞美他的爱心。但不要指望孩子能迅速接纳小宝宝，即使他们的言语不热情甚至怀有一些"敌意"，也不要把这种情绪过度放大，要知道这些反应都是正常的，家庭成员之间还需要一些时间来磨合。